慢性肾脏病中医证候学研究

主编 赵宗江

全国百佳图书出版单位
中国中医药出版社
·北 京·

图书在版编目（CIP）数据

慢性肾脏病中医证候学研究 / 赵宗江主编 . -- 北京：
中国中医药出版社 , 2024.6
ISBN 978-7-5132-8276-5

Ⅰ . ①慢… Ⅱ . ①赵… Ⅲ . ①慢性病—肾病辨证—研
究 Ⅳ . ① R256.5

中国国家版本馆 CIP 数据核字 (2023) 第 120783 号

中国中医药出版社出版

北京经济技术开发区科创十三街 31 号院二区 8 号楼
邮政编码　100176
传真　010-64405721
北京盛通印刷股份有限公司印刷
各地新华书店经销

开本 880×1230　1/32　印张 14　字数 311 千字
2024 年 6 月第 1 版　2024 年 6 月第 1 次印刷
书号　ISBN 978－7－5132－8276－5

定价　68.00 元
网址　www.cptcm.com

服 务 热 线　010-64405510
购 书 热 线　010-89535836
维 权 打 假　010-64405753

微信服务号　zgzyycbs
微商城网址　https://kdt.im/LIdUGr
官 方 微 博　http://e.weibo.com/cptcm
天猫旗舰店网址　https://zgzyycbs.tmall.com

如有印装质量问题请与本社出版部联系（010-64405510）

前　言

慢性肾脏病（Chronic Kidney Disease，CKD）是一种严重影响生活质量及患者生命的疾病，流行病学调查研究显示，我国慢性肾脏病的患病率达到 10.8%。目前，控制原发病，改变生活方式，控制高血压、高血糖等危险因素，抑制肾素 – 血管紧张素系统的过度激活及并发症对症治疗是现代医学治疗慢性肾脏病的主要方法与手段，但这些治疗方式并不能完全阻止疾病向终末期肾病进展，我们仍缺乏有效的治疗方式和手段。中医学是几千年来我国人民对抗疾病、护佑生命健康的智慧结晶。慢性肾脏病属于中医学"水肿""风水""肾风""肾劳""虚劳""关格""溺毒"等病证范畴，并且在古代医籍中设专篇论述。中医学经典著作《黄帝内经》及《伤寒杂病论》中有对水肿及其治疗方式的记载，例如"开鬼门，洁净府"是两千多年前中医治疗水液代谢障碍的重要原则。因此，中医学在治疗肾脏病方面有着丰富的诊疗经验和巨大的临床应用价值，中医学的"辨证施治"理念在临床治疗肾脏病中发挥着举足轻重的作用，是中医学的精髓。将中医"辨证施治"理念与西医学的诊疗模式优势互补、相互结合是目前慢性肾脏病研究取得突破性进展、提高慢性肾脏病临床疗效的关键。当前，病证结合已逐渐成为慢性肾脏病诊疗和研究的主流模式之一。

　　证候包括病因、病位、病性和病势，是对疾病某一阶段特征本质的综合性概括，辨证施治是中医诊疗疾病的独特方法和优势，因此，对慢性肾脏病中医证候学进行深入研究，寻找慢性肾脏病中医证候学规律，发掘其背后的生物学基础，从而制定出规范化和标准化的慢性肾脏病中医研究和诊疗体系，对于今后提高慢性肾脏病研究质量，增强中西医结合诊疗慢性肾脏病水平具有重要的理论意义和临床价值。

　　本书共分为7章，23节。第一章介绍慢性肾脏病中医证候学的概述及历史沿革。第二章和第三章对慢性肾脏病中医证候学规范化和标准化的研究内容、研究方法进行了论述。第四章和第五章分别介绍了慢性肾脏病中医证候学的基础和临床研究方法、内容和现状，并通过真实研究案例对证候学的研究设计思路进行具体呈现。第六章详尽介绍了本书主编所参与的国家重点研发计划课题——慢性肾脏病肾阳虚证的辨识标准的系统研究，从实践层面为广大慢性肾脏病中医证候学研究人员提供科研思路与方法上的指导。第七章对慢性肾脏病证候学研究领域目前存在的问题进行了回顾并提出了预见性的解决方案，并对未来的发展方向进行了展望。

赵宗江

2023 年 6 月

目　录

第一章　慢性肾脏病中医证候学概论

第二章　慢性肾脏病中医证候学的规范化

第四章　慢性肾脏病中医证候学的基础研究

第五章　慢性肾脏病中医证候学的临床研究

第六章　慢性肾脏病证候学临床研究的实践

第七章　慢性肾脏病中医证候研究展望

第一章　慢性肾脏病中医证候学概论

第一节　慢性肾脏病中医证候学研究的历史沿革

一、慢性肾脏病

慢性肾脏病（Chronic Kidney Disease，CKD）是指各种原因引起的慢性肾脏损伤或肾小球滤过率（Glomerular Filtration Rate，GFR）小于 60mL/（min·1.73m²），并且损伤持续时间大于 3 个月。CKD 是各种原因引起的慢性肾脏结构和功能障碍，CKD 是肾脏病于急性阶段未得到控制后的共同转归，它是一种临床综合征，包括肾小球滤过率正常和/或不正常的病理损伤、血液或尿液成分异常及影像学检查异常，或不明原因的肾小球滤过率下降超过 3 个月。

1. 分期

（1）推荐根据病因、GFR 分级及白蛋白尿分级（Cause–GFR–Albuminuri，CGA）进行 CKD 分期。

（2）根据是否存在系统性疾病及病变在肾脏内的定位（基于看到的或推测的病理 – 解剖结果）确定病因。

（3）按表 1–1 进行 GFR 分类。

表 1–1　CKD 的 GFR 分类

GFR 类别	GFR〔mL/（min · 1.73m²）〕	描述
G1	≥ 90	正常或增高
G2	60 ～ 89	轻度下降
G3a	45 ～ 59	轻度到中度下降
G3b	30 ～ 44	中度到重度下降
G4	15 ～ 29	重度下降
G5	< 15	肾衰竭

（4）按表 1–2 进行白蛋白尿分类。

表 1–2　CKD 的白蛋白尿分类

类别	AER（mg/d）	ACR（mg/g）	ACR（mg/mmol）	说明
A1	< 30	< 3	< 30	正常至轻度增高
A2	30 ～ 300	3 ～ 30	30 ～ 300	中度增高
A3	> 300	> 30	> 300	严重增高

AER：白蛋白排泌率；ACR：白蛋白肌酐比值。

（5）诊断标准。上述任何一项指标持续超过 3 个月（表 1-3）：

表 1-3　慢性肾脏病相关指标

肾损伤指标 （1 项或多项）	白蛋白尿［CAER ≥ 30mg/24h；ACR ≥ 30（mg/g）］
	尿沉渣异常
	肾小管功能障碍导致的电解质异常及其他异常
	肾脏组织病理学异常
	影像学检查提示的肾脏结构异常
	肾移植经历
GFR 降低	GFR < 60［mL/（min · 1.73m^2）］（GFR 分级 G3a-G5）

2. 病因与发病机制

（1）病因

传统上确定 CKD 的病因基于是否存在系统性疾病，以及根据看到或推断的病理 - 解剖异常而定位。影响肾脏的系统性疾病和原发性肾脏病的区别在于疾病过程的起源和本质。原发性肾脏病的病变过程发生于肾脏并仅限于肾脏，而系统性疾病，例如糖尿病，肾脏只是疾病过程中的受害者之一。一些遗传性疾病可以跨越这个界限，影响到不同的组织，例如成人型多囊肾。根据蛋白尿程度、尿沉渣镜检结果、影像学、肾脏病理学来确定病理 - 解剖病变的部位。以下就是基于这两方面对肾脏病病因的分类（表 1-4）。

表1-4 根据是否存在系统疾病和肾脏病理-解剖异常部位对 CKD 分类

	继发性肾脏病	原发性肾脏病
肾小球疾病	糖尿病、系统性自身免疫肾小球疾病、全身性感染、药物、肿瘤（包括淀粉样变）	弥漫性、局灶性或新月体肾炎，局灶节段性肾小球硬化，膜性肾病，微小病变
肾小管间质疾病	自身免疫性疾病，全身性感染，结节病，肿瘤（多发性骨髓瘤），尿酸盐、药物、环境因素（如铅、马兜铃酸等）	尿路结石、感染、梗阻
肾血管病	动脉粥样硬化、缺血，高血压，胆固醇栓塞，血栓性微血管病，系统性血管炎，系统性硬化症	纤维肌性发育不良、ANCA（抗中性粒细胞胞浆抗体）相关肾脏局限性血管炎
囊肿性肾脏病和先天性肾脏病	多囊肾，Alport 综合征（眼-耳-肾综合征），Fabry 病（法布里病），Fanconi 综合征（范科尼综合征）	肾发育不良、髓质囊肿病、足细胞病

（2）发病机制

随着人们对慢性肾脏病认识的不断深入，目前认为慢性肾脏病的多数疾病为免疫介导疾病。肾脏损伤的主要发病机制是免疫炎症损伤或代谢异常，其具体发病机制包括体液免疫、细胞免疫、补体及补体调节蛋白介导的免疫、细胞介导炎症及炎症效应细胞在慢性肾脏病发生发展中的作用、反应性氧代谢产物中的不同产物的相互作用或协同作用。但慢性肾脏病的进展、恶化与异常的血小板活化和凝血纤溶平衡紊乱密切相关，同时慢性肾脏病伴随不同程度的脂质代谢紊乱，肾脏纤维化是所有慢性肾脏病发展至终末期肾脏病的共同结局。慢性肾脏病存在多种发病机制，而且其间也相互关联。对发病机制的理解越深入，越可以更有效地进行预防、干预和治疗。

3．治疗

为了提高 CKD 患者的生存率和生活质量。具体措施如下：

（1）戒烟。吸烟是微血管病危险因素，戒烟可降低微血管疾病危险。

（2）控制血压和蛋白尿，血压目标值应＜ 130/80mmHg，尿蛋白目标值为 0.3g/d。

（3）β 受体阻断剂和阿司匹林的心脏保护作用。

（4）严格控制糖尿病 CKD 患者的血糖，糖化血红蛋白目标值＜ 6.5%。

（5）降脂，高脂血症是微血管疾病的危险因素。

（6）纠正贫血，治疗目标为维持血红蛋白在 110 ～ 120g/L。

（7）血清磷、维生素 D 和甲状旁腺素的控制，高磷血症和低 1,25- 二羟基维生素 D_3 血症可继发甲状旁腺功能亢进和肾性骨病。

（8）限制蛋白质摄入，建议每天蛋白质摄入量限制在 0.8g/d，当肌酐清除率＜ 25mL/min 时更要限制在每天 0.6g/d。每天能量摄入保持在 30 ～ 35kcal/kg。

（9）体重控制，控制 BMI，显著肥胖本身也可加重蛋白尿和肾病进程。

（10）纠正酸中毒，慢性代谢性酸中毒会增加钙的重吸收，加重肾性骨病，故要纠正酸中毒。

（11）口服药物治疗，可以吸附毒素或减少肠道毒素生成，延缓肾病进展。

（12）晚期 CKD 的处理，主要在于为透析做好准备、根据病情选择适合的透析模式（血液透析或腹膜透析）、持续营养治疗及容量限制。何时开始透析或适当情况下进行肾移植治疗，一般从患者病情、经济条件、医疗设备及肾源等各方面综合考虑。

二、中医证候

证候是中医学对疾病表现及其发生的认识，是中医学认识疾病和辨证论治的主要依据。在中医学术发展过程中，历代医家对"证候"的认识各异，古今文献记载不一，内涵、外延不明确，给教学、医疗和科研带来了困难，影响了中医学术的发展。因此，要深入开展证候规范化研究，必须对"证候"二字及其相关概念的内涵有统一明确的认识。现代证候研究源自 20 世纪 50 年代，证候规范研究则于 20 世纪 80 年代才逐渐开展起来。国内外研究者在中医证候概念研究方面做了很多尝试，在思路和方法上进行了新的探索，取得了一定的成绩，对中医证候的认识有了进一步的深化，为临床诊治提供了许多客观依据。随着科技的进步和发展，多学科、复合型人才逐步加入中医证候研究的队伍，使证候概念研究呈现多学科融合发展态势。

1. 证、症、病内涵界定为证候理论奠定了基础

证候概念形成经历了漫长的年代，早在两千多年前的《黄帝内经》（下简称"《内经》"），已隐约可见有关证候内涵的描述，至汉代张仲景已明确提出伤寒六经证候、杂病脏腑证候，以及"观其脉证，知犯何逆，随证治之"的辨证论治精神，之后历代医家更不断地予以丰富与完善。20 世纪 50 年代初，中医学家秦伯未、

朱颜、任应秋等倡导辨证论治，使"证候"从中医病证中分化为一个独立的概念，并将"证"字的含义理解为证是证据，是现象，在医学上代表疾病的临床表现；证是整个外现性病象的总和，现代术语叫症候群。孙世荃则认为：证是机体在病理状态下不同的反应性特征。由于对辨证论治的"证"字含义理解不一，致使对"证""症""病"义界的划分问题，争论尤为激烈。研究者从文献学角度对这一体系进行了大量的溯源寻流及界定其内容范围的工作。如干祖望考证"证""症""病"分别给出训诂解释，还有学者从辞源学和中西医学概念等方面，对"症""征""证"字进行探析，提出：症即症状（symptom）的简称，是病人患病时所发生的主观的异常感觉；体征（sign），是医生在检查病人时所发现的客观异常变化。中医称症状时还包括体征。综合征（syndrome）是西医学名词。证（pattern）、证候（syndrome）是中医学名词。就疾病而言，症状、体征、综合征、证候都是疾病的外在表现，并非是疾病的本质。而中医"证"的概念反映的是疾病的本质。而且，中医的"证"不仅有病理的概念，还有生理的概念。陆广莘从信息论角度研究认为："证"是医学对象的整体边界效应；"症"是中医治疗的依靠对象，这是调节抗病时态的愈病动力模型；"病"是关于识病求本的病因病理病位的疾病模型。韦黎从中医诊断学史的角度对病、证、症三个概念的关联进行研究，阐明了三者是不同层次上的概念，分别从不同角度对机体非健康状态的外在表现与内在依据进行描述。目前，现代中医学对病、症、证的概念已经基本约定，即"症"之病变中所表现的单个症状与体征，为疾病的现象；"病"反映该病种全过程的特点与规律，代表着该病种的基本矛盾；"证"是证候的简称，是对疾病某阶段的病位、病因与病性等所进行的概括，是疾病当前阶段的本质。"证"区别于"病"与"症"，是客观存在的事实，是历史与逻辑的必然，是不以人们意志为转移的。通过对证、症、病的争鸣，使其各自的内涵、外延都日渐明晰，为纯化证候理论奠定了基础。

2. 证候研究为证候规范研究奠定了理论基础

20世纪80年代以来，随着中医学术建设的发展及临床科研工作的不断深入，中医证候规范化已成为中医界研究的重大课题。任何一门学科，其使用的基本概念，必须对象明晰，含义准确。中医证候规范研究，亦不例外。1982年卫生部（现国家卫生健康委员会，下同）组织成立了"中医证候规范研究"课题组，专门对证候的概念及其规范化问题进行了研究。"中医证候规范研究"科研课题1986年第二次会议对证候定义进行了明确界定。会议提出："证候是疾病发生和演化过程中某阶段本质的反映，它以一组相关的症状不同程度地揭示病因、病位、病性、病势等，为论治提供依据。"

此后又有学者及课题组提出各种不同的证候解释。比如：赵金铎从中医诊断学角度研究认为"证候概念属于中医诊断学的范畴"；五版统编教材《中医基础理论》、全国学术会议及科技部基础性项目"中医药学基本名词术语规范化研究"证候概念的定义与"中医证候规范研究"课题组的阐释也只是文字上的差别，并没有本质的不同，都是从证候规范的目的出发，为证候概念研究做了有意义的探索。如果一门学科的概念不清，或定义错误，必然影响到人们对该学科的认识，从而导致一系列不利于学科发展的行为。对中医证候概念的研究，不仅是中医学术的一项基本建设，而且对促进中医学术的发展和加速中医现代化，均有深远意义。虽然目前还没有一个"证候"概念得到统一认可，但证候概念研究为中医证候规范化研究奠定了理论基础。

3. 证候的多视角探索呈现多学科融合研究态势

由于人们对客观对象的认识是不断深化的，并且客观对象本身也是发展变化的，所以任何概念的内涵和外延都不是一成不变的，而是不断发展变化的。随着中医证候理论研究的逐步拓展，对证候概念和具体内涵的研究在不断地变化着。20 世纪 80 年代以后，中西医学者从不同视角对证候内涵进行了广泛而有意义的探讨，使现代证候研究呈现多学科融合发展态势。如有学者从中医学术整体特征考察证候，指出证候的内涵不仅仅与疾病相关联，而且是包含多种因素在内的综合表现。如杨维益等，将证候的概念表述为"在天、地、人、病的综合影响下出现的机体反映表现于外的症候群，其中的机体反应是核心"。邓中炎认为，不能只强调证候是疾病阶段性本质的反映，而忽视患者周围环境这一重要方面，规范的证候既是中医的疾病模型，又是中医学特有的诊断概念。由于中医体质理论领域研究的广泛兴起，有学者运用中医体质理论阐释证候概念及其内涵。如匡调元提出：证候是整体体质反映特征和整体同环境之间、脏腑经络之间、细胞之间及细胞与体液之间相互关系紊乱的综合表现。周小军等进一步将中医证候区分为体质证候与疾病证候，并提出体质证候概念：中医体质证候是指构成特定体质类型的证候，它由个体遗传性所决定，具有相对稳定性。朱文锋从医学哲学的角度出发，认为中医证候的内涵、实质是哲理、医理与临床实践的结合，它既是医学的实践，具有客观实在性，又有主观思辨的抽象性，是一种理念，具有深刻的哲学背景和丰富文化内涵。分子生物学作为当今生命科学的前沿学科，亦无例外地渗透到中医证候学的研究中。如王忠等认为证候是多基因参与的，且已经超过了人体正常的网络调节能力，处于络病状态的症候群。申维玺等提出：中医证候的本质是细胞因子，其基本发病学原理是由于细胞因子网络紊乱的结果。尚有学者从中医临床实践的实际情况出发，结合现代多学科知识对证候概念提出新的诠释，如"证候规范及其与疾病、方剂相关的基础研究"的973项目组研究人员在王永炎院士指导下，通过前期工作对证候概念提出新的诠释："证候是对疾病病理生理变化的整体反应状态的概括，是一个多维多阶多变量的复杂系统。""证候具有'内实外虚''动态时空'和'多维界面'的特征。"李梢认为证候在"内实外虚，动态时空，多维界面"的特点中体现出"高维性"，即证候诊断资料的高维性、证候构成要素的高维性、证候诊断方法的高维性和证候演变的动态时相性。目前，用复杂性科学理论研究生命现象与疾病本质，成为国内外生命科学领域的前沿和热点。王永炎院士指出：中医证候系统是一个非线性的多维多阶的复杂系统，复杂性科学的引进对于证候规范研究具有指导性意义。白云静等在复杂性科学知识背景下提出：中医证候学所面对的是复杂生命现象的功能层面、整体层面、动态层面，证候具有典型的开放性、层次性、涌现性和高维性特征，开放性环境是系统复杂性的重要成因，而高维性、层次性和整体涌现性是系统复杂性的重要机制。上述各家多学科、多层面、多视角探讨了中医证候内涵及其基本特征，为证候的深入研究提供了可以借鉴的宝贵资料，为进一步开展中医证候及其规范研究奠定了基础。多学科、多视角研究有利于当代生命科学的理论和技术与中医药学交叉渗透，必将有力促进中医药学基础理论研究的深入和突破。

随着社会科学的不断进步和科学技术的交流与发展，多学科复合型人才逐渐加入中医研究的行列。采用文献整理法进行溯源寻流，界定证候的含义，为证候规范研究规定了理论基础点；引进现代哲学、分子生物学和复杂性科学等理论，结合临床，诠释证候内涵、特征使中医证候研究突破了旧的模式而呈现多学科融合发展态势。现代科学飞速发展的经验证明：科学昌明的内动力在于学科内部不断进行理论体系的自我更新，从学科内在逻辑矛盾及学术争论中发现理论的突破口和新的学术生长点。中医学是一门研究人体的科学，现代每一门科学与其他各门科学的发展都是相互联系、相互渗透、相互促进、不可分割的，否则这门科学就会失去生命力，而被历史所淘汰。由此可见，"证候"概念不断演变，其内涵不断深化，是必然的，它是中医理论自身发展的结果，也是中医学充满生命活力的表现。

三、中医对慢性肾脏病的认识

1. 病名

中医古代文献并无"慢性肾脏病"的病名，但依据其不同时期的临床主症，有不同程度的肢体浮肿、倦怠乏力、气短懒言、食少纳呆、脘腹胀满、肢体困重、恶心呕吐、腰膝酸软、腰痛，或肉眼血尿、泡沫尿、夜尿清长，或少尿甚至无尿、口中尿味、抽搐等。可将其归属于"水肿""风水""肾风""虚劳""肾劳""尿血""关格""溺毒"等病证范畴。

肢体浮肿是慢性肾脏病最常见的证候表现，故历代医家常常将本病归属"水肿"范畴。水肿在《内经》中称为"水"。《素问·平人气象论》曰:"目裹微肿如卧蚕起之状,曰水""面肿曰风。足胫肿曰水"。《素问·评热病论》云:"诸有水气者,微肿先见于目下也。"《灵枢·水胀》篇中有对水肿症状的详细描述:"水始起也,目窠上微肿,如新卧起之状,其颈脉动,时咳,阴股间寒,足胫肿,腹乃大,其水已成矣。以手按其腹,随手而起,如裹水之状,此其候也。"《金匮要略》则提出了风水、皮水、正水、石水的名称及临床表现,还提出五脏水,五脏水乃心、肝、肺、脾、肾五水,指出"肾水者,其腹大,脐肿腰痛,不得溺,阴下湿如牛鼻上汗,其足逆冷,面反瘦"。《河间六书》说:"腑肿,肉如泥,按之不起。"《诸病源候论·水肿候》对水肿进行了较为详细的症状描述,同时指出"三焦不调,腑脏虚弱所生,虽名证不同,并令身体虚肿"。《丹溪心法·水肿》中提出了将水肿分为阴水和阳水的分类方法。

肾风病名首次在《内经》中提出。《素问·奇病论》曰:"有病痝然如有水状,切其脉大紧,身无痛者,形不瘦,不能食……病生在肾,名为肾风。"其对肾风病的证候特点进行了描述。《内经要旨》曰:"肾风之状,多汗恶风,面痝然浮肿,脊痛不能正立,其色炲,隐曲不利,诊在肌上,其色黑。"其描述的肾风亦是慢性肾脏病的表现。

肾热病病名亦首见于《内经》。《素问·刺热》曰:"肾热病者……身热。热争则项痛而强。"其指出了肾热病急性期的证候表现。《脉经》补充了肾热病的证候特点,"肾实……病苦膀胱胀闭,少腹与腰脊相引痛"。

腰痛一证,《内经》即认为与肾有关。《素问·脉要精微论》曰:"腰者肾之府,转摇不能,肾将惫矣。"《素问·骨空论》云:

"督脉为病，脊强反折。"《金匮要略》中指出："肾着之病，其人身体重，腰中冷，如坐水中，形如水状，反不渴，小便自利，饮食如故，病属下焦，身劳汗出，衣里冷湿，久久得之，腰以下冷痛，腹重如带五千钱。"《诸病源候论·腰背病诸候》提出"肾主腰脚，肾经虚损，风冷乘之，故腰痛也"，《金匮钩玄·腰痛》认为"湿热腰痛者，遇天阴或坐久而发者是也；肾虚者，疼之不已者是也；瘀血者，日轻夜重者是也"，则对腰痛进行了鉴别。

溺血出自《内经》。《素问·气厥论》云："胞移热于膀胱，则癃溺血。"《金匮要略·五脏风寒积聚病脉证并治》曰："热在下焦者，则尿血。"《诸病源候论·小便血候》中曰："风邪入于少阴，则尿血。"《三因极一病证方论》提出："病者小便出血，多因心肾气结所致，或因忧劳，房室过度，此乃得之虚寒。故《养生》云：'不可专以血得热为淖溢'为说，二者皆致尿血，与淋不同，以其不痛，故属尿血，痛则当在血淋门。"其指出了尿血亦可是慢性肾脏病的主症，脏腑虚实皆可致尿血。

尿浊《素问·至真要大论》中称"溺白"，《诸病源候论》中称"白浊"，《诸病源候论·虚劳小便白浊候》中曰"胞冷肾损，故小便白而浊也"，《医学心悟·赤白浊》曰："浊之因有二种，一由肾虚败精流注，一由湿热渗入膀胱。"关于尿浊的描述亦说明了慢性肾脏病可归属于"尿浊"范畴。

《素问·评热论》最早记述有"肾劳"一词。《金匮要略》论治虚劳的八味肾气丸证，所描述的证与现代临床慢性肾衰竭临床表现极为相似。《诸病源候论·虚劳病诸候》指出："肾劳者，背难俯仰，小便不利，色赤黄而有余沥，茎内痛，阴湿囊生疮，小腹满急。"后世医家认为肾劳是脏腑的气血阴阳亏虚导致，与慢性肾衰竭的发病吻合。

《伤寒论·平脉法》说："关则不得小便，格则吐逆。"《寿世保元》曰："溺溲不通，非细故也。期朝不通，便令人呕，名曰关格。"这些描述与慢性肾脏病晚期的尿闭、呕吐症状极为相似。

《张氏医通》曰："闭癃者，合而言之，一病也，分而言之，有暴久之殊。盖闭者，暴病，为尿点滴而出，俗名小便不通是也……癃者，久病，为尿癃淋沥，点滴而出，一日数十次，名淋病是也。"癃闭表现的排尿困难、小便不通等证候特点与慢性肾脏病尿毒症表现相类似。

《重订广温热论》说："溺毒入血，血毒上脑之候，头痛而晕……恶心呕吐，呼吸带有溺臭。"其中描述的症状与慢性肾衰尿毒症的临床表现一致，故慢性肾脏病的后期可归属于"溺毒"范畴。

2. 病因病机

关于水肿的病因病机，《内经》进行了精辟的论述。《素问·平人气象论》曰："面肿曰风。"《素问·六元正纪大论》曰："感于寒湿，则民病身重胕肿。"其病本在肾的理论亦来源于《内经》。《素问·水热穴论》云："肾者至阴也，至阴者盛水也，肺者太阴也……其本在肾，其末在肺。"又云："肾者胃之关也，关门不利，故聚水而从其类也。"《素问·至真要大论》说："诸湿肿满，皆属于脾。"《诸病源候论》曰："水病无不由脾肾虚所为，脾肾虚则水妄行，盈溢皮肤而令周身肿满""水病者，由脾肾俱虚故也……令人上气体重，小便黄涩，肿处按之随手而起是也""肾者主水，脾胃俱主土，土性克水，脾与胃合，相为表里。胃为水谷之海，今胃虚不能传化水气，使水气渗溢经络，浸渍腑脏……故水气溢于皮肤而令肿也"。《丹溪心法》云："夫人之所以得全其性命者，水与谷而已。水则肾主之，土谷则脾主之，惟肾虚不能行水，惟脾虚不能制水，胃与脾合气，胃为水谷之海，又因虚而不能传化焉。故肾水泛滥，反得以浸渍脾土，于是三焦停滞，经络壅塞，水渗于皮肤，注于肌肉，而发肿矣。"《景岳全书·肿胀》曰："凡水肿等证，乃脾肺肾三脏相干之病……虽分而言之，而三脏各有所主。然合而言之，则总由阴胜之害，而病本皆归于肾。"《三因极一病证方论·水肿叙论》指出："原其所因，则冒风寒暑湿属外；喜怒忧思属内；饮食劳逸，背于常经，属不内外。皆致此疾。治之，当究其所因及诸禁忌而为治也。"《重订严氏济生方·水肿门》云："然肿满最慎于下，当辨其阴阳。阴水为病，脉来沉迟，色多青白，不烦不渴，小便涩少而清，大腑多泄，此阴水也，则宜温暖之剂……阳水为病，脉来沉数，色多黄赤，或烦或渴，小便赤涩，大腑多闭，此阳水也，则宜用清平之药。"

3. 治则

对水肿的治则，《素问·汤液醪醴论》提出了"平治于权衡，去宛陈莝……开鬼门，洁净府"的治疗原则。张仲景的《伤寒杂病论》对此理论进行了继承和发挥，进一步创治了更为具体的治法及方药。"诸有水者，腰以下肿，当利小便；腰以上肿，当发汗乃愈"是更加具体的治疗原则。《金匮要略》中有用于风水、皮水的越婢汤、越婢加术汤、防己黄芪汤等诸多治水方剂。《景岳全书·肿胀》云："故凡治肿者，必先治水，治水者必先治气。若气不能化，则水必不利。惟下焦之真气得行，始能传化。"《证治汇补·水肿》提出："治水之法，行其所无事。随表里寒热上下，因其势利而导之。故宜汗，宜下，宜渗，宜清，宜燥，宜温。六者之中，变化莫拘。"《张氏医通》说："凡治水肿喘促，以顺肺为主，肺气顺则膀胱之气化，而水自行矣。"《千金方》对水肿提出了调理大法："大凡水病难治，瘥后特须慎于口味，病水人多嗜食，所以此病难愈也。"

4. 现代研究概况

（1）病因病机

慢性肾脏病病种多，临床证候复杂，但其病理变化总离不开邪正交争、阴阳失调、气血紊乱、脏腑失和、经络受损等病变规律。由于肾主水，藏精，为先天之本。所以，在慢性肾脏病发生、发展过程中，津液代谢失调、气血紊乱为其主要和常见病机。而久病体虚及人体先天禀赋不化，正不胜邪则更易招致各种致病因素损伤人体正气，成为慢性肾脏病发生的内在因素。

现代慢性肾脏病中医临床研究专家根据疾病演变过程出现的不同特点，论述又各有侧重，对于其病因病机均有自己独到的见解。

1）肾虚：王自敏认为肾虚是本病发病主要病机，随病情的进一步发展而波及肝、脾、肺，出现肾、脾、肺、肝气阴两虚及脾肾阳气虚衰等证。黄春林则认为慢性肾脏病的病位在肾，由于年老肾气衰弱或年幼肾气不充，久病成劳，复感外邪，饮食不节进一步损伤肾脏，故本病病机总归于肾元虚损，精微不固。邹燕勤总结出本病病机，发病之本为肾元虚衰，肾元乃肾之真阴真阳。肾阳是命门之火，维持人体各脏腑功能活动，为诸阳之根本；肾阴为濡养脏腑的物质基础，人体阴液之根本。只有肾阴肾阳相对平衡协调，机体才不会产生病理变化。肾阴与肾阳相互依存，相互制约，阳伤可及阴虚，阴虚可致阳衰。郑平东认为肾主虚，无实也，肾虚是慢性肾病发病的中心环节，日久波及其他脏腑。肾为先天之本，元阴元阳之所系，故肾虚往往表现为肾阴不足、肾阳虚衰的症状。叶任高认为慢性肾脏病的发病机制主要有虚、浊、瘀、毒，以肾虚为本，兼及肝脾肺。肾气虚，肾脏阴阳失调，三焦气化失司，以致外邪易侵犯机体，又进一步加重正虚，邪正相交，虚不胜邪，遂致一系列病理产物。

2）脾肾两虚：王亿平凭借多年临床实践，不断探索，并经过大量的实验验证，发现脾肾亏虚是慢性肾病的起始，脾运化水湿，肾为水脏，两脏亏虚，水液代谢失常，水湿停留，日久化热，湿热蕴于内，进一步加重病情发展。张琪总结大量临床经验，认为慢性肾病病证之水肿、蛋白尿的病机关键为脾肾阴阳失调，三焦气化失司。"肾如薪水，脾如鼎釜"，两者相互资生，相互促进。聂莉芳通过临床观察，总结出脾肾气阴两虚为慢性肾病主要病机。无论是气虚还是阴虚，往往由于阳气衰弱累及阴精化生不足，抑或阴精亏损累及阳气化生不足，最终转为脾肾气阴两虚。葛建文认为本病发病不外乎虚实两端，虚即气血阴阳脏腑虚损，尤其是脾肾两虚。脏腑气血不和，复感外邪，病情加剧，三焦气化不利，湿浊、毒邪内生，进一步加快了肾衰竭的病程进展。孟如认为本病的发生是肾脏疾病日久不愈导致肾脏虚损所致。《景岳全书》云："五脏之伤，穷必及肾。"肾主先天，脾主后天，先后天相互资生，肾虚日久损及脾，以致脾肾两虚。此外，一些患者素体脾虚，或饮食不节伤及脾脏，脾虚日久无以滋养先天，亦导致肾脏虚损，最终发展为脾肾两虚。

3）湿热：何立群指出湿热普遍存在于慢性肾脏病中，湿热之邪伤及脾胃，气虚无以固摄，精微物质外泄，此即清气不升，降浊功能失调，体内废物难以排除，此即浊阴不降，故湿热在慢性肾脏病发生发展中占据了重要地位。孙伟认为湿热是慢性肾脏病发病的重要环节，慢性肾脏病中常常夹杂湿热两邪。沈庆法指出湿热贯穿本病的始终，湿热之邪产生原因有外感、内生、内外合邪及药物饮食等。冯志荣则认为慢性肾病患者脾肾亏虚，在此基础上，邪气易侵袭机体，进一步导致脾肾失调，脾失运化，肾失气化，水液代谢输布失常，发为浊邪，日久蕴热，湿热蕴结而生。同时，我国慢性肾脏病的病因依然以肾小球疾病为主，这类患者常常长时间服用激素，有着典型的湿热证型表现。

4）瘀血：叶传蕙经过多年的临床实践，指出瘀血贯穿慢性肾脏病发病过程始终，是其致病的关键环节。瘀血的发生不外乎因虚致瘀，因实致瘀，虚实互见，血瘀共存。张佩青认为瘀血贯穿慢性肾脏病的各个阶段，正气不足无力运血及实邪阻滞血液运行不畅是慢性肾病瘀血形成的两个原因。在慢性肾脏病的早、中期阶段，瘀血往往是由其原发疾病如糖尿病、肾小球肾炎所致。晚期阶段，瘀血则多数为慢性肾病本身所导致。此外，治疗中过用寒凉、温燥药均可导致瘀血。曹恩泽认为慢性肾病病程长，"久病入络""久病必瘀"，瘀血既是病理产物，也是致病因素，故在治疗中要重视瘀血对疾病的影响。盛梅笑指出本病的发病与瘀血息息相关。五脏六腑亏虚可致瘀，脏腑阴阳气血虚损，气为血帅，气虚难以推动血行，血停瘀阻；或阳气不足，温煦推动无力，寒凝血阻；或阴津耗损，虚热内生，煎灼阴津，皆能致瘀。湿热浊毒亦可致瘀，湿热浊毒或从寒化，或从热化，寒凝血脉，热伤津液，皆可加重瘀血。

5）浊毒：史伟认为本病的发生发展离不开浊毒潴留这一病

理因素。慢性肾病水湿浊邪停聚三焦，影响气机，下泄无路，久则酿为"浊毒"。因此，治疗本病要注重应用泄浊解毒之法。马晓燕认为毒邪既是慢性肾病的病理产物又是本病的致病因素，在整个发病的过程中都担任着重要角色。毒邪炽盛，一方面耗伤气阴，肾脏虚极，中阳衰败而加重肾衰；另一方面毒热内攻脾胃，入血窜脑，迫血妄行，蒙蔽神窍，引动肝风，形成恶性循环。谢桂权认为，慢性肾病脾肾衰败，脏腑气化功能失职，分清泌浊功能减退，水液代谢输布失常，成水湿、秽浊之邪，日久不能排出体外，结为浊毒，浊毒在疾病的某个阶段甚至主导病情的变化。

慢性肾脏病临床表现繁多，病机错综难辨。慢性肾脏病临床病机为本虚标实，虚以脾肾亏虚兼其他脏腑亏虚为主，实可以概括为"湿、瘀、毒"，且湿（痰、浊）、瘀血、毒邪并不是单独致病，往往是相互夹杂，相互影响，这就形成了慢性肾脏病虚实分型，虚实互为因果，交错为患，所以在临床诊疗中，我们按虚实证型可将慢性肾脏病分为虚证、实证、虚实夹杂等证型。正虚邪实的病机特点获得绝大多数肾病专家认同，正虚以脾肾衰败为本，邪实以痰浊壅塞三焦为标。慢性肾脏病的病因病机归结为本虚标实，虚实夹杂，认为慢性肾脏病是由于脾肾亏虚，湿浊瘀血阻滞三焦。近年来，同时有大量的临床资料显示，脾肾亏虚、瘀血是导致慢性肾脏病发生慢性肾衰竭的主要因素，与其预后有着紧密的关系。

在慢性肾脏病的进展中，肾功能逐步受损，身体内环境随之失衡，终末期因毒素潴留可见一系列全身中毒症状。从中医来讲，此期病机错综复杂，涉及脏腑众多，随着病情的进一步发展，正虚不复，终至湿浊、湿热、瘀血、浊毒等病理产物的潴留。

（2）辨证论治

慢性肾脏病的证候表现多种多样，病机特点错综复杂，临床治疗也是百家争鸣、百花齐放，现代中医肾病专家对于慢性肾脏病的治疗亦有自己独到的见解。杨霓芝教授认为慢性肾脏病病程长，迁延不愈，在疾病后期多见肝肾阴虚之证候，在其治疗过程中有采用激素或免疫抑制剂等阳亢之品，长期服用耗伤阴液，主张在临床上使用加味二至丸治疗慢性肾脏病。二至丸的加减运用在慢性肾脏病的治疗过程中常有一定的疗效。孙伟教授认为和络法是慢性肾脏病的主要治疗大法。和络法又分为补虚－扶正补虚、养脏和络与泻实－祛邪通络等。补虚主要是补益脾肾的气血阴阳，使得脉络得充养，气机得以和畅。泻实主要针对风邪、水湿、血瘀、浊毒等致病邪毒，予以祛风胜湿、活血化瘀、解毒泄浊等治疗大法，以达到和络之效。张大宁教授认为慢性肾脏病的治疗总则为"补肾活血治本，降逆排毒以治标"，首创"升清降浊"特色疗法治疗慢性肾脏病。杨洪涛教授运用附子组方治疗慢性肾脏病，常用于与附子配伍的药有干姜、甘草、生地黄、熟地黄、桂枝、麻黄、芍药、白术、人参、大黄等。其中干姜、甘草可解附子毒，磁石引附子药性使其向下温阳，生地黄可减附子燥性。在运用时充分把握附子证、附子舌象及附子脉。王耀献教授提出"三位一体论治慢性肾脏病"，认为辨病在先，首先应该尽可能地明确西医诊断，这样才可评估预后，避免贻误时机。辨病的认识也对中医的病机认识有促进作用，通过肾脏病理，可以更好地总结某一种疾病的中医病机。辨证治疗在临床中亦非常关键，某些医家甚至认为辨证凌驾于辨病之上，同时，认为辨症治疗也具有不可替代的重要性，解除病人自觉痛苦症状是首要任务。病、证、症三者的重要性不分伯仲，需灵活使用，在同一个疾病的不同时期，可以有所不同的表现。所以，对于慢性肾脏病的治疗，要注重整体观，辨病、辨证、辨症相结合。慢性肾脏病的证型及分型论治方法很多，朱宗元教授对慢性肾脏病的治疗非常重视气机的升降出入，在调节气机的基础上配以健脾益气、补肾固精之品，并且强调治疗时需抓住兼症，阻断病邪，截其发展。邓尔禄教授认为在治疗慢性肾脏病的过程中，活血化瘀治则贯穿始终，化解湿热注重清热解毒。络病理论可以比较充分地阐明慢性肾脏病的病因病机，因而在慢性肾脏病的防治上可提供全新的思路及治则。但是对于络病理论的认识尚未形成系统的中医理论依据，值得临床进一步深入探究。

中医肾病专家的长期临床实践证实中医药综合辨治慢性肾脏病具有一定的优势。在配合激素治疗的患者中，辨证采用中药治疗常常可以增强激素的疗效，并减轻长期大量服用激素所致的阴虚内热的证候表现。中医药在改善慢性肾衰竭患者的临床症状，如倦怠乏力、气短懒言、腰酸膝软及食少纳呆、恶心呕吐、口黏口苦等方面疗效肯定，从而在一定程度上提高了患者的生活质量。综上所述，中医学中虽无"慢性肾脏病"的病名，但关于其病情和治疗的论述早见于《黄帝内经》《金匮要略》等经典书籍，并经后代医家的不断继承发展，形成了比较完善的理法方药系统知识。尤其是近代医家，在结合现代医学认识的基础上，经过大量的临床实践探索，对慢性肾脏病的中医防治积累了丰富的个人经验，各具特色，为提高慢性肾脏病的临床疗效提供了多角度多思维的参考借鉴。

根据绝大多数医家对慢性肾脏病病因病机的认识，本病具有本虚标实为主的证候特点，分别针对其本虚以脾肾亏虚为主，标实以湿热、风邪、湿浊、瘀血为主，采用相对应的治则治法和方药，大量的实践证明，中医药在改善慢性肾脏病患者的临床症状，提高患者的生活质量方面疗效肯定。名老中医是中医历史的铸造者，也是中医生命力的灵魂承载者，体现了中医临床的最高水准，其临床经验和学术思想是大量实践所积累浓缩出来的客观认识的结晶，是中医学中最宝贵的财富。探索中医药治疗慢性肾脏病的方法，最直接最有效的途径就是总结中医肾病名家的临床经验和学术思想，并进行传承研究推广，提供给科研和临床工作者参考借鉴。

四、慢性肾脏病中医证候学研究的历史沿革

慢性肾脏病的证候研究是中医证候学研究的一个重要组成部分，有着中医证候学研究的一般规律，但是作为中医证候学研究的一个分支，却有着自己的特殊之处，虽然中医无慢性肾脏病之名，但依据其特有的临床表现和特点，审症求因，辨病辨证论治，却可以发挥出中医药在治疗慢性肾脏病方面独特的优势，延缓慢性肾脏病的进展，提高患者的生存率和改善患者的生活质量，正因为如此，中医学术界才不断地进行慢性肾脏病证候的探索和研究，以便更好地指导临床。近年来，慢性肾脏病中医证候研究已呈现出较好的前景。

1. 中医的病名探讨

中医古代医籍中没有"慢性肾脏病"，根据其发病及发展过程中的临床表现和特点，属于中医学的"关格""水肿""肾劳""癃闭""溺毒"等病证范畴。如体内水液代谢紊乱、水钠潴留时，属

"水肿"范畴,《素问·奇病论》谓:"有病瘀然如有水状,切其脉大紧,身无痛者,形不瘦,不能食,食少,名为何病……病生在肾,名为肾风",此以浮肿为主要表现,类似于现代医学所称的肾小球肾炎,对于慢性者,吕仁和教授则称之为慢肾风。肾小球滤过减少,出现少尿或无,属"癃闭",若又同时出现尿毒素的胃肠刺激征,表现小便不通与呕吐并见,属"关格"。晚期口中尿味、抽搐的尿毒症脑病,属"溺毒",正如何廉臣在《重订广温热论》中说"溺毒入血,血毒上脑之候":"头痛而晕,视力朦胧,耳鸣耳聋,恶心呕吐,呼气带有溺臭,间或猝发癫痫状,甚或神昏痉厥,不省人事,循衣摸床撮空,舌苔起腐,间有黑点。"其犯脾胃可引起口黏纳呆、恶心呕吐,腹泻或便秘,水气凌心犯肺,可见咳嗽痰多,喘息不能平卧,或入营血而发鼻衄,呕血或引动肝风而发抽搐,或蒙蔽清窍可见神志昏蒙。这正是对慢性肾脏病发展到晚期的描述。可见,中医虽无慢性肾脏病之病名,但有类似于该病的记载。

2．病因病机

（1）瘀血内结,痹阻肾络

慢性肾脏病病程日久,病势缠绵,在病变过程中,常有水肿、尿血、腰痛如针刺、面色晦暗、舌质紫暗等瘀血表现,这即属于"瘀血内结"之象。究其成因,主要有 3 个方面。

1）因虚致瘀:慢性肾脏病病程长,在疾病发展过程中,可出现阳气虚、气阴两虚,最后至阴阳气血俱虚之候。气虚则运血无力而血滞,血滞则为瘀,如周学海《读医随笔》所说"气虚不足以推血,则血必有瘀"。阳虚则生内寒,寒凝则血滞而瘀,如《仁斋直指方》所说"气温则血滑,气寒则血凝",阴与血同属阴类,营阴耗伤则血也亏损，即所谓"阴虚则血海不满"。其一，阴虚不足，血脉不充，血行艰涩而致瘀；其二，阴虚火旺，因血受灼而黏稠，血行不利也可致瘀。阴虚必致瘀，瘀血又伤阴，二者互为因果，往往形成恶性循环。

2）水湿致瘀：水湿泛滥是慢性肾脏病发生发展过程中的常见证候。生理上血水同源，病理上血水相互影响，互为因果。《活血化瘀文摘专集》说："血与水，上下内外，皆相济行，故病血者，未尝不病水，病水者，亦尝不病血也"，即水病可以及血，血病也可以及水。若水湿内停，气机受阻，气机不畅则血行涩滞而成瘀。《内经》有云："孙络外溢，则经有留血。"瘀血内停，又可以影响水液的正常输布运行而致水湿内停，从而出现水瘀互患之候。

3）浊毒致瘀：肾小球硬化、肾小管间质纤维化、慢性肾衰竭时，由于脏腑功能和气血运行失常，当升不升，当降不降，当藏不藏，当泻不泻，精液不摄而漏出，水浊不泄而留滞，致使体内的生理产物及病理产物不能及时排出，蕴积体内而产生浊毒之邪。浊毒致瘀，其因有二：其一，肾失开阖，清浊不分，湿浊内壅或浊毒伤络，血行失畅，故而成瘀；其二，浊毒郁而化热，浊热内盛，阻滞气机或邪热鸱张，煎熬津液，耗伤营血，以致血中津少，质黏而稠，运行缓慢，形成瘀血，犹如海水被煎，水分蒸发而成盐也。王清任曾形象地指出，"血受热则煎熬成块"。可见，瘀血痹阻肾络是慢性肾脏病发生的主要病理表现。

（2）湿浊毒内蕴，壅滞气机

"湿浊"即"湿毒"，因其常具有秽浊性，故称之为"湿浊"，多由于机体脏腑功能紊乱，脾肾严重受损，阴阳气血、脉道失调，不能维持正常的水液代谢，脾失健运，肾失蒸腾气化，二便失司，清阳不升，浊阴不降，清浊相混，不能及时排出体外，蓄积于体内而产生。与现代医学所述慢性肾脏病发展到晚期，由于机体不能排泄代谢废物，即尿毒症毒素包括尿素、肌酐、胍类、多肽类等，水、电解质、酸碱平衡出现紊乱，尿毒症毒素蓄积体内这一观点是相吻合的。湿浊既成，则可导致以下几方面情况发生。

1）三焦气机壅滞：壅塞三焦，致正气不得升降，而发上关下格之病理转归。如李用粹在《证治汇补》中说："既关且格，必小便不通，旦夕之间，徒增呕恶。此因浊邪壅塞，三焦正气不得升降，所以关应下而小便闭，格应上而生呕吐。阴阳闭绝，一日即死，最为危候。"

2）瘀血互结：三焦气机壅滞，气病及血，血行不畅或湿浊日久不去，使脾气益虚，气虚不能摄血，血不循经为瘀，则湿浊与瘀血互夹，痹阻于脏腑经络，使本病迁延日久，顽固难愈。

3）阻碍脾胃运化：阻碍脾胃，致脾胃气机升降失常，气血生化更趋匮乏。

4）蕴久化热：湿浊蕴久化热，热毒之邪煎熬熏蒸，伤津耗液，而津液干枯，猝然阻格，致上下不通，发为关格。

5）化热生毒：湿浊与瘀血互结，相互济恶，化热生毒，血分热毒，上扰心肺，或下犯肝肾，出现各种严重变证。

可见，湿浊内壅是慢性肾脏病进行性加重的重要因素。

（3）脾肾衰败，正气亏虚

中医学认为，肾为先天之本，内系元阴元阳，司命门之火，主二便，泌别清浊，开阖关门之功；脾为后天之本，气血生化之源，主水湿之运化。由于先天禀赋不足，后天失养，则易致形体瘦弱，发育迟缓，内则脏腑失养，生机不荣，外则肌肤失温，卫阳失煦，卫气不固，易被外邪侵袭，或外伤风寒，肺气不宣，水失通调，不能下输膀胱，溢于肌肤而发水肿，或久居湿地，涉水冒雨，水湿浸渍，留滞中焦，使脾运失职，湿困脾阳。水湿久居不去，必化而生毒，毒邪伤及肾，肾气受累，肾之血脉、血络受损，失封藏之功，而发肾风等病证。如《素问·奇病论》谓："有病痝然如有水状，切其脉大紧，身无痛者，形不瘦，不能食，食少，名为何病……病生在肾，名为肾风。肾风而不能食，善惊，惊已，心气痿者死。"文中所述的是以浮肿为主要表现，且伴有腰酸背痛，身重尿少，肤色黧黑，纳呆甚则不能进食，进而出现惊悸等心气衰败之候，终至死亡的病变过程，这与现代医学慢性肾小球肾炎水肿反复出现，病情不断发展，导致慢性肾衰竭，最后由心衰致生命终止是相似的。正如《内经》所说"正气存内，邪不可干""邪之所凑，其气必虚"。《全体病源类纂》云：长期劳倦，酒色过度，早婚多育，伤及命门，命火受损，相火受累式微，不能行使蒸腾气化之功能，从而引发人体内外气化代谢障碍，产生水湿、痰浊等，加之邪毒久而不解，盘踞肾内，损伤肾之水、精、气，发生水精代谢失常，造成肾脏毛脉、孙络瘀滞，湿浊与瘀血相互作用，肾气运行阻滞，不能"分解血中废料，下注膀胱，由尿除之"，即发肾衰之病证。《景岳全书·杂证谟·关格》即云："凡见此者，总由酒色伤肾，情欲伤精，以致阳不守舍，故脉浮气露，亢极如此，此则真阴败竭，元海无根，是诚亢龙有悔之象，最危之候也。"由于阴阳互根，五脏相生相克，肾为五脏六腑之主，因而肾之功能受损，亦必导致其他脏器功能受损。如肾之阴阳虚衰，进而引发肝失肾水滋养，肝风内动，风引血升，上冲头脑，则见眩晕、神昏谵语等症，盖"胃为肾关门，肾衰胃不能司开阖，胃无约束，任其越出"(《内伤集要》)，而"胃为肾关，同一机轴"(《温热朗照》)，脾胃与肾之命门一升一降枢轴，互相为用，现命门火衰，相火不足，不能温发脾升胃降枢机之轴，导致清气在上，浊气在下，而生腹满腹胀，湿浊扰胃，胃气上逆，而见恶心呕吐、纳呆，甚则呕血、便血之症。心为血液循行之官，内藏君火温化之能，肾是水精之脏，主骨生髓，精血同源，精足则髓充而生血，以供心主血之用，只有心肾相交，升降相应，方能水火既济，保证正常的生理活动。今因肾之虚损，水亏血虚，引起水火失济，血不养心，则多发生心疾或心包络疾，患肺脉与肾之直脉相连，在生理上形成金水相生之势，呼吸升降之枢。肺为水之上源，由水道升降之能以资肾水，则肾水不竭才能统主五液以供生理之用。肺为气之主，行呼气而布施营卫，肾乃元气之根，主纳气，肺肾一吸一呼则气化通泰而能吐故纳新，机体代谢功能正常。当慢性肾衰竭发生，金水失济，呼吸不利，水道升降功能受阻，水精代谢失常，则发水湿、悬饮之患。可见，慢性肾脏病是肾之器官受损，造成肾封藏之精、气、神受害，从而导致其功能衰竭之病疾，"慢性脾肾衰竭"是其发病发展之始动因素。

综上所述，慢性肾脏病是正气渐损、邪毒渐盛，正邪相争、邪盛正虚，以及邪毒内盛、正气衰竭的病理过程。其内因与脾肾虚损，肾气衰败，分清泌浊失职，以致湿浊内停密切相关；外因则常由于六淫外侵和过度劳损，而使病情加重、恶化，甚而死亡。其病位在肾，但常波及肺、脾、胃。脾肾衰竭败，瘀血、湿浊内蕴是其基本病理。本虚标实、虚实夹杂是其病机特点。

第二节 中医证候学与慢性肾脏病的关系

一、病证结合理论的研究概况

1. 病与证

"病"指疾病，"证"指证候。疾病是由一定的病因作用于一定病位而发生的一系列病机过程的概括；证候则是疾病过程中具有阶段性的概括。由此可见，证候是从属于疾病，而疾病又是通过证候来体现的。换言之，疾病的发生、发展过程，即是证候的演变过程，是由一系列不同性质变化的证候来体现疾病经过的整个过程。因此，临床上的表述就有了疾病、证候双重诊断。

然而，传统认识对疾病与证候的概念认识不够清晰，往往病、证混淆，没有严格的规范命名，或称之为疾，或称之为证，各循惯例，特别是将疾病称之为证。如春温证、秋燥证、痹证、痿证等。而将证候称之为病的，如《伤寒论》就是先例，将"六经"证，称太阳病、阳明病、太阴病、少阴病等。后世亦有称表证为表病，里证为里病，以及热病、寒病等。

总之，由于概念不清，导致称谓的不规范。因而后世又有了笼统的称谓，即"病证"一词。"证"与"候"也一样，被统称为"证候"。

理论上，病、证、候应该是有严格内涵的临床表述形式。疾病是具有特定的病因，产生一定的发病机转和病理转归，其整个过程是相对稳定的。而证则是疾病过程中，各个时期的阶段反映，随着疾病的发展转归，证在不停变化着。候，又是证的发展演变中不同病机变化的体现。此外，证起到了中轴作用，它不仅表现了某种疾病的病变性质，又对能表现特殊病变状态的候，起到统帅作用，使医者能从整体上考察疾病的发展变化，对指导临床治疗提供了思路。

中医学基本理论是建立在阴阳、五行哲学思想上的一种哲学思辨体系。这一体系的主要特点为在学习初期从具体的象入手，进而脱离形、质，追求形而上的一种感悟和体会。但中医学与形而上的哲学不同，不仅仅要求理论的通透，自我心身的超脱，更需要解决形而下的具体问题。这一模式就为学习者在掌握理论之后，如何将理论付诸实践解决具体问题提出了挑战。在中医学从理论到实践的探索过程中，总结出了"辨证论治"，即将收集到的临床资料经过哲学思辨加工形成"证候"这一形而上的哲学概念，从而进行治疗。证候这一概念是哲学思辨的结果，不具有特定的物质形态，是对正邪斗争状态的高度概括。与此同时，医生直接诊查病人症状、体征、舌脉等具体的"病象"发生的典型变化，对这些形而下的病象进行"辨病论治"。病是具有特定物质形态的，可观察到特定的症状和体征，可触摸到脉象的变化。辨证论治和辨病论治并不是完全截然分开的两种思辨模式，二者在各自发展完善的同时，又相互交叉、相互促进。辨病就是了解和掌握疾病的基本矛盾及疾病的演变规律，而辨证是对疾病发展过程中某一个阶段的概括，二者从不同角度反映出疾病的本质。只辨病不辨证不能了解到疾病的特殊性，而过分强调辨证则容易忽略疾病发生的本质。"以病为纲，以证为目，病证结合"的诊治方式既可以发挥传统医学的整体观，又可以吸收现代医学的研究成果。

现代医学的发展使得中医学中的更多理论被深层次挖掘，被肯定的东西也越来越多。病不变而证常变，病有定而证无定，辨病是共性、是一般规律，辨证则是个体、是特性概括。只辨病则不能认识到当下急需解决的主要问题，只辨证则缺乏整体观，治疗上会偏离方向。辨证辨病论治都是中医治疗的重要手段，当全面发展，不应厚此薄彼。随着西医学的迅速发展，对疾病发生、发展规律，病因、病理认知的逐渐系统深入，新的疾病不断出现，新的症状（病象）也层出不穷。临床单用一种模式诊治疾病已难以应付，病证结合论治的模式因其实用性、针对性和良好的发展前景越来越被接纳。

2. 当代中西医结合医学应赋予"病证结合"新的内涵

"病证结合"是中医未来发展的大趋势，但由于检验技术及当前对疾病认识的深入，新时期的病证结合在传统病证结合的基础上又被赋予了新的意义。其关键在于对于"病"这一概念的深化与拓展。近三十年来现代医学发展主要表现为诊疗技术的突飞猛进，各种先进的检查手段一方面将"疾病"这一概念提前到了局部微观形态变化上，如血管内窥镜技术已经可以清楚看到冠状动脉内膜早期发生的溃疡病变，消化内镜也能够看到消化道内局部微小的病变，这些改变出现时并不会影响整体功能，因此病人无明显临床症状，中医辨证是建立在"症状学"基础上的哲学思辨过程，由于症状、体征资料的匮乏，将出现"无证可辨"的新局面；另一方面现代医学将"疾病"的认识深入到了蛋白、基因层面，但传统中医学对于这些方面的认知尚为空白。因此，当代中医学病证结合必须将这些最先进的科学研究成果进行哲学思辨，在实践中摸索，总结出新的

"病"和新的"证"，或赋予"病""证"新的内涵，方能充分享受这些最新诊疗技术带来的便利。

3."病证结合"是两种不同思维模式的有机结合

（1）中医"哲学思维"模式与现代医学"科学思维"模式的结合

尽管东方哲学与西方科学在认识世界、改造世界过程中存在巨大差异，但在医学问题上，二者面临着同一个对象，那就是健康与疾病，因此在解决具体问题方面二者可以实现互补。中医运用的是形而上的哲学思辨，擅长的是整体观与人体整体功能的调节；现代医学运用的是以解剖、病理、生理等理论作为基础认识疾病和健康，最擅长的是人体正常形体结构和功能的维持。在解决具体问题时，二者互为体用，并非完全对立，若将二者的优势进行互补，则治疗一些疾病将事半功倍。如高血压的治疗，现代医学关注的是血压值的变化、血管病理改变及靶器官损害等，对于高血压的病因多从神经-体液调节机制入手，所使用的药物作用靶点单一，短期内降压效果明确，长期使用后疗效下降。中医学运用哲学的思辨，认为高血压出现的原因是脏腑、气血、阴阳失衡，不仅仅病在血脉，还与肝肾精气不足，脾胃化生精气能力下降有关，因此在治法上不仅仅着眼于血脉本身，而是从调脾胃、益肝肾、和血脉入手，虽然短期内不能快速降低血压，但能够使血压渐趋稳定，同时缓解高血压带来的靶器官损伤，减轻不适症状。大量临床试验证明，中西药合用治疗高血压远期效果较单用西药治疗更有优势。因此，在处理这一问题时，要结合的不只是两种不同的药物，更为重要的是两种不同的思想。这两种不同的指导思想分别从各自的角度展示了这一复杂问题的不同方面，只有将二者结合起来，才能对这一问题有更深刻的认识，才能真正解决疾病。

（2）新时期"病证结合"是两种诊断方法的有机结合

收集整合诊断资料是认识疾病的关键手段，是合理治疗的前提。中医诊断资料收集仍局限于传统"望、闻、问、切"四种手段，因此这一模式极大限制了中医的发展。新形势下的"病证结合"模式不仅仅是将两种诊疗模式下的诊察资料简单相加或对等视之。如但见血脂升高便认为是湿热，但见血糖升高就认为是燥热，这种简单的对等是错误的，违背了中医基本哲学辨证思想。中医诊断思维模式的优势在于构建不同脏腑之间功能上的联系，由于中医学中脏腑的概念本质是以形体结构为基础的功能单元。因此，对于不同脏腑之间的功能是脱离了具体形态的功能联系，这一思维模式的优势在于能够执简驭繁，从整体、系统层面诊察机体的功能改变。但同时也要认识到这一思维模式的局限，在诊察形体结构改变方面有不足。在当前医疗实践中发现，形体结构的改变在一定范围内并不一定引起明显的功能改变，但超过一定范围后立即出现相关脏器功能的快速衰退。因此，在临床实践中既要重视功能的诊查，又要重视形体改变的诊察。

如何正确对待现代医学诊疗资料是摆在当前中医工作人员面前的一个重要课题。作为新时期中医工作人员，务必要以中医理论为指导，结合藏象学说，从中医所建立的"结构–脏腑–机能"立体关系网络入手，对这些诊疗资料进行哲学思辨，根据这些资料在临床中可能产生的影响及后期转化规律进行总结，方能将其转化为可服务中医辨证的诊断资料，才是真正意义上的"病证结合"诊断新模式，也是中西医结合思想的具体体现之一。

（3）"病证结合"将两种治疗方法有机结合

中医学与现代医学同样都是以临床实践为基础，有着共同的行动目标。因此，在解决具体临床问题时应积极发挥各自的优势，最终解决疾病。中医治疗以中药治疗为主要手段，结合针灸、按摩、推拿、导引、养生等，手段多样，重视整体生命质量。现代医学治疗主要以药物为手段，结合手术、术后功能康复等方法，重视局部形体结构及功能的恢复，同时也在逐渐吸收中医康复的方法，构建新时期特色的功能恢复方法。

中西医结合归根究底还是思维模式的结合，贯穿在疾病诊断、治疗、康复等全过程。通过两种思维模式的交叉碰撞，让医者多一个角度认识疾病，多一种方法治疗疾病，从而提高疾病治愈率，延长平均寿命，提高生活质量。中医病证结合论治的产生和发展是中医临床医学发展的一个重要模式。每个疾病的发生、发展及转化，皆具有"病"与"证"在疾病不同阶段的相互融合和演变。着眼于贯穿疾病全过程基本矛盾的辨病论治和整体认识指导下的辨证论治的结合，会对疾病病理生理变化有更清晰的认识，由此而进行的治疗也会获得更理想的效果，值得中医临床深入思考和探索，以促进其发展和趋于完善。

二、中医证候学在慢性肾脏病中的应用概述

（一）慢性肾脏病的证候研究

1. 慢性肾小球肾炎的证候研究

慢性肾小球肾炎简称慢性肾炎，是一种常见而难治的慢性肾脏疾患，临床以水肿、蛋白尿、血尿、高血压为特征。本病以中青年最多见，男性发病率高于女性。近年来中医对其临床证候进

行了相当多的不同层次的研究。

（1）辨证分型的研究

中华中医药学会肾病分会提出了关于慢性肾小球肾炎的证候分型的指导思想是"本虚为纲，标实为目""以本为主，标本结合"。

1）本证

①肺肾气虚证：面色少华，面浮肢肿，倦怠乏力，易感冒，自汗，腰膝酸软，手足不温，尿频数清长或夜尿多。舌淡红，苔白，脉弱。

②脾肾气虚证：腰膝酸痛，疲倦乏力，面浮肢肿，纳少或腹胀，少气懒言，尿频或夜尿多，大便溏。舌质淡红、有齿印，苔薄白，脉细。

③气阴两虚证：面色少华或面色晦暗，倦怠乏力，易感冒，腰膝酸软，手足心热，口干咽燥，午后潮热，下肢浮肿。舌红，少苔，脉细数或细涩。

④肝肾阴虚证：头晕耳鸣，腰膝酸软，咽干舌燥，五心烦热，潮热盗汗，失眠多梦，目睛干涩或视物模糊，性功能低下或月经失调。舌红，少苔，脉弦细或细数。

⑤脾肾阳虚证：面色㿠白，形寒肢冷，腰膝酸软，尿少浮肿，甚则出现胸腹水，神疲乏力，腹胀纳差，大便稀溏，性功能低下或月经失调。舌淡胖、有齿印，苔白滑，脉沉细或沉迟无力。

2）标证：具备下列任何3项，即可确定。

①湿热：A. 全身中度以上水肿或胸腹水。B. 皮肤疖肿、疮疡，咽红肿痛、扁桃体肿大。C. 脘闷纳呆，口干不思饮。D. 小便黄赤、灼热或涩痛不利。E. 腰困痛，肉眼血尿或镜下血尿。F. 舌苔黄腻，

脉濡数或滑数。

②血瘀：A. 面色黧黑或晦暗。B. 腰痛固定或刺痛。C. 肌肤甲错或肢体麻木。D. 舌色紫暗或有瘀点、瘀斑，脉细涩。E. 尿纤维蛋白降解产物含量升高。F. 血液流变学检测全血黏度、血浆黏度升高。G. 咽部暗红反复发作。

③湿浊：A. 口干咽燥或肿痛。B. 脘闷纳呆、恶心呕吐。C. 面浮肢肿或身重困倦或精神萎靡。D. 血尿素氮、肌酐升高。E. 小便涩痛、尿浊、尿黄。F. 舌淡或红，苔白腻或黄腻，脉沉滑数或濡数。

（2）证型的客观化研究

1）免疫学指标与中医证型：包括细胞因子与中医证型；免疫球蛋白、补体与中医证型；红细胞免疫与中医证型；淋巴细胞与中医证型；单核吞噬细胞与中医证型；黏附分子与中医证型。这些都不同程度地说明了免疫学指标与慢性肾炎中医证型之间存在一定的相关性。

2）红细胞变形能力与中医证型：郭金瑞等发现肾阴虚证患者红细胞变形指数明显低于正常人及肾阳虚证患者。严惠芳等研究后得出结论，肾阴虚与肾阳虚两组血红细胞变形指数均低于正常人，肾阴虚证与肾阳虚证两组间比较肾阴虚证偏低。

3）纤溶系统与中医证型：邓锦泉认为血浆纤维结合蛋白含量下降与湿热瘀滞密切相关。占永立等发现本证中以肺肾气虚、脾肾阳虚、气阴两虚型，标证中以外感、湿热、血瘀型高凝及纤溶活跃明显。无论是本证还是标证，各型中肾脏局部均有凝血及纤溶等病理改变。

4）尿表皮生长因子与中医证型：徐家云等检测肾小管间质病

变患者尿中的表皮生长因子（EGF）出现了差异，表现为肺肾气虚组＞气阴两虚组＞肝肾阴虚组＞脾肾阳虚组＞正常人组，说明不同的中医证型包含的物质基础也不一样。阮诗玮等认为尿 EGF 可以作为慢性肾炎中医辨证分型的参考指标。

5）病理与中医证型：刘雪玲等对慢性肾炎住院病人的超声图像与不同辨证情况进行研究，结果脾气虚型多见轻微病变，脾肾阳虚型不明显，但与气虚型相比，膜性肾病与硬化性肾炎比例增高。肝肾阴虚型、气阴两虚型均以系膜性肾炎多见。肖相如对中医辨证属于气阴两虚证的慢性肾炎患者的肾活检病理类型进行分析，发现增生性肾炎为多见。

6）T_3、T_4 与中医证型：蓝健姿等测定肾阳虚型和肾阴虚型的慢性肾小球肾炎患者血清总 T_3、T_4 含量，结果肾阳虚组的含量明显低于肾阴虚组，有显著差异，提示血清 T_3、T_4 浓度的变化与中医阴阳本质有一定关系。郭宇英等亦发现脾肾阳虚型患者 T_3、T_4 浓度明显降低；湿郁化热型 T_3、T_4 值与正常值相似或略高于正常值。由此认为 T_3、T_4 可作为慢性肾小球肾炎辨证时客观参考指标之一。

7）血生化与中医证型：金文等认为血浆的测定可能成为中医辨证分型的实验室依据，MMS（中分子量物质）含量增高的程度可作为临床判断患者预后的一项指标。阮诗玮等认为慢性肾炎患者血中 ET（血浆内皮素）、NO（一氧化氮）平衡关系破坏可能与慢性肾炎的发生发展有关，血浆 ET 含量的增加可以作为判断肾阴虚严重程度的一个客观指标，血清含量的变化可以反映出脏腑病损的严重程度。

（3）证候动态变化影响因素的研究

由于中医的证具有时序性、特异性和恒动性的特点，慢性肾炎的病机属于本虚标实，正虚各证之间、邪实各型之间乃至正邪之间均存在着复杂的关系，始终处于动态变化之间。研究证候的动态变化规律是揭示慢性肾炎证治规律的重要内容之一。

1）体质因素：体质是个体生命活动中表现出来的生理特点和本质差异。早在《内经》时期就提出"因形而生病"的理论，后世在此基础上不断加以发展，认为个体的生理特性在许多情况下决定着机体对某些致病因素的易患性及病证发展的倾向性。因此，证的背后或多或少地体现着人体的体质特点。

①易发体质决定了慢性肾炎的发生与证候类型：通过临床观察和文献资料统计，发现慢性肾炎以青少年时期起病者为多，这可能与青少年之际，肾气充盛，阳长最旺有关。一方面是阳气旺盛易于出现阴虚倾向；另一方面乃"所用者易伤"，也易导致阳气虚损。若此时适逢外邪侵犯，则外感、内伤因素"与其身形，两虚相得，乃客其形"（《灵枢·百病始生》)，从而导致肾炎的发生。但由于患者体质有偏阴虚、气虚、阳虚的不同，发病后也呈现出阴虚、气虚、阳虚等不同的证候类型。

②体质差异决定了证候的演变与转归：动态变化的证候，由于条件的不同，其演变趋势亦相应而异。如属于气虚或阳虚体质者，在慢性肾炎的初期一般先伤于气或阳，易患病邪多为水湿和瘀血。在演变过程中，大部分深化为气虚或阳虚为主的气阴两虚或阴阳两虚证。经治疗之后，气阴两虚或阴阳两虚亦易退化为气虚或阳虚，而进入恢复期。若素体阴虚者，易患病邪便是湿热，包括化寒湿为湿热者，在慢性肾炎的初期，有的则见阴虚或阴虚

为主的气阴两虚，进而阴损及阳，以致阴阳俱损。由此可知，体质因素是病证产生的基础，又是影响证候动态变化的主要因素。

2）病邪性质与感邪轻重：慢性肾炎的邪实有外感风寒、风热、疮毒、湿邪、水湿、湿热、湿浊及瘀血等，他们常一种或多种相兼与正虚各证夹杂，在病程的某一阶段亦能上升为矛盾的主要方面，并能相互转化，更易耗伤正气。如感受外邪是本病发病的重要诱因，若反复感邪，六淫之邪客犯，则或伤肺气或伤阴液，或气阴两伤，且六气俱从火化，邪热与内蕴之湿相合为患，湿热胶结，郁阻不解，致使证候错综复杂。再如阳虚一般与寒湿之邪夹杂，但寒湿、湿浊容易转化为湿热，这样，在阳气受损进而加重的同时，阴液亦易被湿热消耗，原来的阳虚证便转为阴虚或深化为阴阳两虚。证候便在如此复杂的状态中动态变化着，病情亦因此而迁延，反复不已。

3）药物因素：在慢性肾炎的治疗过程中，正治、失治、误治皆可影响证候的动态变化。譬如温补太过易化燥伤阴，使证候向阴虚转化；过服滋腻易耗气伤阳，闭门留寇攻伐失度，正气不支，如久用利水剂，则水去而阴伤，攻下太过不仅伤阴，也耗阳气。此外，中西药的联用不够合理，更易导致"药源性证"的产生。

4）情志因素：中医历来强调情志对病情影响的重要性。情志对气机的影响颇为重要，如情志舒畅有利于气血和平，气机调畅，证候易向痊愈。若情志太过或不及，既可成为致病因素，且对证候的发生、演变、转归都有明显的影响，临床上慢性肾炎的患者，由于病程绵长，日久不复，常多思善悲易恐，而"思伤脾""悲伤肺""恐伤肾"，以致脾气结而不运，肺气消而不布，肾精却而不藏，往往影响水液代谢功能。若患者恼怒或抑扬不畅，又使肝气失于条达，尤其是女性患者，每因经事来临，情绪变化而使水肿加重。

5）饮食因素：慢性肾炎的证候受饮食影响颇大，主要体现在以下两个方面。

①咸淡失宜:《素问·至真要大论》说:"咸先入肾，久而增气，物化之常也，气增而久，夭之由也。"其指出五味不可偏嗜过度。慢性肾炎水肿的患者应根据水肿的程度而灵活调节盐的摄入，若过食咸物则伤肾气而使肿势更甚，但戒盐太严，则食不知味，有碍脾气运化，以致四肢倦怠，气短乏力，面色萎黄无华，也不利于消肿。

②饮食质量失控：有些肾炎患者恐过多摄入蛋白不利，因而限制食量，长此以往，导致营养不良，形体日趋消瘦，尿蛋白更因后天脾胃乏源，气虚不固而增多。相反，过食肥甘厚味，欲补丢失的蛋白，则易生湿酿痰并蕴而化热，致病种种。此外，对患者的年龄、性别、既往病史、用药史注意不够，唯遵"有是证便用是方"之旨，则始终被证候的动态变化所左右。其他，如酒色、劳倦、起居、时令、地域等因素均不同程度地影响着证候的动态变化。

2. IgA 肾病的证候研究

IgA 肾病是指肾小球系膜区以 IgA 或 IgA 沉积为主的原发性肾小球疾病，由法国学者 Berger 于 1968 年首次提出。20 世纪 80 年代，随着我国肾穿刺逐渐普遍开展，诊断为 IgA 肾病的患者逐渐增多。近年来，随着医学的发展，尤其是中医学的发展，关于肾病中医证候的研究也有不少业绩。陈香美等对 IgA 肾病的中医证候分布规律及与主要预后指标的关系进行调查，采用多中心流行病学现场调查的方法，收集了 1016 例 IgA 肾病患者的人口学、中医证候学及实验室检查资料，探索 IgA 肾病中医证候的分布规律。结果出现概率在 10% 以上的中医症状包括阴虚、气虚、阳虚、湿热及血瘀症状；其中气阴两虚证最多（41.4%），脾肾阳虚证最少（8.1%）；随着年龄的增长，脾肺气虚证患者比例下降，而脾肾阳虚证患者比例上升；兼证中湿热（31.6%）和血瘀（28.9%）最为常见。脾肺气虚、气阴两虚和肝肾阴虚证患者 24h 尿蛋白定量、血肌酐、尿素氮显著低于脾肾阳虚证（$P < 0.05$）；脾肺气虚、气阴两虚证患者血压水平显著低于肝肾阴虚证和脾肾阳虚证（$P < 0.05$）。由此得出结论：气虚、阴虚是 IgA 肾病的主要临床表现，中医证型与尿蛋白、高血压、肾功能损害等预后指标密切相关。聂莉芳等通过流行病学的研究方法，对 308 例 IgA 肾病的中医证候规律进行了探索性研究，得出 IgA 肾病几类证候，即类气阴两虚证、类肾阳虚、类风热袭肺证、类舌脉证、类大肠湿热证，其中类气阴两虚证所占比例最大。王耀献等对 53 例临床 IgA 肾病病例进行回顾性研究，观察脾肾气虚、肝肾阴虚、气阴两虚三型，以及兼证外感风热、湿热内蕴、瘀血内阻各证型与性别、发病年龄、病程、诱发因素、临床指标的关系。结果显示患者中以气阴两虚型最为多见，诱发因素以外感为主，兼证以湿热内蕴最为多见。脾肾气虚型、肝肾阴虚型、气阴两虚型三种证型比较，脾肾气虚型临床表现最轻，气阴两虚型临床表现最重。结论：肾病病性多属本虚标实，本虚主要是肝肾阴虚和气阴两虚，标实主要是外感、湿热、瘀血等。杨建明对有关 IgA 肾病的 700 余篇中文期刊进行统计总结分列出其中医证候的辨证分型 20 个。急性活动期的证候类型包括热毒扰肾证、下焦湿热证（膀胱湿热证）、肠道湿

热证、心火炽盛证、肺肾风热证（风热扰络证、风热上扰证、热伤血络证）、咽喉证；慢性进展期的证候类型有阴虚内热证（阴虚火旺证）、气虚不摄证、气阴两虚证、气滞水停证、气滞血瘀证、三焦气滞证、气虚夹瘀证、湿热内蕴证（湿热互结证）、肾虚证、肾阴不足证、肾气阴两虚证、肝肾两虚证、脾气虚证（脾虚证）、脾肾两虚证。肾病证候分布及其规律的研究：其临床表现多样化，多数呈隐匿性肾炎表现，亦有呈慢性肾炎综合征、肾炎综合征及急进性肾炎者。孙伟归纳近 10 年来的临床文献后认为 IgA 肾病辨证具有一定的规律性，呈肾病综合征的患者辨证以脾肾气虚为主；表现慢性肾炎者以肝肾阴虚为多；以急性肾炎表现者常见脾肾气虚及湿热；呈隐匿性肾炎者以肝肾阴虚及肺、脾、肾气虚为主；血尿为主伴高血压及肾功能损害者以阴虚及气阴两虚多见。孔薇等对肾病中医辨证规律研究现状进行综合分析，提出其辨证规律中有以病辨证和分期辨证及按临床表现辨证。以病辨证中，张雪梅等将 110 例 IgA 肾病患者分为脾肾气虚、气阴两虚和湿热内蕴型，并认为肾病综合征患者中脾肾气虚型比较常见。朱采凤认为 IgA 肾病可分为气虚、阴虚、气阴两虚三大主证及风热、湿热、瘀阻三大兼夹证。分期辨证中胡仲仪认为肾病可按病变初期和病变持续期两个阶段进行辨证。病变初期感染征象明显，湿热毒邪较甚而病变持续期患者常见蛋白尿及镜下血尿，以脾肾气阴两虚，湿热瘀血为常见。刘宏伟将 IgA 肾病急性发作期分为热毒扰肾型、下焦湿热型，慢性进展期则分为阴虚内热型、气阴两虚型、气虚不摄型、气滞水停型、瘀血内阻型。谢天忠等则提出 IgA 肾病可分为 4 期，初期病在肺肾；稳定期在脾肾；后期多为病程、病情日久，病在肝肾；复发期辨证常与初期相似。按临床表现辨证：由于血尿和蛋白尿是肾病的常见临床征象，故时振声将该病分为以血尿为主和以蛋白尿为主两类进行辨证。以血尿为主者分为热伤血络、肾阴不足、脾气虚弱、瘀血内阻型；以蛋白尿为主者，分为脾气虚损、脾肾气虚、气阴两虚、三焦气滞、瘀血内阻、湿热内蕴型。刘宝厚根据肾病血尿发作的缓急而分为湿热伤络、阴虚内热、气阴两虚及脾肾气虚型。湿热伤络型主要为实证，见于外感风热，湿热内蕴，肝郁化火，以及膀胱湿热引起的急性发作，临床以肉眼血尿为主，根据病变所在部位不同又可分为上焦湿热、中焦湿热、下焦湿热、阴虚内热、气阴两虚及脾肾气虚型，常见于慢性持续阶段，以镜下血尿为主。聂莉芳将血尿辨为2期8证，认为急性发作期以肺胃风热、毒邪蕴盛证最常见，另可见心火炽盛、肠胃湿热及膀胱湿热证；慢性迁延期以脾肾气阴两虚证最多，另外还可见到肝肾阴虚、脾肾气虚及脾肾阳虚证。中医辨证规律文献研究分析具有以下特点：

（1）以脏腑和阴阳辨证为主，以肝肾阴虚、气阴两虚及肺脾肾气虚为主要证候类型，阳虚证少见。

（2）中医证候类型与临床分类的关系，肾病综合征类型者，以脾肾气虚为主；慢性肾炎类型者，以肝肾阴虚为多；急性肾炎类型者，常见湿热及肺脾肾气虚证；湿热证占首位；隐匿性肾炎表现为主要类型者，以肝肾阴虚及肺脾肾气虚为主。

（3）中医证候类型与肾穿刺病理改变分析的关系。在肾病肾穿刺病理分期各阶段，阴虚及气阴两虚证比例均较高。可见虽然中医药治疗肾病有很大的特色和优势，其证候辨证分型仍然繁多，也就是由于中医对 IgA 肾病的证候分类法并未统一，缺乏统一的辨证标准，辨证也未引入量化标准，加以对肾病肾功能损害及预后最为重要的肾小球局灶节段硬化、间质纤维化及小管萎缩未按发生程度予以分级处理及对照，因此上述分布规律还需要进一步研究和探讨。IgA 肾病辨证论治忽视了循证医学所提出的证据的资料必须以可供使用、可获得、可被接受、可应用和可被审评性为先决条件，所以从文献资料提示，目前 IgA 肾病的中医证候研究仍处于低水平状态，极大地阻碍了中医治疗水平的提高，主要表现在证候类型过于繁复，缺乏统一的可以量化的标准，对各个不同证候的发展、演变及其对预后的影响，没有长期追踪观察等。

3. 慢性肾衰竭的证候研究

慢性肾衰竭是指由各种原因引起的肾单位的严重毁损，以致体内代谢产物潴留、水电解质及酸碱平衡失调、内分泌功能紊乱的一种综合征。目前西医尚无特效疗法，而中医药在防治慢性肾衰竭方面的优势在于辨证论治。证候机制研究对于全面认识疾病的本质，提高防治效果具有重要意义，一直是相关研究的重点与难点。现将近年来慢性肾衰竭中医证候研究的进展综述如下：

（1）慢性肾衰竭证候理论研究

根据其临床表现，慢性肾衰竭当属于虚劳、水肿、关格、癃闭、肾劳、溺毒等病证范畴。近年来，不少医家对慢性肾衰竭的病机和证候分型进行了新的补充，进一步发展了慢性肾衰竭的证候学理论。邓扬等认为，慢性肾衰竭的病机演变与肺脾肾功能失调、三焦气化失司有关，而脾肾不足是其病机之关键，脾肾两虚贯穿始终。关晓清等认为本病主因与脾肾虚损有关，诱因则责之外邪与过劳，基本病机为本虚标实，正虚包括气、血、阴、阳的虚损，实邪有湿浊。卫培峰等认为，慢性肾衰竭的中医发病机制总属正虚邪实，其邪实指湿浊毒邪内盛，纵犯三焦，横逆脏腑，其正虚则指阴、阳、气、血的虚损。焦钦安等认为，本病的主要病理因素可概括为湿、热、虚、瘀、毒、逆，以气血阴阳亏虚为本，湿热瘀毒逆为标，本虚标实是其病机特点。薛清等认为，慢性肾衰竭病机虚实夹杂、阴阳交损，正虚邪实贯穿于本病的始终。正虚包括气血阴阳及五脏六腑的虚损，邪实则有外感、湿热、风动、浊毒等数种变化。刘毅认为，本病由于各种原因导致脾肾受损，二便失司，三焦气化严重障碍，分清泌浊功能减退，秽浊溺污不得外泄，蓄积体内，蕴积于血，是发病之主因。而脾肾虚弱是发病之关键，正虚邪实贯穿于慢性肾衰竭的始终，虚、瘀、浊、毒相互间夹，弥漫三焦。余晓琪等认为，慢性肾衰竭正虚证型演变大致循脾肾气虚（气阴两虚）→脾肾阳虚→阴阳两虚的基本模式进行。慢性肾小球肾炎进展至4期，虚证证型分布体现两面性，即脾肾气虚型或气阴两虚型。

（2）慢性肾衰竭的证候分布规律研究

有关调查从不同侧面反映了慢性肾衰竭证候相应的分布规律。聂峰等对全国六家医院收治的慢性肾衰竭病例进行随机抽样，收集中医临床证候及体征的描述性资料，结果显示，本病初起多因素体亏虚、感受外邪或饮食、情志失调等，致脾肾阳气或肝肾阴血的亏损，正虚水液代谢失调又导致痰饮、湿浊等邪实的产生，致气机逆乱、络脉阻滞，生热生瘀或有风动。其过程是因虚致实，继之又因实加重损害，呈虚实夹杂的局面，邪实中最常出现的痰饮及湿浊、湿热，正是脾肾亏虚之后水液代谢障碍的产物。聂莉芳等对200例病例调查分析，证实慢性肾衰竭的病机为本虚标实，虚实夹杂，正虚为本，邪实为标。正虚以气阴两虚为主，阴阳两虚、脾肾气虚其次。单纯脾肾阳虚、肝肾阴虚少见。病位在脾、肾、肝三脏。夹邪主要为湿热，其次为风燥、风动、水气、瘀血、湿浊，一个病例可同时兼夹数邪。孙升云等对岭南湿热气候下 210 例慢性肾衰竭患者的中医证候学进行了前瞻性临床调查，发现代偿期以脾肾气虚型和肝肾阴虚型为主，失代偿期以脾肾气虚型和气阴两虚型为主；慢性肾衰竭期和尿毒症期则以脾肾阳虚型、气阴两虚型和阴阳两虚型占主要地位；脾肾阳虚型在代偿期和失代偿期中较少见。

（3）慢性肾衰竭的辨证分型研究

当代医家在临床实践中总结了许多治疗的有效方药，取得了较好的疗效，但不同医家的辨证分型不尽相同。尹振祥等将慢性肾衰竭分为 4 型，临床观察到慢性肾衰竭中医各型与西医肾功能分期关系密切，气阴两虚型、肝肾阴虚型病属慢性肾衰竭的代偿期和氮质血症期；脾肾阳虚型病属慢性肾衰竭氮质血症期；阴阳两虚型大多属尿毒症期。王济生将慢性肾衰竭分为 5 型（脾肾亏虚、湿浊水毒瘀血潴留，脾肾气阴两虚、湿热浊毒内蕴，脾肾阳虚、水瘀互结，湿热中阻，浊邪犯胃）证型论治。林威远等将慢性肾衰竭分为脾肾气虚型、肝肾阴虚型、脾肾阳虚型、气阴两虚型、阴阳两虚型 5 型，各型分别选用不同的方剂进行治疗。李慧认为慢性肾衰竭基本证型主要为肾气虚证、肾肝阴虚证、肾脾阳虚证、瘀血证、湿浊毒证。王丽萍等将慢性肾衰竭分为本虚、标实 2 类，本虚辨证分为脾肾气虚、脾肾阳虚、肝肾阴虚、阴阳两虚、气阴两虚型，标实辨证分为水湿、湿浊、湿热、瘀血、风燥型。屠立茵等将本病分为 3 期：病变初期，脾肾气阳虚、脾肾气阴虚、肝肾阴虚、气血阴阳俱虚；病变中期，夹湿浊、夹水湿、夹湿热、夹瘀血；病变后期，脾肾更亏，而湿浊、瘀血阻塞更为严重，溺毒可引起多脏器受损。

（4）慢性肾衰竭证候的微观研究

研究显示，多数患者存在血液流变学的异常改变，提示与血瘀证的关系较为密切。王缨等研究发现，患者多存在血液流变学异常。其中全血高切黏度、血细胞比容明显降低；全血低切黏度、血浆黏度、红细胞聚集指数、血凝指标（纤维蛋白原、体外血栓长度、体外血栓干重）均明显增高。饶翠莲通过实验发现，血浆黏度、D-二聚体在慢性肾衰竭中明显升高，不但随肾功能损害程度加重而升高更明显，而且血浆黏度、D-二聚体两者间存在高度正相关，不排除两者间互为因果联系。何峥等对脾肾气虚湿浊型的慢性肾衰竭患者采用扶正降浊、活血化瘀的中药治疗，可以改善肾脏血流动力学，进一步改善肾功能；通过彩色多普勒超声观察中药治疗后患者的肾血流动力学变化，可为中医药防治本病提供依据。周富明等的研究结果提示，慢性肾衰竭的彩色多普勒能量图（CDPI）结果与中医辨证分型存在一定的相关关系，在中医辨证分型上以正虚为主者多为Ⅰ型或Ⅱ型，而以邪实为主者多为Ⅲ型或Ⅳ型。慢性肾衰竭从代偿期至衰竭期，肾脏 CDPI 血流信号逐渐减少，这一点很大程度上符合在中医辨证分型上早期以正虚为主、后期以邪实为主的思想。

研究显示，慢性肾衰竭与细胞因子关系密切。在病变过程中，白细胞介素 -6（IL-6）、白细胞介素 -10（IL-10）、肿瘤坏死因子 α（TNF-α）、内皮素（ET）、血清一氧化氮（NO）、血清瘦素（Leptin）是重要的细胞因子。赖真等观察表明，慢性肾衰竭患者各证型中 IL-6、TNF-α 值均高于正常组，其中阴阳两虚型与正常组对比有显著性差异。慢性肾衰竭患者脾肾气（阳）虚型与阴阳两虚型的 IL-10 水平明显增高，表明慢性肾衰竭患者细胞因子分泌增加，特别是抗炎性因子 IL-10 活跃，提示可能对于慢性肾衰竭尿毒症患者肾功能的改善有积极意义。

4. 糖尿病肾病的证候研究

糖尿病肾病（Diabetic Kidney Disease，DKD），又称糖尿病肾小球硬化症，是糖尿病过程中严重的慢性微血管并发症之一，也是其最重要的远期并发症和主要死因之一。按其发病机制、临床表现及其病理变化和预后相当于中医学的"消渴""水肿""癃闭""虚劳""肾劳""关格""溺毒""肾痿"等病证范畴。现代医学尚无有效的治疗方法能够防止其发生和恶化。中医药在防治糖尿病肾病的发生和发展、延缓肾功能的进行性恶化方面具有一定的优势，辨证论治是中医临证精华，中医证候是联系理论和实践的重要环节。现将试从宏观辨证及微观辨证两方面进行分析并对近十年来有关证候研究文献进行综述。

（1）DKD 的宏观辨证研究

1）DKD 的中医辨证分型：DKD 目前尚无统一的辨证分型标准，有以脏腑、气血、阴阳分型的，有以虚证、实证分型的，临床各家各执己见。比较一致的观点认为病机早期为阴虚燥热，中期因燥热耗气、日久气阴两虚，晚期阴损及阳而发展为肾阳亏虚及阴阳两虚等四个基本证型。大多数学者均围绕这些基本证型，进一步增减或细化，如程益春认为 DKD 病证属本虚标实，脾肾亏虚为本，水肿瘀血为标，故将之分为脾肾亏虚、脾阳虚衰、肝肾阴虚，瘀血内阻、肾阳衰微、命门火衰，并认为瘀血是导致其发生的一个重要原因，且贯穿于 DKD 的始终。黄春林将 DKD 归纳为气阴两虚证、阴虚阳亢证、肾虚血瘀证、脾肾两虚证、阳虚水泛证、肾虚关格证 6 种证型。

2）中西医结合分期分型辨证：有学者把 DKD 理论与临床实际结合，提出 DKD 分型应结合西医分期，使每一证型与糖尿病肾脏改变的各期相对应。成玉斌等对 13 篇文献的中医证型进行分析，发现脏腑分型中以肾虚为主，其次是肝虚证和脾虚证，脏腑复合虚证以肝肾两虚、脾肾两虚居多，并且 DKD 分型具有以肾虚为中心，相关脏腑阴阳气血复合虚损的特点。杨霓芝等认为 DKD 的 I 期及 II 期以阴虚燥热为主，微量蛋白尿期以气阴两虚为主，临床期以脾肾气（阳）虚为主，终末期则以阳虚湿浊痰瘀为主要表现。詹锐文认为肝肾阴虚、气阴两虚、脾肾气虚多在早期，脾肾阳虚、阴阳两虚型多在临床期，而阳衰瘀阻、痰湿浊毒上逆多见于终末期。刘启廷认为 DKD 早期多属肝肾气阴两虚，湿瘀内阻，临床期则阴损及阳，脾肾阳虚，水湿泛滥，浊毒内停，变证峰起，气血阴阳俱虚。戴京璋等依肾功能将该病分为三期：早期（肾功能正常或代偿期）主证为肝肾气阴两虚证，脾肾气阳虚证，阴阳气虚证；中期（肾功能不全失代偿期及慢性肾衰竭期）主证为气血阴虚，浊毒内停证和气血阴阳俱虚，浊毒内停证；晚期（尿毒症期）证候同中期，只是程度更重，病情更险恶。任爱华等认为三焦心脾肾阳气不足，决渎无能是 DKD 的基本病机。国内一些学者认为 DKD 的治疗应从基本病机入手，所以不采用分型方法。如林兰认为，糖尿病肾病气阴两虚是基本病机，治疗上以益气养阴为主，但由于常间夹瘀血、水浊、痰浊等病邪，临床又必须视标本缓急，灵活掌握。李涛认为阴虚燥热是 DKD 的基本病机，脾肾两虚是病机关键，"湿""瘀"是贯穿始终的病理环节，气血俱虚、浊毒内停是最终病理变化。南征强调毒损肾络，认为毒邪贯穿于 DKD 的始终，其致病具有虚、郁、痰、瘀等特点，故创立益肾通络解毒法作为根本治法，具体治疗上则以益气养阴，温肾健脾，活血化瘀，解毒，降糖立法。

（2）DKD 的微观辨证研究

1）中医证型与血小板活性及纤溶系统的关系研究：唐红等观察了 DKD 患者中医证型与血浆血栓素 B_2（TXB_2）和 6- 酮 - 前列腺素 FI α 的关系，发现气虚血瘀型患者血浆明显升高，6- 酮 - 前列腺素 FI α 明显降低，提示 6- 酮 - 前列腺素 FI α 降低可能与气虚有关，TXB_2 升高可能与血瘀有关。随后的研究还表明，血小板及纤溶活性改变是气虚血瘀证的重要分子学基础，可作为辨证分型的量化指标。此外，张奕民等用彩色多普勒检测发现 DKD 的肾动脉血流灌注范围在中医气（阴）证、阴阳两虚证、正虚邪实证等各组间逐渐减少，表明肾动脉血流灌注状态与中医临床辨证分型存在一定的关联性。

2）中医证型与肾损害指标的关系研究：张迎华等观察发现 DKD 气阴两虚组与阴虚组比较，肾脏尿微量白蛋白、尿 N- 乙酰 - β -D- 氨基葡萄糖苷酶（NAG）、尿 $α_1$ 微球蛋白的升高有统计学差异，与中医证型发展变化从阴虚到气阴两虚的病理进程相一致。赵晓山等探讨肾虚 DKD 型患者尿蛋白排泄（24hUAE）变化规律，发现 DKD 患者以肾虚为主，非肾虚组 DKD 患者尿蛋白排泄最低，其他肾气虚组、肾阳虚组、肾阴虚组则依次增加。何成诗观察部分免疫指标血、尿 $β_2$-MG，尿微量白蛋白（ALB）和尿 IgG 的关系，结果表明，脾肾阳虚、湿浊内阻型上述指标改变较气阴两虚、瘀血内阻型明显。

另外，有关细胞因子、基因的研究也引入了微观辨证中。林哲章等研究发现 DKD 阴虚内热组尿表皮生长因子（EGF）含量明显高于正常组，气阴两虚组尿 EGF 明显低于正常组。尿 EGF 在 DKD 中由增高继而转向降低的趋势与 DKD 中医证型从邪盛阴亏到气阴两伤或阴阳两虚的演变发展过程相吻合，提示可以作为由实转虚、由阴虚转阳虚的客观依据。成玉斌等探讨了 DKD 肾虚证患者与血管紧张素转化酶（ACE）基因多态性的相互关系，采用补肾为主进行治疗，并从疗效上推测肾虚证与 ACE 基因多态性及其基因表达有关。

（二）慢性肾脏病的辨证论治

1. 慢性肾小球肾炎论治

慢性肾脏疾病大多病史绵长，迁延不愈，久之本虚标实之证夹杂，加之应用激素、免疫抑制剂、利尿剂等药物，伤阴耗气，助湿生痰、生热，使得患者的病机更加复杂。王钢教授认为，一个患者病机的构成主要有 3 个方面，慢性肾脏病基本发病机制、患者体质、用药对证候的影响，它随着病程的进展不断变化。慢性肾炎患者，肺肾气虚证容易外感，并发咽喉炎、肺炎等，平时以补益肺肾为主，感染后增加了风热、痰热、湿热等标实证候，急性期治疗主要从清肺解毒，疏风散热，化痰利咽入手，兼以清利湿热，感染控制后恢复期则转为益气固表与清利湿热相结合。朱良春教授认为，慢性肾炎的致病因素，以脾肾两虚为内因，风寒湿热为其发病的诱因，而脏腑、气血、三焦气化功能失调乃是构成本病发生的病理基础，治当标本兼顾，因其肾虚为本，湿热为标，治宜益肾清利。朱氏抓住标本关系，每取益肾合清利之法并进，在补益脾肾之剂中加入清利湿热之品。对于慢性肾炎出现的长期蛋白尿，朱氏认为肾精不固，邪毒久羁，应通补开阖为法。

肾主封藏，五脏六腑之精气皆藏于肾，肾气足则精气内守，肾气虚则固摄失常而精气外泄。精气又包括先天之精与后天之精，后者源于脾脏，故肾气充沛又赖于后天之脾，若脾气虚弱，使肾失后天水谷精微充养，则肾气不足，精关不固而精微外泄，产生蛋白尿。而对于临床上病情反复发作者，除肾虚精关不固证候外，仍可见湿热邪毒久羁不去之证候。朱氏认为，对此类患者单补不泻则愈补愈涩，正不得安，单泻不补，则愈泻愈虚，正气不固，邪毒逗留，故拟方固摄清利并用，使补中寓泻，泻中寓补，而成通补开阖之剂。朱氏常用益智仁、金樱子、南芡实、乌梅炭、五味子配合六月雪、玉米须、泽泻、茯苓、车前子等清利之品。对于慢性肾炎水肿为主要表现者，朱氏谨守《金匮要略》"血不利则为水"，认为久病多虚，气虚血滞，治宜益气化瘀，故自拟"益气化瘀补肾汤"，处方生黄芪、丹参、地龙、全当归、川芎、红花、川续断、怀牛膝、淫羊藿、石韦、益母草等。

2. IgA 肾病论治

吕仁和教授在近 40 年临床实践中对 IgA 肾病的治疗积累了丰富的经验，由于本病比较复杂，所以治疗常用 6 种方法即"六对论治"。这 6 种方法便于医生将西医的病与中医的证较好地结合起来，发挥各自的优势，具体方法介绍如下。

（1）IgA 肾病分期辨证论治

IgA 肾病早期仅表现为尿隐血异常，中晚期肾小球滤过率下降，可出现水肿、高血压，逐渐发展成慢性肾衰竭。吕教授采用"对病分期辨证论治"方法进行治疗，能够从总体上把握疾病的发生、发展与转归。分期一般多以现代理化指标为依据，用以明确疾病的阶段性辨证，则采用中医传统的四诊合参进行辨证分型，选方用药。

1）肾功能正常期：Ccr（内生肌酐清除率）> 80mL/min，Scr（血肌酐）≤ 132μmol/L；血常规：男性为 HGB > 110g/L、RBC > $3.5×10^{12}$/L，女性为 HGB > 120g/L、RBC > $4×10^{12}$/L。按临床表现进行辨证治疗。风寒化热，侵袭肺卫：症见咽干、咽痛、鼻塞、咳嗽、发热恶寒或易于感冒等，拟疏风散寒、清热解毒宣肺，常用荆芥、防风、炒栀子、蝉衣、金银花、连翘、黄芩、猪苓。胃肠湿热，气机不利：症见身倦乏力、易于疲劳、腹胀便溏或口舌生疮、口黏口苦等，拟清热利湿，常用白蔻仁、炒薏苡仁、砂仁、茵陈、车前子、炒苍术、黄柏、牛膝、升麻、牡丹皮、栀子、黄连、木香。肝郁化火：症见胸胁胀闷，口苦易怒或心情抑郁等，拟疏肝清热，常用柴胡、赤芍、白芍、枳壳、枳实、牡丹皮、炒栀子。气阴两虚：症见腰酸腿软、神疲乏力、足跟痛、劳累则病情加重、目涩等，拟益气养阴，常用黄精、太子参、芡实、金樱子、墨旱莲、女贞子等。

2）肾功能异常期：一般有 10%～20% 的 IgA 肾病患者 10 年内发展为慢性肾衰竭。Ccr < 80mL/min，Scr ≤ 132μmol/L；血常规：男性为 HGB < 120g/L、RBC < $4×10^{12}$/L，女性为 HGB < 110g/L、RBC < $3.5×10^{12}$/L。此期包括肾功能代偿及失代偿期、慢性肾衰竭期和尿毒症期。吕老临床分为三型十候论治（以虚定型，以实为候）。三种证型：①气血阴虚型：拟益气养血、滋补肝肾，常用黄精、生地黄、女贞子、丹参、白芍、牛膝、陈皮、熟大黄。②气血阳虚型：拟益气养血、补肾助阳，常用生黄芪、当归、枸杞子、桂枝、丹参、陈皮、淫羊藿、熟大黄。③气血阴阳俱虚型：拟益气养血、调补阴阳，常用生黄芪、黄精、当归、太

子参、丹参、茯苓、陈皮、半夏、牛膝、熟大黄。十种证候：①肝郁气滞：拟疏肝解郁，常用柴胡、白芍、枳壳、香橼、佛手等。②血脉瘀阻：拟活血通脉，常用丹参、赤芍、川芎等。③湿热阻滞：拟清利湿热，常用茯苓、猪苓、泽泻、茵陈等。④痰湿不化：拟化痰利湿，常用陈皮、半夏、茯苓、竹茹等。⑤外感热毒：拟清热解毒，常用金银花、连翘、黄芩等。⑥胃肠结滞：拟通腑泄浊，常用大黄、枳实、厚朴等。⑦浊毒伤血：拟凉血、解毒、止血，常用水牛角、生地黄、牡丹皮、三七、白芍等。⑧水凌心肺：拟补气养心、泻肺利水，常用太子参、五味子、葶苈子、桑白皮、大枣等。⑨肝风内动：拟柔肝息风，常用天麻、钩藤、白芍、羚羊角粉等。⑩毒入心包：拟清开醒神，常用远志、石菖蒲等。

（2）IgA 肾病辨证论治

IgA 肾病血尿辨证如下。风热伤肺，继伤肾络，治宜疏风清热、凉血止血，常用桑叶、蝉衣、金银花、连翘、黄芩、小蓟、牡丹皮、赤芍、白茅根等。风寒化热，伤及肾络，治宜疏风散寒、清热止血，常用荆芥、防风、蝉衣、马勃、前胡、猪苓、三七粉等。热毒内盛，灼伤肾络，治宜清热解毒、凉血止血，常用金银花、连翘、黄芩、黄柏、牡丹皮、熟大黄等。心火移肾，脉络受损，治宜滋阴养心、清热泻火，常用生地黄、赤芍、丹参、麦冬、通草、黄连、竹叶、车前草、白茅根、小蓟等。气滞血瘀，脉络受损，治宜行滞化瘀、养血止血，常用牛膝、赤芍、当归、生地黄、枳壳、柴胡、甘草、川芎、香附等。湿热内蕴，下注伤肾，治宜清热利湿、化瘀止血，常用石韦、瞿麦、萹蓄、金钱草、海金沙、鸡内金、车前草、大黄、白芍、甘草等。脾不统血，气虚失摄，治宜补气摄血、养血止血，常用黄芪、太子参、当归、熟地黄、砂仁、血余炭、柴胡、陈皮、三七粉等。肾气不固，血渗脉外，治宜补肾固摄、益气止血，常用黄精、芡实、金樱子、党参、墨旱莲、生地黄炭、三七粉等。阴虚火旺，灼伤肾络，治宜滋阴降火、凉血止血，常用生地黄、玄参、麦冬、牡丹皮、炒栀子等。

IgA 肾病肾功能正常期，吕老认为其病因病机为风毒之邪侵袭肺卫，日久不解，下传膀胱，损伤肾络，迫血妄行或肾失封藏，出现血尿或蛋白尿。"风为百病之长""风性善行数变"，风邪易夹寒夹热，"风为阳邪，易从热化"，故治风为首要。吕老治疗肾病基本方药为荆芥炭、防风、炒栀子、蝉衣、金银花、连翘、黄芩、猪苓、茜草、紫草、仙鹤草、三七粉等。本方体现了治风法：疏风、祛风、灭风、搜风。方中荆芥、防风疏散风邪；炒栀子清利三焦之热，以防风邪热化，并使风邪无藏身之处，即"祛风"之法；蝉衣为虫类药，具有搜风利咽之功，现代药理研究认为，其具有抗过敏及免疫抑制作用；金银花、连翘清热解毒；黄芩入肺经以加强清肺热之功；猪苓具有增强免疫功能作用；茜草、紫草、仙鹤草具有凉血、养血、止血之功。"治风先治血，血行风自灭"，此三味药既可减轻血尿症状，又可谓"灭风"之法，"凡离经之血皆有瘀"，故在止血同时不忘活血化瘀。"瘀去血自止"，为用三七粉之意。此方组方严谨，在治疗 IgA 肾病时随证化裁，效果较佳。另外，在治疗的同时应注意饮食调节，避免劳累过度。IgA 肾病肾功能异常期，常在基本方中加西洋参、冬虫夏草、西红花，另煎兑服。现代药理研究认为，西洋参具有增加机体抗病能力，改善肾性贫血的作用；冬虫夏草具有保护肾功能，防止肾小球硬化的作用；西红花可增加肾血流量，改善肾脏的高凝状态。

对不易解决的复杂症状或尚无有效对症治疗所采用的治疗方法：IgA 肾病患者常以腰痛为主诉就诊，可采用吕老经验方脊瓜汤为基本方，方用狗脊、川断、牛膝、木瓜等，功效为通经活血、壮腰强骨。辨证分型：①阴血亏虚选加四物汤、六味地黄汤。②肾阴阳两虚选加八味地黄丸。③脾肾阳虚选加济生肾气丸丸。④肝肾阴虚选加杞菊地黄丸。

3. 慢性肾衰竭论治

叶任高教授认为，慢性肾衰竭辨证以正虚为纲，邪实为目，其正虚为脏腑气血虚弱，尤以脾肾虚衰为主，其邪实指湿浊邪毒滞阻。病变初期正虚为多，邪浊不很严重；病变中期正虚渐甚，但邪浊渐重；病变后期脾肾更亏，而湿浊、瘀血阻塞更为突出。在整个病变过程中，掌握好正虚和邪实表现的轻重是其辨证要点。临床上辨证分为脾肾气阳两虚证、脾肾气阴两虚证、湿热中阻，浊邪犯胃证、脾阳虚弱，浊邪内蕴证、脾肾虚弱，水瘀互结证，分别以健脾温肾、益气养阴补肾、清热化湿，和胃止呕、温补脾阳，攻下浊邪、健脾补肾，温阳利水，通络散瘀为主辨证施治。

吕仁和教授认为，气血阴阳俱虚、经脉不活、浊毒内留是慢性肾衰竭的病机关键，倡分期辨证论治。吕氏认为慢性肾衰竭是肾病日久，肾元受损，气血阴阳俱虚，湿热浊毒瘀血互结，气机升降失序，三焦气化失司，水液代谢产物壅滞，不能正常排泄的病证。进入失代偿期，即可见呕恶、吐逆、溲便不利等症状，即为关格。因此吕氏认为，中医诊治应首先明确分期，详审标本虚实，辨证论治。基于本虚定证型、标实定候的精神，分为三型十证候来进行辨证治疗。治疗在重视培补肾元的基础上，应注意患者普遍存在的浊毒内蓄、耗伤气血、阻遏气机病机，以益气养血、补脾益肾、和胃降浊为基本治法。处理好治本与治标的关系。

4. 糖尿病肾病论

在分型论治方面，不同的研究者有不同的治法。

冯健春等整理时振声教授经验，将糖尿病肾病辨证分为4型。

1）气阴两虚型：以参芪地黄汤加减，药物组成为太子参、黄芪、生地黄、山药、山茱萸、茯苓、牡丹皮。

2）脾肾气虚型：以水陆二仙丹合芡实合剂加减，药物组成为金樱子、芡实、白术、茯苓、菟丝子、黄精、百合、山药、枇杷叶。

3）肝肾阴虚型：以归芍地黄汤加减，药物组成为女贞子、墨旱莲、当归、赤芍药、生地黄、泽泻、茯苓、生山药、牡丹皮、山茱萸、地骨皮。

4）阴阳两虚型：以桂附地黄汤、济生肾气汤、大补元煎加减，药物组成为党参、熟地黄、山茱萸、山药、杜仲、当归、枸杞子、仙茅、淫羊藿、炙甘草。夹瘀血加丹参、鸡血藤、泽兰、桃仁、红花、川芎，夹水湿加牛膝、车前子、赤小豆、冬瓜皮、防己等，夹湿热加黄连竹茹汤或黄连温胆汤。

邓经林将糖尿病肾病分两型论治。

1）水肿型：脾肾阳虚证，治宜健脾温肾，利水消肿，佐以和胃降逆，方用实脾饮加减。心肾阳虚证，治宜温肾强心，化气行水，佐以镇静安神，方用苓桂术甘汤加减。

2）无水肿型：阴虚阳亢证，治宜滋阴潜阳，镇静安神，方用知柏地黄汤加减。脾虚胃逆证，治宜益气健脾，和胃降逆，方用四君子汤合二陈汤加减。

吕仁和及戴京璋针对中晚期立方选药，将糖尿病肾病分五型。

1）气血阴虚（肝肾气血阴虚），浊毒内停：治法为滋阴降浊，益气养血，药用太子参、猪苓、白术、炙甘草、当归、川芎、白芍药、生地黄、牛膝、熟大黄、元明粉、生大黄。

2）气血阳虚（肺肾气血阳虚），浊毒内停：治法为益气养血，助阳降浊，药用生黄芪、当归、红参、猪苓、苍术、生甘草、川芎、熟地黄、砂仁、赤芍、白芍、附片、熟大黄。

3）肝脾肾气血阴阳俱虚，浊毒内停：治法为调补气血阴阳，降浊利水，方用黄芪、当归、白芍、熟地黄、红参、苍术、黄连、黄柏、猪苓、牛膝、山栀子。

4）肺肾气血阴阳俱虚，浊毒内停：治法为补气血阴阳，清肺益肾降浊，方用清肺益肾降浊汤。

5）心肾气血阴阳俱虚，浊毒内停：治法为益气养心，活血降浊，方用养心益肾降浊汤。

倪氏介绍林兰教授将此病分为肺胃气阴两虚型、心脾气阴两虚型、脾肾气阴两虚型、肝肾阴虚型、脾阳不振型、水湿潴留型、肾阳虚亏型、水湿泛滥型、阳虚水泛型、浊毒上逆型、肝肾阳竭虚风内动型，分别以补肺汤、益胃汤加减、人参归脾汤加减、六君子汤合六味地黄汤加减、杞菊地黄汤加减、实脾饮加减、苓桂术甘汤合真武汤加减、大黄附子汤加味、羚角钩藤汤加减等进行治疗。

李大钧等认为，糖尿病肾病要立足于早诊断，早治疗，治当扶正祛邪，重在顾护脾肾，辅以活血利水。气阴两虚证，治宜益气养阴、滋补肝肾，方用生脉散合六味地黄汤加减；脾肾气虚证，治宜健脾补肾、益气行水，方用参苓白术散合金匮肾气丸加减；脾肾阳虚证，治宜温补脾肾、利水消肿，方用济生肾气丸合实脾饮加减；浊阴上逆证，治宜温阳利水、化浊降逆，方用大黄附子汤加减，药用大黄、附子、党参、白术、荷叶、佩兰、薏苡仁、砂仁、鸡内金、车前子等。

程益春将 DKD 分期并予辨证分型。

1）初期：①脾肾两虚：治宜健脾益气、补肾固涩，自拟糖肾康加减（生黄芪、白术、人参、肉桂、芡实、金樱子、补骨脂、山药、益母草、水蛭等）。②肝肾阴虚：治宜滋养肝肾、清火安神，以六味地黄汤加减。

2）中期：①脾肾阳虚：治宜温补脾肾、利水泄浊，方选真武汤加减。②脾肾阳虚、血络瘀阻：治宜益气通腑活血，方选自拟益气通腑活血汤（人参、黄芪、益智仁、大黄、肉桂、水蛭、益母草、牡蛎等）。

3）晚期：多为阴阳两虚型，治宜阴阳双补，根据病情方选济生肾气丸、苓桂术甘汤或大黄附子汤。

高阳等将本病分 3 型，并与糖尿病肾病分期相结合进行治疗。糖尿病肾病早期多属于肝肾气阴两虚、湿瘀内阻型，治宜滋补肝肾、益气活血，方用芪蛭二黄汤加减；糖尿病肾病中期多见脾肾阳虚、气血双亏型，治宜温肾健脾、益气活血，方用参芪附黄汤加减；糖尿病肾病晚期多见于糖尿病肾病尿毒症期，属阳虚水泛、浊阴上逆、气血阴阳俱虚型，治宜温阳利水、调补气血，方用济生肾气丸加减。

王改勤等将 DKD 分为 4 型：

1）肝肾阴虚型：滋养肝肾，知柏地黄汤加减，若尿频尿急加赤小豆、白茅根、淡竹叶，头晕甚加菊花、钩藤、决明子。

2）气阴两虚型：益气养阴，生脉散加减，口渴加天花粉，多尿加木瓜，腰酸加杜仲、牛膝，内热加知母、生石膏。

3）湿热内蕴型：清热利湿，八正散加减，感染重加金银花、黄柏、蒲公英，尿少加泽泻、石韦、车前草。

4）阳虚血瘀型：补肾温阳，化瘀通络，金匮肾气丸加减，水肿甚者加大腹皮、车前子。

综上，慢性肾脏病病情复杂，肾元不足是发病的根本，正愈虚则邪愈盛，临证应抓住疾病的根本，顾护肾气，维护肾元，并将之贯穿治疗的始终。就慢性肾脏病的中医证候研究而言，无论从基础到临床，从辨证分型、证候诊断标准，证候分布及辨证论治等的宏观研究，还是中医证型与生化指标关系、证候与基因等的微观研究，均已经取得一定成就，而且许多研究为我们中医临床治疗慢性肾脏病提供了必要的依据。但其不足之处在于，首先，很多疾病尚未建立统一的公认的证候诊断标准；其次，关于证候的分型、影响因素、演变规律的研究缺乏多中心、大样本的前瞻性研究，影响了研究结果的可信度；再次，有些宏观证候研究的诊法不客观、不规范，微观证候研究的指标无特异性，虽然在慢性肾脏病证候研究方面做了大量工作，但得到广泛认可的研究成果仍然甚少，无严格的循证医学证据。因此，今后慢性肾脏病的中医证候研究仍须加强与现代多种学科的合作，寻求多种数理方法相结合，制定符合中医辨证理论方法与临床流行病学调研方法相统一的、客观的、规范的、量化的研究方案，使中医慢性肾脏病的证候研究成果真正发挥指导基础、临床与科研，而且形成良性互动，不断推动中医药事业向现代化迈进。

第三节 研究慢性肾脏病中医证候学的意义

CKD 严重威胁着人类的生命健康，目前全球每年开始接受替代治疗的约达 150 万人，该病在过去 15 年内的发病率翻了一倍，而且并无停止的趋势。流行病学研究显示，发展中国家的发生率明显高于发达国家。在工业化国家的发生率随着年龄的增长而增加，我国 CKD 患者大约有 1.2 亿，需肾脏替代治疗的约 200 万人。70～90 岁人群的发生率是 30～50 岁人群的一倍，这可能与老年人高血压、糖尿病等易导致肾脏损害的疾病的发生率增加有关。由于 CKD 高发病率、高致残率和高医疗费用的特点，在我国加强对该病的临床流行病学研究，研究其发生机制，并有针对性地进行早期干预具有十分重要的社会意义和经济意义。

疾病的基本矛盾决定了疾病的发生、发展和预后的规律，辨病就是了解和掌握这个基本矛盾；而证是对疾病发展过程中某个阶段的病因、病位、病性等所进行的概括，它从不同角度反映出疾病的本质。不同的疾病可以出现相同的证，而一个疾病在不同的期则可以出现不同的证候。可以说，"病"是纵向的时空综合体，而"证"是疾病某一时相的横断面。在充分认识疾病的发病原因和发展机制的基础上进行辨证论治，既可充分发挥中医整体观念和辨证论治的优势，又可吸收现代医学的研究成果。治疗肾脏病当"以病为纲，以证为目"进行诊治，若认为辨证论治为中医学的精髓而片面强调，忽视对疾病发生、发展及预后的整体把握，"求证之同，而不辨病之异，焉有治不失其偏者"。

1. CKD 证候研究有利于构建病证结合体系

辨证论治是中医诊治体系的核心，然而纵观中医学的发展历史，自古以来就重视辨病与辨证的有机结合，只是由于在不同时期社会文化背景下，医疗思维方法有所不同，故有辨证论治或辨病论治孰主孰辅之别。《金匮要略》的绝大多数篇名都是"辨某病脉证并治"，这是中医学重视辨病论治的最好证明。我们不能抛弃前人留下的可贵的辨证经验，但在先进的实验室及器械检查使我们对疾病的微观层面有了更深一层的认识的时候，如果只是将疾病进行辨证分析是远远不够的，必须将疾病产生的根源追究到更深的层次。以肾脏病血尿或蛋白尿为例，需明确疾病的病因，不同疾病引起的血尿、蛋白尿、水肿其病因完全不同，其转归及预后也完全不同。现代医学的肾活检病理诊断已经成为肾脏内科临床医生对疾病进行诊断、治疗和判断预后的重要参考依据。部分患者仅仅可能由于体检时发现尿检或血液的各项指标异常，而平素生活无任何不适，舌苔脉象也无明显异常，此时确属中医之无证可辨的情况；又如引起严重水肿、大量蛋白尿的原因可能是微小病变性肾小球肾炎、膜性肾病，可能是 ANCA 相关性小血管炎，也可能是糖尿病肾病。不同疾病的发展及预后完全不同，微小病变性肾小球肾炎发展缓慢，短期内不会导致肾功能不全，积极的治疗甚至可以达到临床的痊愈；若为 ANCA 相关性小血管炎则肾功能恶化速度极快，短期内即可进展至尿毒症期，且易合并呼吸系统的严重并发症，甚至危及生命；而继发性肾脏病导致的水肿及大量蛋白尿不仅需要对肾脏病进行治疗，还需积极治疗其原发病因，如控制狼疮活动，控制血糖水平，对肿瘤进行手术、放化疗等。此外，要考虑疾病的病机重点发展到什么病程阶段，同样是大量蛋白尿的患者，若患者肾功能正常或轻度异常，因大量蛋白尿可导致肾小球滤过屏障的损伤加重，而肾小管对蛋白大量重吸收亦导致肾小管损伤，致肾功能恶化加速直至进展至终末期肾病；若患者已进展至 CKD 4～5 期，维持残存的肾功能为透析前做准备则为主要的治疗方案，而降尿蛋白等治疗已处于次要位置。

2. 病证结合有助于提高 CKD 的诊治

中医的辨病论治常是在四诊合参的基础上，对病人的主要证候或以病因，或以病位，或以病机为依据进行命名而确立的。许多人在不经四诊合参的前提下，以西医辨病概以取代之。如果混淆了中西医关于疾病的内涵，完全以西医的病名、病理为依据进行中医学辨证，将难以取得满意疗效。如只是认为胸痹的病机是瘀血闭阻心脉，而未考虑到痰浊、胸阳不振等原因，只予单纯活血化瘀，则疗效有限，当根据病因分为寒凝、痰浊、气血亏虚等分别配伍温阳散寒、化痰泄浊、补气养血之品。

现代医学的发展使得中医学中的更多理论被深层次挖掘，被肯定的东西也越来越多。病不变而证常变，病有定而证无定，辨病是共性、是一般规律，辨证则是个体、是特性概括。只辨病则不能认识到当下急需解决的主要问题，只辨证则缺乏整体观，治疗上会偏离方向。辨证辨病论治都是中医治疗的重要手段，当全面发展，不应厚此薄彼。

慢性肾脏病发病机制复杂，临床呈进展性，目前认为慢性肾脏病病机以本虚标实贯穿病程的始终，本虚以脾肾亏虚为主，兼见其他脏器亏虚，标实以水湿、痰浊、血瘀、浊毒为主。虚实辨证概括疾病全程邪正盛衰变化，在慢性肾脏病中不同体质、不同时间、不同阶段的患者虚实的轻重又有不同，在治疗上中医药的优势在于其灵活性，可在不同时期、不同人群、不同体质中采取个体化疗法，立足整体把握慢性肾脏病病机，采取病证结合模式，精准辨证，合理选择补虚、祛实，或标本兼治，审证求因，辨证论治，并预防并发症的发生，以延缓进入终末期肾病的时间。尽管中医药在治疗上具有较好的优势，但也存在诸多问题，如各家学说不一，辨证论治不统一，临床疗效不确切，药物尚缺乏标准化的安全性评价，基础研究缺乏，中西汇通不完善。所以在今后的研究中，我们需建立标准的疗效评价体系，提出更加精准的辨证和安全的治疗及用药方案，使其标准化、规范化，逐渐探索更加有效的治疗方法。

参考文献

[1] 王阶, 何庆勇. 病证结合中医证候学 [M]. 北京: 中国医药科技出版社, 2011.

[2] 陈小野, 黄毅. 证候实质研究: 汇通 / 结合的分野 [M]. 北京: 中医古籍出版社, 2014.

[3] 田海刚. 慢性肾脏病中医证候学研究 [D]. 北京: 北京中医药大学, 2009.

[4] 别玉龙, 赵福海, 史大卓. 浅论中西医现代临床"病证结合"思维模式 [J]. 中西医结合心脑血管病杂志, 2022, 20（3）: 561-562.

[5] 李先涛, 张伯礼. 中医证候规范研究思路和方法概况 [J]. 辽宁中医杂志, 2009, 36（3）: 352-354.

[6] 王阶，姚魁武 . 中医证候规范方法学研究探讨 [J]. 中国中医基础医学杂志 , 2006, 12（8）: 570–572.

[7] 吴瑕，郭志平 . 中医辨证论治和辨病论治 [J]. 时珍国医国药 , 2012, 23（10）: 2652–2653.

[8] 刘宝厚，许筠 . 慢性肾小球肾炎的诊断、辨证分型及疗效评定（试行方案）[J]. 上海中医药杂志 , 2006（6）: 8–9.

[9] 宋立群，于思明 . 肾病辨治思路与方法 [M]. 北京 : 科学出版社 , 2018.

[10] 高锐，孙伟 . 慢性肾脏病的辨病论治与辨证论治 [J]. 成都中医药大学学报 , 2013, 36（4）: 101–103.

第二章 慢性肾脏病中医证候学的规范化

第一节 慢性肾脏病中医证候构成要素与分类

慢性肾脏病（CKD）呈慢性、进行性发展，西医治疗可通过对症治疗及病因治疗在一定程度上阻止病情的恶化。但不同 CKD 患者临床表现存在一定差异，其并发症较多，中医辨证治疗强调整体与个体的统一，能够满足个体化治疗需求，在 CKD 治疗中具有独特优势。

辨证论治的核心是要正确认识疾病在当前阶段体现出的"证候"，而准确快速辨识证候的关键是要把握证候的构成要素，证候要素由病位证素和病性证素构成，剖析慢性肾脏病证候要素是慢性肾脏病证候学研究规范化和标准化的关键，对于在系统理论指导下客观看待证候要素与证候之间的关系具有重要意义，以整体和局部两种视角观察慢性肾脏病证候的特征，从慢性肾脏病症状的部位特征和功能特征研究病位要素，从慢性肾脏病症状的性质特征和症状的加重及缓解因素研究病性要素，能够更加准确地认识慢性肾脏病进展过程中的核心病因病机，丰富慢性肾脏病证候学的理论基础，从而提高"病证结合"模式下的慢性肾脏病诊疗水平。

一、慢性肾脏病证候的构成要素

（一）证候研究背景

传统的"证候"定义是患者在特定时间内所表现出来的能反映疾病的病位、病性、程度或发展趋势的一个或一组症状和体征。张仲景的《伤寒论》中有"观其脉证，知犯何逆，随证治之"的描述，《金匮要略》则以"病脉证治"为主线；葛洪《肘后备急方》有"诸病证候"的记载；朱丹溪也有"脉因证治"的观点；叶天士《临证指南医案》中提及"医道在乎识证、立法、用方……识证尤为紧要"。可见，辨证论治得以实施的关键是准确地判定证候。1949 年以来，中医界人士对"证"的概念进行了不断深入的探讨，相继开展了很多卓有成效的研究，其中包括证的实质、证候动物模型和证候规范化等研究内容。20 世纪 60 年代初期，初步开展了证的实质研究，如肾本质的研究、八纲辨证的实质研究等。20 世纪 70 年代中期，中医界人士全面深入地开展了证的本质研究，其中"肾本质"的研究取得较大进展。1986 年，在北京召开的全国"中医证候规范"研究第二次会议提出了证候的定义和本质及演变过程，为辨证论治提供了依据，也为以后证候的研究工作奠定了基础。20 世纪 90 年代以后，各界人士对证有了不同的观点，出现了很多不同的声音，对证本质研究出现了越来越多的反思和诘问。进入 21 世纪，中医证本质研究有了新的转机，证的研究又重新进入大家的视野，受到大家的重视，在很多方面都取得了丰硕的成果，比如中医证候模型的复制、病证结合、以病统证等。

中医诊疗的前提是"辨证论治"。传统中医依靠经验辨证论治，主观性强、可重复性低。中医辨证中主证是决定全局并占主导地位的证候，对判断疾病类型起决定作用，临床辨证需辨出主证，尤其运用经方时，主证辨别是获得最佳疗效的关键。目前，对于辨证方法的研究结合了计算机技术，例如由计算机辅助手段研究设计，针对慢性肾脏疾病主证候辨证，结合属性选择与分类器融合方法，从而提出中医主证候辅助辨证模型。慢性肾脏疾病中医证候分布以本虚证为主，随着病情发展出现虚实兼夹证候，需同时诊断主证与兼证，进而开展有效治疗。针对慢性肾脏疾病证候虚实兼夹辨证，结合多标签学习方法与聚类方法，从而提出中医证候虚实兼夹辅助辨证模型。中西医结合辨证基于中西医诊断理论框架，是辨病与辨证相统一的临床辨证方法。现代医学辨病与中医辨证各有优势，具备形成中西医诊断方法优势互补的可能性和必然性。临床研究结果显示，中西医结合辨证治疗慢性肾脏病具有较好疗效。

（二）证候要素研究

1. 证候要素内涵

证，古为"證"，本义为证据、证验。《康熙字典》曰："《说文》告也。《玉篇》验也。《增韵》候也，质也……又与征通。"《中医诊断学》将"证"的概念定义为证是对疾病过程中所处一定阶段的病位、病性等所做的病理性概括，是指机体对致病因素做出的反应状态，是对疾病当前本质所做的结论。候，《说文》无"候"字。《集韵》曰："访也。又伺望也。"《释名》曰："候，护也，可护诸事也。"《康熙字典》曰："又气候，证候。"《诸病源候论》所谓"候"，是指具有内在联系的症状及体征。"证"不等于"证候"。"证候"作为中医学对疾病现象特有的认知形式，是中医理论在临床诊疗中最具体的体现。证候要素又称证素，即中医证的基本要素。《秦伯未医文集》列"十四纲要辨证"，包括风、寒、暑、湿、燥、火、疫、痰、食、虫、精、神、气、血。张震将辨证内容分为核心证候，包括虚、实、寒、热、气、血、阴、阳；病位证候，包括心、肝、脾、肺、肾等；基础证候，包括阴虚、气虚、血虚、阳虚、气滞、气逆、血瘀、湿热、痰浊等。朱文锋首创"证素"名词，辨病位证素为19项，辨病性证素为31项。根据证候辨别证素，由证素组合为证名，这就是新的"证素辨证"体系。王永炎主张"证候要素"，首创"以象为素，以素为候，以候为证，据证言病，病证结合"辨证方法的链接。以中医原创思维为指导的证候要素理论，可以对众多证候进行高度凝练和概括，体现了中医学证候的本质与精髓，对中医理论及临床实践起到由博返约、执简驭繁的作用。下面将以本课题组研究的肾阳虚证为例简单阐述本证证候要素构成特征。

2. 肾阳虚证的证候要素特征

肾阳虚证的证候要素特征有三：一是病位证候要素，病位在肾与命门；二是病性证候要素，性质为阳虚之虚寒；三是病势证候要素，有虚寒之轻、虚寒之重、虚寒火不归原三种病机变化。

（1）病位证候要素

病位在肾与命门。命门虽有有形无形之辨、属火属水之争、右肾两肾或两肾中间之议，但总属于肾则无疑。肾藏先天后天之精，为水火之脏，内寓元阴元阳，为人体生长发育之根，五脏六腑之本。肾藏精，精生髓，脑为髓之海；肾主骨，齿为骨之余；腰为肾之府，肾其华在发，开窍于耳及前后二阴，故肾之病位异常变化以脑、腰、齿、骨、发、耳及前后二阴、生殖功能为主要外候。肾虚可见腰部酸痛、脑转神疲、耳鸣耳聋、发白早脱、齿牙动摇、阳痿遗精、精少不育、女子经少经闭及二便异常等临床表现。

（2）病性证候要素

病性为阳虚之虚寒，乃火之不足，非水之有余。人身之火又称"少火"，为生理之火，即具有温煦脏腑、养神柔筋作用的阳气。心为君火，肾为相火。阳虚是指机体阳气不足，温煦、推动、气化等功能减退，出现虚寒内生的病机变化，其病机特点为阳气不足，阳不制阴，阴相对偏亢，临床表现为虚寒证，即所谓"阳虚则阴盛""阳虚则寒"。肾阳虚可见畏寒肢冷、小便清长、大便溏薄、舌胖苔白、脉沉迟等症状。

（3）病势证候要素

病势有虚寒之轻、虚寒之重、虚寒火不归原三种病机变化。中医病机理论的主要特点，是从整体观、辨证观和恒动观来认识和研究疾病发生、发展、变化的机制。素体阳虚，发病时间缓，病情比较轻，病程比较短，多称肾阳虚证，或肾阳不足证。由于疾病变化，或误治失治，或调护失宜，肾阳耗损逐渐加重，病势则会由轻转重，病情比较重，病程比较长，多称肾阳虚衰证，或命门火衰。水火阴阳具有相互依存、相互制约的关系，水升火降、坎离既济，阴阳和谐。若肾阳虚衰，相火离位，虚阳上越或外浮，多称火不归原或虚火上浮，可见足冷畏寒而面色浮赤、口舌糜烂、生疮等症状，临床则有"引火归原"治法。

3.肾阳虚证的基本证候及核心病机

（1）肾阳虚证（虚寒之轻）

肾阳不足，功能减退，机体失却温煦，以腰部冷痛、畏寒肢冷、骨脆易折、发白早脱、齿牙动摇、小便清长、夜尿多等为主要症状。古籍别名肾虚寒（《中藏经》《备急千金要方》等）、肾虚冷（《诸病源候论》《肘后备急方》等）、肾阳不足（《症因脉治》《读医随笔》等）。

形成原因：多由先天禀赋不足，或年高肾虚，或久病损伤肾阳，或房事过度、损伤肾阳等原因所导致。

证候表现：腰部冷痛，畏寒肢冷，尤以下肢为甚，不耐寒冷，精神萎靡，脑转神疲，耳鸣耳聋，骨脆易折，发白早脱，齿牙动摇，性欲减退，男子阳痿遗精，精少不育，女子经少经闭，宫寒不孕，小便清长，夜尿多，面色白或虚浮似肿，或面色黧黑，舌淡苔白，脉弱。

核心病机：肾阳虚证核心病机有四。一是肾阳不足，功能减退，正气虚弱；二是虚寒内生，以虚为主，虚而有寒；三是温煦失常，相火不足，阳不制阴；四是气化失常，代谢减退，开阖失司。

病机分析：腰为肾之府，肾阳亏虚，虚寒内生，不能温养腰府则腰部冷痛；不能温煦肌肤，故畏寒肢冷；阳气不足，阴寒盛于下，故下肢尤甚；阳气布达肌表减少，故不耐寒冷；阳虚髓海不足，失于振奋，故精神萎靡，脑转神疲；耳为肾窍，肾阳不足，清窍失养，故耳鸣耳聋；骨骼失于充养，故骨脆易折，齿牙动摇；肾虚不荣，故发白早脱；肾阳亏虚，生殖功能减退，故性欲减退，男子阳痿遗精、精少不育，女子经少经闭、宫寒不孕；气化功能减退，小便清长夜尿多；虚寒内生，面目失于温煦，故面色白或虚浮似肿；浊阴弥漫肌肤，肾之本脏色外现，则见面色黧黑；舌淡苔白、脉弱皆为阳虚所见舌脉特征。

治法：温补肾阳，填精益气。

基本方剂：大补元煎（《景岳全书》）：人参、山药、熟地黄、杜仲、山茱萸、枸杞、炙甘草。右归饮（《景岳全书》）：熟地黄、山药、山茱萸、枸杞、炙甘草、杜仲、肉桂、制附子。

（2）肾阳虚衰证（虚寒之重）

肾阳虚衰，温煦、气化功能低下，甚则阳气衰竭，以四肢厥冷、水肿尿少、下利清谷、喘息气急等为主要症状。古籍别名：命门火衰（《素问病机气宜保命集》《金匮钩玄》《类经》《内经知要》等）、下元衰惫（《太平惠民和剂局方》《世医得效方》《医贯》《临证指南医案》等）、真元虚惫（《太平惠民和剂局方》《医垒元戎》《本草纲目》《医醇賸义》等）。

形成原因：多由于肾阳虚证、失治或误治、病情发展而来；或慢性消耗过多，或久病损伤肾阳，或邪气亢盛伤阳等因素所致。

证候表现：精神萎靡，四肢厥冷，水肿尿少，食欲减退，恶心呕吐，下利清谷，小便涩滞或失禁，喘息气急，呼多吸少，面色白或黧黑，甚则冷汗淋漓，舌淡苔白，脉微弱欲绝。

核心病机：肾阳虚衰证核心病机有三。一是肾阳衰惫，推动、固摄、温煦、气化功能低下；二是命门火衰，火不制水，阴寒内盛；三是阳微欲脱，功能衰竭。

病机分析："阳气者，精者养神，柔者养筋"，肾阳衰惫。兴奋功能减退则精神萎靡；"清阳实四肢"，阳气不能布达于四肢则四肢厥冷；肾阳虚衰，气化功能低下，水液代谢障碍则水肿尿少；"脾阳根于肾阳"，釜底无薪，运化失常，升降失司则食欲减退、恶心呕吐、下利清谷；"肾司二便"，肾虚失于固摄贮藏，则小便失禁；肾不纳气，清气失于摄藏则喘息气急，呼多吸少；面色舌色所辨同上；冷汗淋漓、脉微弱欲绝为阳气欲脱之象。

治法：温肾助阳，益火培元。

基本方剂：肾气丸（崔氏八味丸）（《金匮要略》）：地黄、山茱萸、山药、泽泻、茯苓、牡丹皮、桂枝（肉桂）、附子。右归丸（《景岳全书》）：熟地黄、山药、山茱萸、枸杞、鹿角胶、菟丝子、杜仲、当归、肉桂、制附子。

（3）火不归原证（虚寒火不归原）

肾阳虚衰，相火离位，虚阳上越，虚火上浮，以足冷畏寒而内伤发热、口干消渴、面色浮赤、喘促虚劳、咽痛喉痹、口舌生疮、牙痛齿浮等为主要症状。古籍别名：火不归原（火不归源）（《医学心悟》《成方切用》《张氏医通》《冯氏锦囊秘录》等）、无根之火（《汤液本草》《类经》《景岳全书》《医方集解》《本草纲目》《辨证录》等）。

形成原因：多由于肾阳虚衰，相火失守离位，或过用辛热之品所致。

证候表现：内伤发热，口干消渴，面色浮赤，烦躁恶热；或呕吐痰涎、出血；或咳而上气，喘促虚劳，咽痛声哑，喉痹喉痛；或口舌生疮，牙痛齿浮，眩晕耳鸣；但足冷畏寒，腰酸膝软。舌胖大苔白，脉浮大或数、按之无力等。

核心病机：火不归原证核心病机有二。一为本虚下寒，肾阳虚衰，阳虚阴盛，下焦虚寒；二为无根之火，虚火上浮，上焦反热，此非水虚乃火不足。

病机分析：《景岳全书·火证》曰："阳虚者，亦能发热，此以元阳败竭，火不归原也。"肾阳虚衰，寒从中生，则阳无所存浮散于外而内伤发热，口干消渴，面色浮赤，烦躁恶热；"凡气实于内而为寒者，有如严冬阳伏于下而阴凝于上，故冰雪满地而井泉温暖也；气虚于内而为热者，有如盛夏阴盛于中而阳浮于外，故炎暑逼人而渊源清冷也（《景岳全书·火证》）。"阳虚火热上浮有伤于胃，则呕吐痰涎、出血；有伤于肺，伤于肺气、肺系、肺络则咳而上气，喘促虚劳，咽痛声哑，喉痹喉痛；虚阳上浮于头面，则口舌生疮，牙痛齿浮，眩晕耳鸣；但肾阳虚衰为本，下焦虚寒，则必有足冷畏寒，腰酸膝软之本质表现；舌胖大苔白，多见于肾阳虚衰；脉浮大或数，按之无力，为正虚火上浮之象。此证阳虚火浮，多见于头面、咽喉、肺胃；但亦有陷下者，张景岳所谓："阳陷于下而见于便溺二阴之间者，此其下虽热而中则寒，所谓失位之火也。"

治法：温肾助阳，引火归原。

基本方剂同肾阳虚衰证。如《医学心悟·火字解》所言："肾气虚寒，逼其无根失守之火浮游于上，当以辛热杂于壮水药中导之下行，所谓导龙入海，引火归原。如八味汤之类是也。"

（4）肾阳虚证相兼诸证

1）脾肾阳虚证：脾肾阳气不足，温化无权，虚寒内生，以浮肿尿少或五更泄泻、久泻久利为主要症状。古籍中亦有将此证混于"命门火衰"之中。

形成原因：多由于久病损伤脾肾之阳；或阳虚水泛，肾病及脾；或久泻久利，脾病及肾等原因所致。

证候表现：畏寒肢冷，面色白，腰酸冷痛，或四肢浮肿，下肢尤重，尿少甚则癃闭，或五更泄泻，腹部冷痛，久泻久利，完谷不化。舌淡胖，苔白滑，脉沉迟无力。

核心病机：脾肾阳虚证核心病机，一为水液代谢障碍，脾肾阳气不足，气化功能失常；二为水谷腐熟运化失常，脾主运化、肾主固摄功能减退。

病机分析：肾为先天之本，脾为后天之本；"脾阳根于肾阳"，脾主运化，布精微，化水湿，有赖命火之温煦；肾寓元阳温养脏腑，须靠脾精供养。元阳不足，命门火衰，不能温养脾阳，或脾阳久虚，日渐损及肾阳，则肾阳亦损。阳虚无以温煦形体，则畏寒肢冷；阳虚内寒，则面色白；大腹属脾，腰为肾府，阳虚内寒，经脉凝滞，则腹部腰酸冷痛；脾肾阳虚，蒸腾气化失司，水湿失于运化，溢于肌肤则四肢浮肿，下肢尤重；水湿内聚，气化不行，开阖失常，则小便不利。五更时分为天地阴阳交替之际，脾肾阳虚则五更泄泻；水谷不得腐熟运化则完谷不化，久泻久利。舌淡胖、苔白滑、脉沉细属阳虚水寒内蓄之象。

治法：温补脾肾，益火补土。

基本方剂：四神丸（《内科摘要》）：肉豆蔻、补骨脂、五味子、吴茱萸、生姜、红枣。或十补丸（《济生方》）：附子、五味子、山萸肉、山药、牡丹皮、酒蒸鹿茸、熟地黄、茯苓、肉桂、泽泻。

2）心肾阳虚证：心肾两脏阳气虚衰，阴阳水火不济，关系失调，以心悸怔忡、肢体浮肿、小便不利或唇舌青紫为主要症状。

形成原因：多由于久病不愈，劳倦内伤；或心阳虚衰，君火无以下温肾阳，或肾阳虚衰、水气上凌于心、心阳不足所致。

证候表现：心悸怔忡，肢体浮肿，小便不利，畏寒肢冷，腰背冷痛，唇舌青紫，舌淡暗或青紫，苔白滑，脉沉微细。

核心病机：心肾阳虚证核心病机主要是心肾阳气虚衰，心肾阴阳水火既济关系失调，功能减退或衰竭。一为血脉寒滞，心功能不全，阳虚阴盛，血液运行失常；二为水气内停，肾功能不良，气化失司，水液代谢障碍。

病机分析：心肾阴阳水火既济，心阳下降以温肾阳，使肾水不寒；肾水上升以滋心阴，使心火不亢。心肾阳虚则阴阳水火不济，关系失常，导致功能减退或衰竭，血行瘀滞，水气内停。阳气衰微，心失濡养则心悸怔忡；不能温煦肌肤腰背，则畏寒肢冷，腰背冷痛；肾阳虚衰，气化失司则小便不利；水液停聚，泛溢肌肤则肢体浮肿。阳虚运血无力，血行瘀滞，可见口唇爪甲青紫，舌淡暗或青紫，苔白滑，脉沉微细，此皆为心肾阳气衰微、阴寒内盛、血行瘀滞、水气内盛之象。

治法：温补心肾。

基本方剂：苓桂术甘汤（《金匮要略》）合真武汤（《伤寒论》）：茯苓、桂枝、白术、炙甘草、芍药、附子、生姜。

3）肺肾阳虚证：肺肾两脏阳气虚衰，呼吸功能减退，以呼吸困难、气少息微、咳吐涎沫、腰酸足冷、面目虚浮似肿为主要表现。

形成原因：多由于久病咳嗽哮喘、耗损肺肾之阳气所致，多见素体阳虚或年高体弱之人，每于冬寒季节病情加剧。

证候表现：呼吸困难，气少息微；咳吐涎沫，质清稀而量多，口不渴，易感冒，自汗，背寒如掌大，腰酸足冷，面目虚浮似肿，小便不利，神少乏力。舌质胖淡，苔白滑润，脉迟缓。

核心病机：肺肾阳虚证的核心病机主要是肺肾阳气虚衰，呼吸功能减退，同时兼有温煦、推动、固摄、气化功能失常。

病机分析：肺为气之主，肾为气之根。久病肺肾阳气不足，功能减退则呼吸困难，气少息微；卫外防御功能减退则易感冒；

固摄功能减退则自汗；肺失宣发肃降、津液不化则咳吐涎沫，质清稀而量多，口不渴；肌肤失于温煦则畏寒肢冷；背为阳，阳虚不温则背寒如掌大；肾阳虚衰则腰酸足冷；气化失司则面目虚浮似肿，小便不利；阳气不足，失于振奋则神少乏力。舌质胖淡、苔白滑润、脉迟缓皆为肺肾阳虚、津液不化之象。

治法：温补肺肾。

基本方剂：甘草干姜汤（《伤寒论》）合肾气丸（《伤寒论》）加减：炙甘草、干姜、地黄、山茱萸、山药、泽泻、茯苓、牡丹皮、桂枝（肉桂）、附子。

4）肝肾阳虚证：肝肾阳气虚衰，藏精与疏泄功能减退，以腰酸膝软、畏寒肢冷、性欲减退、睾冷囊湿、阳痿早泄、经迟崩漏、带下清冷、宫寒不孕等为主要表现。

形成原因：多由于素体阳虚，或老年肾亏；或房事过度，或久病伤肾等，损伤肾阳、累及肝阳；或阳虚体质，寒邪直中厥阴、滥用寒凉药物等，损伤肝阳，累及肾阳所致。

证候表现：腰酸膝软，畏寒肢冷，性欲减退，少腹拘急，睾冷囊湿，阳痿早泄，耳聋耳鸣，多郁善恐，经迟崩漏，带下清冷，宫寒不孕，精神萎靡，头晕目昏，面色白或黧黑。舌淡胖，苔薄白，脉沉迟无力。

核心病机：肝肾阳虚证核心病机是肝肾阳气虚衰，以藏精与疏泄功能减退为主，多见生殖系统功能异常。

病机分析：肝肾之阳皆为相火，肾司闭藏，肝主疏泄，相火守位，藏泻互用。

肝肾阳气不足，功能减退，藏泻失司则性欲减退，阳痿早泄，经迟崩漏，带下清冷，宫寒不孕；虚寒内生、温煦失常则少腹拘急，睾冷囊湿；耳为肾窍，肝之门户，清窍失养则耳聋耳鸣；肾在志为恐，肝喜条达，肝肾不足则多郁善恐；腰为肾之府，膝为筋之府，肝肾阳虚则腰酸膝软，畏寒肢冷；阳气不足，失于振奋则精神萎靡，头晕目昏；面色白或黧黑，为阳虚之兆、肾病之色；舌淡胖，苔薄白，脉沉弦迟，尺脉无力，皆为肝肾阳虚之象。

治法：温补肝肾。

基本方剂：补肝汤（《三因极一病证方论》）合肾气丸（《金匮要略》）加减：细辛、桃仁、柏子仁、防风、制川乌、地黄、山茱萸、山药、泽泻、茯苓、牡丹皮、桂枝（肉桂）、附子、炙甘草。

综上所述，肾阳虚证的证候要素为病位在肾与命门，病性为虚为寒，病势为虚寒之轻、虚寒之重、火不归原；基本证候为肾阳虚证、肾阳虚衰证（命门火衰证）、火不归原证；其相兼证候为脾肾阳虚证、心肾阳虚证、肺肾阳虚证、肝肾阳虚证。把握肾阳虚证的证候要素、基本证候与相兼诸证，对于证候规范化及相关疾病辨证论治的临床实践具有指导意义和应用价值。

4. 证候单元构成研究

在中医发展的历史长河中，由于辨证方法的多样性，病、证、症、病机等概念常存在混用现象，对证候的描述随意性较强，关联词使用不规范，学术流派纷呈，证候内涵界定不清等原因，造就了纷繁复杂的证候。证候表述方式的多样性不但丰富了中医药的知识库，还可以使临床应用更为灵活多变，成为传承至今的中医药宝贵遗产。然而，在术语规范化和标准化已成为国际大趋势的今天，证候表述方式的多样性显然不利于中医药的传承与发展。张志斌等对近些年来的国家标准、行业标准、医学百科全书及知名学者所编著的中医证候相关的书籍中近1700个常用证候名称进行统计，发现各书中使用统一表述的证候名称不到 10%。因此，中医证候术语的规范化势在必行。本文在分析近些年来对中医证候认知特点的基础上，提出了内涵最小的独立证候——单元证这一理论假说，并以中医历代医案数据库为研究对象，最终界定出36 个单元证，希望这一工作对证候的规范化有所裨益。

（1）单元证的认知特点

从自然科学角度而言，中医的证候诊断系统是一个非线性、多维多阶、可以无限组合的复杂巨系统。因此，降维升阶是解决证候间多重共线性和非线性关系的重要突破口。基于此，朱文锋教授和王永炎院士分别撰文提出了证素和证候要素的概念。证素和证候要素是证候的最小组成单位，证素和证候要素的提出起到了降维升阶的作用，从理论上解决了证候的高维性难题，为中医证候规范化研究提供了新思路，从而在学术界产生了重要影响，是证候规范化研究的重要里程碑。

然而，随着研究不断深入，证素和证候要素研究的局限性也在不断凸显。证候是对人体生命状态的概括，每个证候都代表着人体的某一类生命状态，而证素和证候要素不能在临床独立出现，故不能独立反映人体的生命状态。例如，证候"心血虚"是人体某类生命状态的概括，当将其拆分为证候要素"心"和"血虚"后，证候要素"心"就不能在临床上独立反映人体的某种生命状态。因此，限制了其推广应用。

借鉴证素和证候要素的研究理念，能否找到能够在临床独立出现的证候最小组成单元呢？如果在明确界定证候内涵的基础上，找到内涵最小、能够在临床上独立出现的证候最小组成单元，通过其组合，就能够反映人体的复杂生命状态，既达到了降维升阶的目的，又避免了证素和证候要素研究的不足，不失为证候规范化研究的新思路。基于这一设想，本课题组提出了单元证的概念。

（2）单元证假说

1）单元证的概念：单元证是指内涵最小的、有特异性临床表现的独立证候。其中，内涵最小是指证候不能再继续拆分为更小的证候；有特异性临床表现是指每个单元证都有区别于其他单元证的诊断要点；独立是指每个单元证都不依赖于其他单元证而独立存在。

例如，证候"心气血两虚"能够拆分为内涵更小的"心气虚"和"心血虚"，且"心气虚"和"心血虚"都是独立存在的证候。因此，"心气血两虚"不是单元证。又如，证候"肝阳虚""胆气虚"等证候虽是内涵最小的独立证候，但并不常见，缺乏公认的特异性症状，故暂不作为单元证来看待。再如，证候"肝阳上亢"出现的时候往往伴随证候"肝阴虚"的存在，亦即证候"肝阳上亢"依赖于证候"肝阴虚"而不能独立存在，故"肝阳上亢"不能作为单元证。类似的还有"脾气虚"与"脾不统血"等。

2）单元证的界定原则：由于证候是对病因、病位、病性等信息的综合概括，故制定单元证的界定原则如下。设以 A 表示病位的集合，B 表示病性（病因）的集合，a 为病位集合 A 的子集合，b 为病性（病因）集合 B 的子集合，则由 a 与 b 组合而成的单元证必须同时满足以下几个条件。

①单元证为 a 与 b 的组合，a 或 b 都不可以是空集。仅有 a 的情况如"肝"不能在临床独立存在，故不能作为单元证；仅有 b 的情况如"阳虚""痰湿"等虽然能够在临床独立存在，但与"脾阳虚""痰湿阻肺"等证候相比，"阳虚""痰湿"等描述更精

准，且若将"脾阳虚""痰湿阻肺"作为单元证，由于出现"脾阳虚""痰湿阻肺"的时候必然伴有"阳虚""痰湿"，故拟将"脾阳虚""痰湿阻肺"等作为单元证，"阳虚""痰湿"不作为单元证。

②a 与 b 的组合在生命状态中真实存在。由于单元证是对真实世界中人体生命状态的概括，故不能将在生命状态中不能真实存在的"证候"作为单元证。如病位"脾"与病性"气虚"的组合"脾气虚"在生命状态中真实存在，而病位"肾"与病性"血虚"的组合就不能在生命状态中真实存在。

③a 与 b 为单一元素，或虽 a、b 非单一元素，但 a 的任一子集合与 b 的任一子集合进行组合在患者的生命状态中不能真实存在。如病位"肝""胆"与病性"湿""热"所组成的"肝胆湿热"在生命状态中客观存在，且不存在"肝湿""胆热"等真实存在的生命状态，则将"肝胆湿热"为单元证。

④单元证应有不同于其他单元证的特异临床表现。如病性"水湿"与"水饮"在生命状态中都能独立存在，若"水湿"与"水饮"有各自不同的特异性临床表现，则"水湿"与"水饮"均为单元证，反之，则"水湿"与"水饮"都不是单元证。

3）单元证的获取：判定单元证的重要依据是证候的诊断要点，而证候诊断要点的获取来源于临床数据。故有研究以涵盖宋、元、明、清及近现代 1484 位医家的 51186 条医案建立的中医历代医案数据库为研究资料，以单元证的界定原则为依据，运用 Φ 相关分析等统计方法，从数据库中统计证候的诊断要点，并界定单元证的内涵。

①证候名称的规范主要分为以下几点。A. 合并内涵比较一致的证候名称，并以《中医诊断学》《中医证候鉴别诊断学》《中国

医药学主题词表》等权威著作中所记载的证候名称为依据进行命名。例如，"心血不足""心血亏损""心血亏虚""心血虚""心血虚少"等证候内涵比较一致，可将其合称为"心血虚"。B.病性表述模糊或阙如者暂不研究，以最大限度地减少人为因素的干预。例如，"心脾两虚"表述不准确，没有体现是气虚还是阳虚，故予以剔除，类似的还有"木旺乘脾""心肾不交""肝木克脾""胃肠疾患"等。C.脏腑辨证之外的其他辨证结论不予纳入。由于脏腑辨证是目前最常用的辨证方法，且中医其他辨证方法有其特殊性，故暂不做研究。通过初步规范，共从中医历代医案数据库中获取了 383 个证候。

　　②证候名称的分类，将初步规范后的 383 个证候名称分为以下 4 类。A.单一病位和单一病性组成的诊断，如"心火炽盛""脾阳虚"。B.两个以上病位和一个病性组成的诊断，如"肺脾气虚""肝肾阴虚"。C.一个病位和两个以上的病性组成的诊断，如"心气血两虚""肺气阴两虚"。D.两个以上病位和两个以上病性组成的诊断，如"肝胆湿热""心脾气血两虚"。

　　③单元证的获取方法。首先，以单一病性及单一病位与病性的组合作为研究对象，通过 Φ 相关分析确定单一病性及单一病位与病性的组合与症状之间的相关性，从而确定与这些证候密切相关的特异性症状。若通过统计获得的单一病性或单一病位、单一病性的组合具有各自的特异性症状，则均可确定为单元证，反之，若存在较多重合的症状，且通过理论分析发现二者的内涵较为接近，则将其合并，并将合并后的证候作为单元证。其次，以 2 个以上的病位或 2 个以上的病性的证候诊断作为研究对象，将其拆分为单一的病位和病性，并进行病位和病性之间的组合。若通过

组合形成的证候在医案中不能存在，且两个以上的病位或两个以上的病性的证候诊断有特异性的症状，则将其作为单元证；若通过组合形成的证候在医案中能够单独存在，且有特异性症状表现则将组合形成的证候作为单元证。

经过上述分析，共获得了拟作为单元证的证候42个：肺气虚、风寒犯肺、风热犯肺、肺热、肺阴虚、痰湿阻肺、肝风内动、肝火炽盛、肝气上逆、肝气郁结、肝血虚、肝阳上亢、肝阴虚、胆火、肝胆湿热、脾不统血、脾气下陷、脾气虚、脾阳虚、湿邪困脾、胃火炽盛、胃气上逆、胃阳虚、胃阴虚、大肠湿热、肾不纳气、肾精虚、肾气不固、肾气虚、肾阳虚、肾阴虚、胞宫血瘀、宫寒、热入心包、水气凌心、痰迷心窍、心火炽盛、心脉痹阻、心气虚、心血虚、心阳虚、心阴虚。

又因有些证候之间存在依附关系，即某个证候出现时必然伴有另一证候出现，故将前一证候作为后一证候的特殊表现形式之一，即"脾不统血""脾气下陷"作为"脾气虚"的特殊表现形式之一，"肾不纳气""肾气不固"作为"肾气虚"的特殊表现形式之一，"热入心包"作为"心火炽盛"的特殊表现形式之一。最终确定了36个单元证。提出单元证假说，根据单元证内涵最小、有特异性临床表现的特点，基于中医历代医案数据库界定出36个单元证，该研究工作对证候的规范化有所裨益。目前确定单元证的主要依据是中医历代医案数据库，研究结果还有待于通过更多的临床数据及专家论证等方法进一步完善。

二、慢性肾脏病证候的分类

（一）慢性肾脏病证候分类方法概述

1. 问卷调查法

在早期的证候研究中，中医证候研究很多是通过专家问卷调查的方法，直接根据专家经验进行评估，从而得到某一相关因素对相应证候的贡献度，确定相关因素不同的分值，通过专家辨证确定疾病的相关证候分型，结果反馈后进行论证修改。经过专家调查形成的证候分类，能够较好地符合临床实际，但结果具有经验性和主观性，证候的分型不易形成统一。专家调查法及临床流行病学调查是获取临床资料的重要手段，也是其他证候研究方法的数据来源和获取方法之一。

贺忆培采用多中心横断面现场调查方法，在上海地区 7 家三级综合性医院收集 322 例慢性肾脏病患者的人口学、中医证候学、实验室检查资料及生活质量指数 SF-36 量表，探讨慢性肾脏病中医证型的分布规律及中医证型与临床生化指标、生活质量指数的关系。通过调查发现，倦怠乏力、畏寒肢冷、口干目涩、大便不实、夜尿清长等症状是 CKD 患者较常见的临床表现，在中医证候的分布方面，以脾肾气虚证最多见，其次为脾肾气阴两虚证及阴阳两虚证，而在兼证中以湿热证最常见，与国内的相关调查有一定相似性。同时可以看出，随着 CKD 的进展，患者实证表现逐渐减少，脾肾气虚、阴阳两虚证有增加趋势，这与中医对疾病的认识是一致的，CKD 2 期疾病发展尚属初期，病机以邪盛为主，机体治疗当以祛邪为主，扶正为辅，随疾病的进展，机体正气不足，患者开始出现怕冷、畏寒等阴虚症状或五心烦热、盗汗等阳虚症状，阴阳互相损耗，最终发展为阴阳俱虚，正气衰微。从数据分析中可以看出，CKD 3 期为正邪相争的关键时期，患者多表现为虚实夹杂，CKD 患者主要以本虚证型为主，且以脾肾气虚证最常见，而兼证以湿热证为主。随着 CKD 的进展，气虚日久损及阴阳，最终致阴阳俱虚。

2. 基于计算机技术的算法应用

刘勇国认为基于慢性肾脏病患者四诊信息开展准确辨证是中医诊疗中的关键步骤，通过采集患者症状、体征等信息，结合计算机方法构建中医辨证辅助决策模型，辅助医生进行辨证决策，通过与其他算法进行比较，RJMIM 算法具备最高的证候分类精度，基于该算法所选症状集 { 乏力，腰膝酸软，口干咽燥，大便不实，五心烦热，苔白滑，脉沉细，浮肿，盗汗，精神萎靡，四肢水肿，口黏，面色萎黄，腰痛，头晕，耳鸣，畏寒肢冷，小便清长，夜尿多，眼睛干涩，少气懒言，肢体困重，自汗，胸闷憋气，舌淡胖，面色苍白，舌淡有齿痕，尿少，小便短黄，口淡不渴 } 进行分类，其证候分类精度要高于 JMI 算法和 IGFS 算法 4% ~ 5%，分别高于 DISR 算法 82.36%、JMIM 算法 83.40%，显现出了更好的稳定性。从数据中分析发现，RJMIM 算法所选症状集中所包含主要症状相对较多，因此最终所得证候分类性能达到最高，实验结果也再次证明中医主症选择的必要性。

3. 因子分析法

王剑飞等采用因子分析法客观再现了慢性肾小球肾炎中医证候的本质，研究结果显示，慢性肾小球肾炎本虚证中以气虚证发生率最高，而标实证中则以瘀血证和湿热证发生率最高。刘变玲等采用因子分析方法，初步得出慢性肾小球肾炎的证候要素，发现慢性肾小球肾炎的证候要素为"湿、热、瘀、虚"四个方面。其中"虚"为本病重要的病性要素，纯实证少见。"湿"是本病重要的病邪证素。

（二）慢性肾脏病证候分类研究

1. IgA 肾病证候分类

陈洪宇等人对 IgA 肾病（IgAN）进行大样本的中医证候学调研，旨在探索能正确反映 IgA 肾病中医证候、病机及其演变规律的创新辨证方案。用流行病学现场调查方法，收集 1148 例 IgA 肾病患者的舌、苔、脉象、症状、实验室检查及肾病理资料。结合病机，该研究认为 IgAN 的证候演变，可有下述规律：风湿之邪干预肾主封藏、主水、司开阖的职能，从而导致肾气亏乏（肾风、肾虚）→久病入络，久闭成痹，致肾络瘀痹及肾内微积形成（肾痹）→由体及用，肾气化功能进一步衰减和丧失，积虚而成劳（肾劳）→病情进展，终致溺毒，甚而累及肾外及全身多个脏腑。其中 IgAN 肾虚证的关键是肾的气阴两虚。但是在病邪与正气相互影响的过程中，其对肾气和肾阴的影响程度，亦不是平衡进展的。研究发现：凡风湿之邪以风气偏胜者，气阴两虚证候往往阴虚偏重，临床上水不涵木，肝风内动的表现多见；风湿之邪以湿气偏胜者，气阴两虚证往往以气虚偏重，易致脾虚运弱，临床出现水湿、痰瘀、浊毒停蓄者为多。这样由肾而及肝脾，又由肝脾而及肾的恶性循环，就是酿成溺毒的内在因素。至于肾络瘀痹，一般有 3 个层次：即脉络不和，死血凝着和微积形成。创新辨证方案的优势在于除了"审病辨证"外，其将泡沫尿及血尿的有无及多少纳入了肾虚、瘀痹及风湿证的主症，将头晕、脉弦纳入肝风证的主症，将呼气带有溺臭纳入溺毒证的主症，并以尿蛋白、血压和肾小球滤过率检测的数据进行量化，这不仅继承和发展了有关肾虚、肾风、肾络瘀痹、肝风和溺毒的中医药传统理论，而且使之更加具体地贴近临床实际，将 IgA 肾病的独立危险因素、可逆因素、对预后判断的强预测因子及其病机演变的规律性都生动地展现在我们面前，这对临床判断病情，树立"既病早治"的"治未病"思想是十分有利的。

2. 糖尿病肾病证候分类

丁英钧等人遵照循证医学精神，结合中医特点，开展文献调研、专家经验征集、地区性诊疗方案分析、多中心大样本中医证候流行病学调查、中医病机理论研究等方面研究，从中分析和把握中医证候类型和分布规律，为辨证工作提供循证医学证据，以期建立较为合理的辨证方案。文献调研采用定性、定量研究方法对近年有关辨证分型文献进行评价，专家经验征集采用国外广泛应用的德尔菲法，地区性诊疗方案分析采用定性研究方法，中医证候流行病学调查采用量表进行测量，运用统计描述、主成分分析等多元统计学方法对证候特点及分布规律进行分析，理论研究采用传统文献梳理与现代文献分析的方法对病机进行归纳和总结。

研究显示，糖尿病肾病晚期以阳虚、阴阳两虚、湿浊比率高为特点，血瘀证则贯穿于病程始终。分期辨证已成趋势，分期辨证体现了动态变化，便于临床操作，又便于中西医沟通。采用主成分分析，发现证候以虚实夹杂为主，结果表明第一主成分主要反映气虚、阳虚、痰湿、湿浊等因素信息，第二主成分主要反映了气虚、阴虚、阳虚、血瘀、湿浊等因素信息，第三主成分主要反映了气虚、阴虚、阳虚、血瘀、湿浊等因素信息。三个主成分集中了六个证素原始信息，组合相对稳定，且出现概率较高，为此，将糖尿病肾病晚期归纳为三个证型有一定合理性。

3. 肾病综合征证候分类

王奋会检索 2007～2016 年有关原发性肾病综合征（PNS）中医证型分布的文献资料，筛选合格文献，利用统计学软件对其证型、证素进行统计描述。通过整理近十年有关 PNS 证候类型的文献资料，并根据证素辨证学对其进行归纳，从而总结出 PNS 常见的证候类型：脾肾阳虚、气阴两虚、肝肾阴虚、肺肾气虚、湿热内蕴、瘀血内阻；其病位以肾为主，涉及肝、脾、肺；病性以虚为主，主要表现为阴虚、气虚、阳虚，其次与湿、热、血瘀、风、水等要素密切相关。从而提示本病的基本病机为本虚标实，本虚主要为肺、脾、肝、肾功能的失调而引起的脾肾阳虚、肝肾阴虚、肺肾气虚等，标实则以湿热、瘀血、风邪、水湿等为患。

4. 高血压肾损害证候分类

高血压和肾脏病密切相关，互为病因和加重因素。长期持续的原发性高血压，可引发肾脏入球小动脉玻璃样变，小叶间动脉及弓状动脉肌内膜肥厚，小动脉中层平滑肌细胞增殖和纤维化，管壁增厚、管腔狭窄，继发缺血性肾实质损害。

刘瑶收集 120 例高血压肾损害患者的临床资料，使用 SPSS 软件对基本资料、证候要素分布进行统计分析。结果显示，纳入患者的虚性证候要素主要由气虚、阴虚和阳虚构成，其中以气虚证素的患者例数最多，占比 83.33%；实性证候要素主要由血瘀、湿热、肝火（阳）和痰浊构成，其中以血瘀证素的患者例数最多，占比 55.83%。所有纳入病例中，单一证素者最少，占比 3.33%；双证素者最多，占比 52.50%，其中尤以气虚＋血瘀者最多，占双证素总数的 44.44%；三证素者占 44.27%，其中以气虚＋血瘀＋湿热患者例数最多，占三证素总数的37.74%。说明气虚和血瘀分别是虚性证素和实性证素中占比最高的证候要素。现阶段，关于高血压肾损害中医病机的论述较为繁杂，但总属本虚标实、虚实夹杂。本虚主要以肝、脾、肾亏虚为主，标实以血瘀、湿热、痰浊多见。高血压患者尚未出现靶器官损害或初现靶器官损害之时，临床可有肝火亢盛或肝阳上亢的表现，与部分纳入患者的证素表现为肝阳（火）的统计结果相吻合。在双证素和三证素患者中，气虚+血瘀证素组合例数最多，气虚血瘀既可单独出现，也可与湿热、肝火（阳）等证素兼见。气虚血瘀为高血压肾损害的基本病机。久病伤气，气虚是高血压病的始动因素，气虚必兼血瘀，尤其是出现肾脏损害时，血瘀较为明显，符合"久病及肾、久病多瘀"的观点。元气既虚，不能达于血管，而致血行迟滞，留而为瘀，瘀血进一步阻滞气机，则脉络不通，且瘀血不去，新血不生，新血不生则气虚益甚。如此气虚－血瘀－瘀血－气虚，互为因果，疾病遂生。

5. 膜性肾病证候分类

闫蕾等人检索CNKI（中国知网）、Wan Fang（万方数据）、VIP（维普）、中国生物医学文献服务系统（Sinomed）, PubMed、Web of Science等数据库，收集有关特发性膜性肾病（IMN）中医证候的临床研究，按纳入、排除标准进行筛选。提取资料后，对纳入文献从中医证候及其关联性研究、中医或中西医结合辨证论治类研究、专方或基本方治疗研究等三个方面进行系统分析。结果显示最常见的虚性证候依次是脾肾气虚、气阴两虚、脾肾阳虚、肝肾阴虚，其次是肺肾气虚、肺脾气虚、阴阳两虚；最常见的实性证候依次是血瘀、湿热、湿浊、水湿（气）、风湿、湿（风）瘀互结、热毒、瘀热互结。对纳入的证候研究类文献及辨证治疗类文献中本虚证和标实证的证候要素、本虚证候的病位要素进一步提取分析。本虚证候要素中，以气虚所占比例最高，其次是阳虚、阴虚。病位分布上，以肾、脾两脏为主，肝、肺亦有涉及，占比相对较小。标实证素以血瘀最为常见，其次湿热、水湿（气）多见，湿浊、风湿及热毒出现频次较低。IMN 证候类型主要是脾肾气虚、脾肾阳虚、气阴两虚、肝肾阴虚四类；兼证主要有血瘀、湿热、水湿（气）与湿浊四类。

6. 血液透析证候分类

维持性血液透析（Maintenance Hemo dialysis，MHD）是进入慢性肾脏病 5 期的患者最为主要的肾脏替代治疗方式。对于规律行血液透析的患者，虽然体内的代谢产物及水分可被透析清除，但透析间期仍会蓄积，使得患者仍然可能存在诸如水肿、乏力、腰酸、恶心呕吐、尿少等尿毒症的临床症状。中医多将其归于"水肿""癃闭""关格"等病证范畴。CKD 5 期的 MHD 患者多经历了漫长的病程，病性虚实夹杂，证候复杂多样。

（1）血液透析患者病性证素研究

袁丽莎选取 2019 年 1 月至 2019 年 5 月多中心调查的慢性肾脏病（CKD）5 期进行维持性血液透析（MHD）的患者 286 例作为研究对象，采用流行病学方法，收集一般资料及中医症状信息，同时采用舌象仪采集舌象信息，运用因子分析的方法对症状及舌象数据进行统计分析，在中医理论指导下，综合公因子中医证候含义。结果：共提取 12 个公因子，病位证素有肾、脾、肝、心、胃，以肾、脾、肝为主，病性证素有气虚、阴虚、阳虚，以气虚、阴虚为主，病邪证素有湿、热、血瘀、风动，以湿、热、血瘀为主，研究显示 CKD 5 期 MHD 患者本虚标实并见，本虚包括脾肾气虚、脾肾阳虚、肝肾阴虚、气阴两虚，实证包括肾络瘀热、肝胆湿热，虚实夹杂包括脾虚湿浊、肾虚湿热、气虚血瘀、阴虚风动。

（2）血液透析患者病位证素研究

病位证素有肾、脾、肝、心、胃，主要在肾、脾、肝三脏，病位在肾的有 8 个公因子，病位在脾的有 4 个公因子，病位在肝的有 2 个公因子。分析病位证素与病性、病邪证素之间的关系，与气虚相关的 F1、F3 病位在脾，F9 病位在肾；与阴虚相关的 F3、F11 病位在肾，F11 病位在肝；与阳虚相关的 F10 病位在脾、肾；与湿相关的 F2、F3、F8 病位在肾，F3、F5 病位在脾胃，F4 病位在肝；与热相关的 F2、F6 病位在肾，F4 病位在肝；与血瘀相关的 F12 病位在肾。可以发现，脾与气虚、阳虚、湿相关，肾与气虚、阴虚、阳虚、湿、热、血瘀相关，肝与阴虚、湿、热相关。肾为先天之本，脾为后天之本。气属阳，主动，可激发脏腑功能。进入终末期肾脏病的血液透析患者大多经历了漫长病程，加之血液透析在清除代谢产物的同时也将许多精微营养物质清除，长期必然耗乏人体正气，导致先后天不足。气虚无力，推动功能减弱，可见神疲乏力；气虚无力推动血液运行，血行迟缓，或因代谢产物蓄积，脉道不利，血行不畅，或多种病邪产物如湿浊、湿热日久化瘀，均可致血液瘀滞，症见口唇发绀，肾主藏精生髓，脑髓为肾精所化，肾精不足，则髓海空虚，脑失所养，可见健忘，可总结为气虚血瘀，病位在脾肾。

第二节　慢性肾脏病证候的表现及其采集

一、慢性肾脏病症状的规范化研究

证候的临床表现为一组相关的自觉症状与体征，症状是辨证的主要依据，因此，证候与症状关系密切，症状的规范是证候规范的前提。国医大师邓铁涛教授认为疾病可以看成是中医诊断模式的经线，证候便是这一模式的纬线，而症状则是构成这些经、纬线的无数点，因此，症状在证候学研究中举足轻重、居于枢纽地位。以下将从症状名称的规范化、症状信息采集的规范化和症状规范化研究进展等方面进行介绍。

（一）中医症状名称规范五原则

明确性原则即选用意义明确，已经为大家所了解或容易为大家所了解的症状术语，而舍弃那些含义模糊的方言症状、晦涩费解的古语症状。根据明确性的原则，首先，应用训诂学的知识，确定术语的原始临床概念；然后在《中医诊断学》《中医症状鉴别诊断学》《西医诊断学》《西医症状鉴别诊断学》等相关临床医籍中，选取现代中、西医学症状、体征术语中与之临床概念完全相符的术语作为变通正名，同时将原始名称作为别名或弃名保留。如选取"身体疲倦"作为变通正名，则"疲困""乏气力"作为别名。

古语症状不一定非得找出一个现代医学症状或现代语言表述

症状作为正名来代替，因为古语症状往往表述精炼但内涵丰富，如身体如解、身体解散、乏力、体解、身体解等，均表示身体四肢怠惰、松懈如脱、肌肉涣散无力的症状，一般症状术语里没有意义完全相同的适当术语可以代替。春秋时期是我国社会大动荡、学术思想大解放的时期。西周末年以来，礼崩乐坏，社会上，尤其是社会政治方面，出现许多名存实变、名存实亡的现象。孔子大为不满，于是提出"正名"的主张（"名不正则言不顺"）。正名问题的提出，引起了名实问题亦即名称（或概括）与实际事物关系问题的长期争论。孔子的正名论，有其政治目的，那就是要正名分，兴礼乐，修明政治；同时他也提出了准确用词和释词的问题。而中医症状术语名称的规范，不仅为了准确用词和释词以便于规范交流，更大程度上是为了以症状术语为基础的病证规范。

中医学是中国传统文化的分支，中医症状术语多数源于传承，进行以古汉语表述的中医症状术语名称规范的研究，不仅要考虑现代语言学的背景，还需要了解以古汉语表述的中医症状术语的特征及演变。基于对古汉语、现代语言的相关知识（训诂学、诠释学等），以及中医学自身规律的认识进行中医症状术语名称规范，才会做到有的放矢。故在前期古典医籍中医症状术语普查研究基础上，针对性地提出了中医症状名称规范的5个主要原则。

1. 正名或别名临床概念一致

以古汉语表述的中医症状术语名称规范，必须以训诂学知识为依据。基于训诂的中医症状术语临床概念诠释，是区分古现代中西医症状术语异同的依据，只有临床概念完全一致的术语才能合并，并从中提取正名、别名，否则绝不能合并。如"小便黄赤"和"尿如皂角汁状，色正赤"两个症状，小便黄赤临床概念比较宽泛，但是后者却说明小便色黄、色赤的程度，两者在程度上有区分，所以不能简单合并。再如"不能食"，有食欲减退，甚至不进饮食或呕不能食的区分。如"有病疿然如有水状……不能食……病生在肾，名为肾风。肾风而不能食，善惊，惊已心气痿者死"（《素问·奇病论》）。张志聪注："风木水邪，乘侮土气，故不能食，即食而亦不能多也。"《类经》十五卷第三十一注："风生于肾，则反克脾土，故不能食。"因此，此处不能食就是食欲减退的别名；再如"产妇郁冒，其脉微弱，不能食……亡阴血虚，阳气独盛……大便坚，呕不能食，小柴胡汤主之"（《金匮要略·妇人产后病脉证治》），是产后血虚津伤，胃中寒饮乘机上冲，故此处"不能食"为呕吐不能进食的别名。

2. 名称利于反映诊疗、评价信息

中医的症状多具有诊疗、评价的属性，因此，症状名称规范的前提是不能破坏其原有的诊疗、评价属性。如"发热，汗出则解"，提示太阳表证；"发热，汗出不解"，提示少阳兼阳明里实；"往来寒热"，提示少阳柴胡汤证；"蒸蒸发热"，提示阳明热盛，调胃承气汤证。"腹满不减，减不足言""腹满不减，复如故"，如果将上述两个症状术语简单转换为"腹满"，就会难以判定是里实腹满承气汤证还是里寒腹满附子汤证。"新血下如豚肝"，提示下瘀血汤顿服、瘀血得行之象，因此不能用阴道出血来轻易代替。小便黄赤的临床意义较为宽泛，而"尿如皂角汁状，色正赤"则提示茵陈蒿汤服后湿热去除之象，具有评价属性，同时提示黄疸湿热蕴结、茵陈蒿汤证，具有诊疗属性，故不能仅仅用小便黄赤来代替。

3. 现实临床名称存在具有必要性

现实临床名称的存在在表达上是不是必不可少的，该症状在普通话症状中有无存在的必要。症状术语规范化不是让症状变得简单、单调，相反地要让它更丰富多彩。某些症状有某种特殊的意义，而在一般症状术语里又没有适当的术语可以代替，或者即使代替也有细微差别的（如"踹""瞀""悗"）；有些古语症状可以表达特殊的意义、语体色彩（如"郑声""唇濈濈然"），现代症状术语里没有而又适用的东西都应吸收进来。

虽然经典医籍症状术语有称谓繁杂、表述抽象模糊、内容交错等问题，但是经典著作表述的精炼、准确也是其可取之处。因此，现阶段研究应立足挖掘现代中医症状学、诊断学中所缺少，在现实临床中有实用价值、定义明确的症状、体征，尤其是具有中医病、证属性的特殊症状（体征）原则上应完整保留，或是在不改变其原有表述特征的基础上，基于现代语言表述习惯稍加改动，相对完整保留原有表述，而不是按现代医学症状（体征）表述习惯，进行简单的拆分组合。如具描述特征的症状：腰痛如以针刺其皮中、腰痛痛如小锤居其中、腰下如冰、口中热如胶、阴下湿如牛鼻上汗等；具限定特征的症状：食则汗出、卧则喘、食即头眩；具关联特征的症状：心痛引喉、头痛引颔、腰痛引肩；并列症状：舌纵涎下，先寒后热，四肢不举，痛走膺胸背、循膺、乳、气街、股、伏兔、骭外廉、足跗上皆痛等；建议以"正名"形式重新纳入现代中医症状学体系。

4. 名称使用具有普遍性

要选择大家普遍使用的或使用频率较高的症状术语。如选足逆冷为正名，则厥在于足、足胫寒而逆、足膝逆冷、寒厥到膝、寒过于膝、从五指至膝上寒为别名；选足冷为正名，则足寒、足清为别名；选手足逆冷为正名，则手足厥冷、手足厥寒、手足逆寒、手足寒至节、手足清至节为别名；选盗汗为正名，则寝汗、寝汗出、暮盗汗出、目合则汗为别名；选便血为正名，则清血、下血、后血等为别名。

舍弃那些陈旧冷僻的古语症状如"淋露""愤"和过于口语化的方言词、只在个别地区使用的症状。例如，北方方言区内的"刺挠""迷糊"等，从普遍性原则看，应该选用"疲倦""肿胀""瘙痒""头晕"等。

5. 名称具有明确性含义

二者即使代替也有细微差别。不恰当的正名可能会造成术语表述的复杂、歧义等，再次出现不规范。

正名、别名的确定只是从表述上进行规范，不能因为规范正名而忽视或抛弃别名和弃名的临床意义，而临床意义恰恰是中医症状学体系最为核心的所在。如足逆冷（肾水者，其腹大，脐肿腰痛，不得溺，阴下湿如牛鼻上汗，其足逆冷《金匮要略·水气病脉证并治》）指下焦寒饮；寒厥到膝（一上不下，寒厥到膝《素问·方盛衰论》）指阳气逆于上而不下于足，上实下虚，阳气虚于下；厥在于足（故厥在于足，宗气不下，脉中之血，凝而留止《灵枢·刺节真邪》）指寒气厥逆，宗气不能自气街循足阳明经脉下行，脉中之血凝滞而留止。3条表述内涵相同的术语，其临床意义截然不同，如果在术语标准中仅仅纳入其中1条，很可能会丧失别名或弃名所隐喻的临床意义，因此，症状术语标准中应纳入别名和弃名。

（二）症状规范化研究现状

1. 症状信息采集规范化

受知识水平、思维能力、诊断技能和外部环境的影响，不同医生对同一位患者的症状信息采集存在较大差异。自古以来，传统中医关于症状信息的采集方法也论述不一。如关于舌象观察的流程及内容，《察舌辨证新法·看舌八法》中提出"看舌八法"，从苔色、舌质、舌尖、舌心、舌边、舌根、舌润燥、舌态变换进行观察；《望诊遵经》则强调从形容、气色、苔垢、津液和部位五个方面进行综合判定。但事实上，采集时间、观察环境的光线、医生对色调的认识、医生观察舌象全面与否都会影响症状信息的正确采集。赵燕等还进一步指出中医症状采集存在信息收集缺乏统一性、质量控制不够理想、主观因素太多、调查表结构不合理等诸多问题。此外，调查问卷缺乏科学性，临床可操作性低也将直接影响采集信息的可靠性，有必要加以规范。各类教材虽已明确了相关采集方法及注意事项，但各教材之间仍有表述不一之处。

症状信息的采集缺乏客观性，必然影响症状的诊断。研究者们也提出了一系列举措，如根据中医诊法的特点和临床实际，详细界定四诊信息的采集方法、采集步骤和注意事项，实现规范化、程序化。如望诊时对光线、观察距离的要求；闻诊时对医生嗅觉及听觉、是否配备相应的仪器设备的要求；问诊时对医生态度、患者合作程度及医患双方交流是否通畅的要求；切诊时对医生手法、受检部位定位的规范。赵燕等建议症状采集表的设计要体现中医问诊特色，采取纵、横向联想思维问诊的方法，建立一套完整的、具有可操作性的工作流程，搭建科学、合理的四诊信息整体框架；对信息采集表进行信度、效度、反应度的检测。张学虹等提出在症状信息采集规范中利用现代网络信息和多媒体技术，如借助电子病历来收集和整理临床病情资料，包含所有经过规范处理的四诊信息和西医学的各项实验室和物理检查指标，以克服临床医生主观因素的影响，使获取的信息完整、准确和客观。

2.症状量化分级问题

传统的中医诊断多侧重于定性诊断，忽略对"病"或"证"严重程度的定量诊断。由于症状是诊病的依据，不同程度的症状提示的"证"也不同，开展症状的量化分级研究，有利于更加有针对性地辨证施治，也符合现代临床研究的需求。目前症状术语中少数症状虽已有程度的描述，如"发热"可描述为微热、壮热，"口渴"可分为口微渴、口大渴，但这类量化描述比较简朴、模糊，也常因不同医者而异，在实际临床研究中的把握与操作方面存在一定困难。为满足临床、科研的需要，症状量化分级逐渐被重视，其研究方法也在不断深入，目前主要有100mm标尺法、赋权值法、视觉模拟法等，这些方法提高了症状描述的客观性，促进了症状的规范化，但仍存在量化标准不统一的问题。王天芳等对症状的变化进行量化，将症状的严重程度分为轻、中、重三级，并赋予一定的分值。刘国萍等则在此基础上增加了四级赋分法（轻度、中度、重度和严重四级）和两级赋分法。王天芳等指出，症状严重程度分级，不仅与症状的严重程度，还与症状出现频率、持续的时间、症状与外界刺激的关系等密切相关，且应考虑临床实际，在多中心、大样本的基础之上开展研究，建立统一的症状量化分级标准。同时，一些量化方法并不具有普适性，如针对一些自觉症状如失眠、健忘，以及心理、情绪和精神状态类症状，量化时要把握症状自身的特点和规律，考虑患者的主观影响。针对此类症状，中医界近年来也借鉴了国外标准化调查问卷及量表的方法。量表具有数量化、规范化、细致化等特点，较好解决了中医问诊症状软指标存在的主观性强、比较模糊和复杂多维等问题，为问诊的规范化提供了新的思路和方法。但刘国萍等认为这种方法属于主观赋权法，由于完全依赖专家的主观判断，少有严密的数学处理，故科学性和可信度往往有限。为获得较为准确的症状量化值，王明三提议可从医籍文献资料、临床医师实践经验、对病例回归分析、临床验证四个方面入手。这种方法结合了统计学的分析方法和临床检验，降低了专家意见法的主观性，具有较强的参考性。

3. 症状临床诊断意义的规范化

临床上各个医家通常以自身的学术体系、临床经验来阐释症状的诊断意义，导致同一症状的诊断意义在程度和范围上有所不同。而且，关于临床意义的表述，有以病名表述的，有以病因病机表述的，有以病性或病程表述的，还有多种表述混杂在一起的，没有统一的标准。

中医讲求"司外揣内"，通过观察疾病外在呈现出的症状，可以帮助推知疾病内在的病理性质，认清症状与病机、证之间的关系。但症状与证之间也并非是简单的一一对应关系，一个症状往往与多个证有关。相同病机可表现出不同的症状，不同的症状，又可导源出不同的病机。关于症状临床意义的描述，有的描述过于绝对，如自汗主气虚，盗汗主阴虚，可能与临床实践不符。尤其是一些非特异性症状，如发热、头痛，其涵义范围广，提示的病机涉及面也广，即可出现在多个病证中，因此有必要对病机和症状之间的多元关系进行梳理，以便于临床准确辨证。近几年学界开始关注症状与诊断之间计量关系的研究。如朱文锋等通过加权赋值的方法，将病的轻重与复杂程度对症状的贡献度作为确定各辨证要素是否成立的依据。刘保延等强调，中医证候的辨识与症状的部位、性质和加重缓解因素有关，而非症状的叠加。后来一些学者开始尝试采用量表。如李爱玲以不寐病为例，制定了中医证候要素辨证量表；林逸轩等基于多维度统计学研制出了糖尿病周围神经病变中医症状量表，提高了临床的可操作性，增强了辨证的准确性和客观性，也为中医临床疗效评价提供了客观、可量化的依据。

随着信息技术的发展，近年来一些学者尝试结合计算机技术的数据挖掘算法（如朴素贝叶斯算法、支持向量机算法、人工神经网络算法、关联规则算法、随机森林算法）预测症状和证候的关系。但由于中医数据来源众多，数据挖掘前的数据统一与规范的过程较为繁杂，因此除了数据专家外，还需要中医专家参与，系统、全面地研究各种症状的性质、特点、相互关系。必要时进行专家论证和临床调研来规范症状的临床意义。

4. 症状规范化方法研究

（1）建立系统标准体系

近年来，越来越多的学者开展中医药术语规范化研究，其中对中医"症"的规范化研究是重点也是难点，各学科组织之间应加强沟通，针对现状问题，融合术语特点，成立统一的组织或协会，建立完整的中医药信息术语标准化方法学体系，从中医基础到中医诊断、中医内科等各学科，统一规范对中医"症"的描述。

（2）开展中医"症"的量化

分级"症"的量化是定量化诊断"证"的基础，因此开展

"症"的量化分级是研究的必然趋势。梳理历代文献可知，中医对症状的量化自古有之，如对症状持续时间采用"热三日""热五日"等描述，对症状程度采用如"月经量少""月经量多"等描述，但中医对症状的描述并未实现根据具体量的多少进行一个明确、客观的分级，量化描述比较简朴、模糊，常因医者的不同观察角度、临床经验等出现差异，在实际临床操作中准确、规范、统一描述症状存在一定困难。近年来，有学者运用症状分级赋分法和 100mm 标尺法进行中医"症"的分级量化。前者常根据症状的性质特征、出现频率、出现情境、持续时间、伴随的其他症状、对药物的依赖程度、与外界刺激的关系及对日常生活影响程度等作为划分的依据，对症状采用轻、中、重的概念进行量化，分布赋予分值：1 分、2 分、3 分，类似的还有四级赋分法以及二级赋分法。而 100mm 标尺法则规定每一项症状为从 0 ~ 100mm 为症状取值范围。统一的症状量化分级标准，应建立在群体调查的基础上，借助如问卷调查，专家咨询等方法使中医专家、语言学家等对中医症状体征描述及内涵的规范达成共识，确立量化分级的标准，并通过临床多中心、大样本的验证使其逐步完善，形成标准规范。

（3）规范信息采集过程

中医"望、闻、问、切"四诊是获得症状信息的基本途径，《医门法律》所说："望闻问切，医之不可缺一。"但医生因为各自的知识水平、临床经验不同，获得的症状信息有所差异，故四诊采集过程更需要规范。在四诊采集过程中既要重视不同诊法的特殊性，又要强调诊法合参的"全面性"，以保证采集过程的"规范性"和所采信息的"准确性"。因此，全面、规范、准确是四诊信息采集应遵循的3个核心原则。此外，可适当借助于现代科技手段，更好地促进中医四诊信息的客观量化。

（4）借助微观指标辨证

"微观辨证"是对中医宏观辨证的深化和扩展，在中医基础理论的指导下，运用西医学技术，从器官水平、细胞水平、分子水平、基因水平等较深层次上辨别证，可弥补既往中医某些疾病的诊治不足，如对于有些病轻暂无明显临床症状的疾病，如高血压、糖尿病及恢复期症状不明显的疾病，借助现代检测方法，通过微观辨证可发现其潜在证候。此外，可提高临床诊断的准确性，在分析中医证候的病理基础时，可将现象与本质、功能与结构统一起来以揭示证的本质，有利于中医"症"的客观化、规范化。

总之，"症"的术语规范化是中医证名规范化、病名规范化，乃至整个中医体系规范化的前提和基础。其现状尚不能满足科研与临床的实际需求，只有先做好"症"术语规范化这项工作，证名规范化、病名规范化才能按部就班地进行。这是中医界一项较大的、渐进的、值得不断探索的工程，今后应加强其研究及研究成果的推广与使用。

5.中医"症"规范化描述

（1）明确症名概念

统一规范症名首先应对每一症名做出明确定义，诠释其内涵与外延。如"言语颠倒"指患者神志清醒，但语言前后颠倒，错乱无序，语后自知，不能自主，又称"言语错乱""错语"。中医诊断学所讲的大部分症状和西医学所讲的症状并无太多差别，但应当注意的是，应排除西医学对中医"症"概念的影响，明确中西医症名的区别。如中医的"发热"与西医的"发热"相比，除了体温升高，中医认为自觉发热也是发热的一种，再有中医的"腰痛"指下肢、腹、背疼痛，西医的"腰痛"指腰腿、腰背、腰骶等疼痛，其范围存在差异等。

（2）规范统一症名

中医采用自然语言描述生命现象，不同时代和不同地域的语言习惯造成同一生命现象存在不同描述方式。规范症名即在明确症名内涵的基础上，制定一定规则，将描述同一症状的不同称谓，一个定为正名，其余定为别名。朱文锋等认为症名应与中医基本理论一致，以能体现中医特色、最符合语言习惯者作为正名，"以中为主，能中不西"。张学虹等主张在建立规范症状的同时，将能准确反映病情的词语，并且是现代临床常用语的术语作为规范名，即正名。除此之外，规范症名应区分病名与症名。中医存在大量将症名作为病名的现象，其实质是中医整体观念的表现，症是构成证、病的基本单位，三者之间密切相关。因此规范中医症名应从整体角度出发，将病、证、症三者统一进行规范化整理。

（3）界定命名方式

中医症名按临床特征可分为两类模式，一为部位加上脏腑功能，二为症状性质和加重缓解因素。不同医者对同一症状的不同理解导致其对症状的描述方式不同，如"胸痛"又名"胸疼""胸疼痛""胸部疼痛"等，中医对同一症状的多种表达方式体现了中医"症"命名缺乏严谨的方法学理论。硬性规定中医临床术语是中医学可靠、不断发展的前提，"症"的规范化研究不仅仅应将其统一名称，更应在此基础上统一命名的模式与方法。借鉴现代自然科学命名原则的形式逻辑规定，以中医理论为指导梳理历代医家对"症"的描述，分析中医症名的概念、命名特点及形成的思维方式等，通过现代统计或专家共识等方法，开展"症"命名的方法学研究，对中医"症"命名模式进一步规范和统一，为后世命名提供可遵循的依据。

（4）拆分复合症名

症状反映观察者对疾病的观察角度，是用于区分不同疾病状态或患病人群具有借鉴作用的生命现象，独立症状主要是指将复合症状按照一定的规则进行拆分，邹莹等诸多学者认为为规避多重关系理解歧义，症状描述单一化，复合症状应予以拆分。朱文锋教授提出"症状各自独立"的原则，即"针对两种或两种以上表现的症状表述，原则上不宜合称为一症，否则难以正确反映病情"。如小便短赤应拆分为尿短和尿黄两个症状。值得强调的是，症状之间不是完全独立存在的，症状之间除了同一关系、包含关系，还存在如反对关系、矛盾关系、判断关系、因果关系等。张志强等提出拆分复合症名要重视拆分后术语的完整性和独特性，避免丢失或割裂原有组合的诊疗和评价信息。

（5）区分症状轻重

中医学侧重于对患者症状的定性诊断，多以"有"和"无"对症状进行描述，对症状程度的描述多以描述性语言进行说明，如大热、壮热、微热，口微渴、口大渴、口渴引饮等。症状的主、次、轻、重，其诊断价值不相等，因此，明确症状的程度，对症状轻重进行分级和量化对症状的准确性、规范化意义重大。但应注意中医以症为据，从症辨证，辨证是基于整体观念对病体的邪正状况、病变本质做出判别，症与症间亦不是孤立的，分级、量化症状应从整体角度出发，体现整体辨证。

（6）避免诊断性症名症状

作为辨证、辨病的证据，其存在不依赖于任何人，反映特定的生命现象，其命名应具有可观性，如所谓阳明潮热、绝汗、舌边瘀斑等，"阳明""绝""瘀"均属诊断性术语，应改为描述性症名，称日晡潮热、冷汗、舌边紫斑等。

（7）纳入客观指征

中医通过四诊采集临床症状，症状主要靠医生或患者感官获得，个体差异、感官灵敏度等限制，使得中医"症"存在主观性强，难以量化，多采用描述性的语言，限制生命状态的探索，对四诊无法感知的现象采集困难，症状全面性受到限制。生命状态存在多维性，规范中医症状应重视客观指征，尽可能全面收集患者信息，并将客观指征赋予中医内涵，目前已经展开诸多相关研究，并取得了可喜的成果，如张笑平《西医检测中医治疗——微观辨证论治》、解建国的《中医微观辨证学临证要略》。将中医四诊获得的信息与理化检测相互补充，有利于避免主观因素的干扰，使病理信息尽可能真实，对生命状态的描述尽可能全面。

6.慢性肾脏病症状规范及证候要素的研究

刘变玲等人为临床流行病学调查表的制订提供参考，也为下一步临床辨证分型标准的研究提供某种可供参考的依据，通过整理了 11 年的文献，总结有关慢性肾小球肾炎的常见症状，分析本病中医证候分布情况并提取证候要素。

进入 CNKI 中国期刊全文数据库新版检索页面，运用检索词为"慢性肾小球肾炎"和"中医"或"肾病综合征"和"中医"，检索项选"题名"，匹配选"精确查询"，排序方式选"无"。检索期限为 2002 年 1 月 1 日至 2012 年 1 月 1 日。检索到相关的记录文献 528 篇。

文献纳入标准如下：①与中医药类相关的中医或者中西医结合的文献。②与慢性肾小球肾炎相关的理论叙述、辨证论治、专家经验总结或者病案记载的文献。③文献规范原则，对于辨证分型、症状描述相同及一稿两投的文章，以一篇计。

文献排除标准如下：①综述类相关文献。②无明确作者或年代记录的相关文献。③临床病案要求病例数少于 30 例。④有具体病案记载，但没有明确诊断的论文。⑤动物实验研究相关文献。

按照上述纳入与排除标准，在 528 篇文献中筛选出 266 篇临床研究文献。

参照全国科学技术名词审定委员会颁布的《中医药学名词》《中医诊断学》及《中医症状鉴别诊断学》规范各种症状及证候的名称。同时提取证候要素。研究结果显示出现频数超过 100 次的症状是乏力 124 次（占 6.45%），水肿 122 次（占 6.34%），腰膝酸软 111 次（占 5.77%），食欲不振 105 次（占 5.46%）。出现频数超过 50 次的症状是脘腹胀满 91 次（占 4.73%），便溏 88 次（占 4.58%），口干 87 次（占 4.52%），五心烦热 79 次（占 4.11%），咽干 75 次（占 3.90%），畏寒肢冷 72 次（占 3.74%），腰痛 61 次（占 3.17%），面色晦暗或黧黑 60 次（占 3.12%），面色萎黄 60 次（占 3.12%），耳鸣 56 次（占 2.91%），头晕 53 次（占 2.76%），尿少色黄 51 次（占 2.65%）。

出现频次在 10 次以上的证候类型有 13 个，分别为血瘀证 135 次（占 13.26%），湿热证 114 次（占 11.20%），脾肾阳虚证 113 次（占 11.10%），脾肾气虚证 102 次（占 10.02%），气阴两虚证 100 次（占 9.82%），肝肾阴虚证 90 次（占 8.84%），肺肾气虚证 66 次（占 6.48%），水湿证 58 次（占 5.70%），外感证 53 次（占 5.21%），湿浊证 51 次（占 5.01%），阴阳俱虚证 21 次（占 2.06%），热毒内盛证 12 次（占 1.18%），肝郁气滞证 11 次（占 1.08%）。

病位证素及出现频次：肾 419 次（占 18.98%），脾 230 次（占 10.42%），肝 107 次（占 4.85%），肺 68 次（占 3.08%），三焦 1 次（占 0.05%），少阳经 1 次（占 0.05%）。病性证素及出现频次：气虚 295 次（占 13.36%），阴虚 246 次（占 11.14%），湿 236 次（占 10.69%），阳虚 162 次（占 7.34%），血瘀 143 次（占 6.48%），热 136 次（占 6.16%），风 59 次（占 2.62%）。

文献研究发现，本病中医症状及证候呈现多样化，从某种程度上提示该病的复杂性，以及目前对该病证候认识的不统一性。文献研究发现，研究者对该病的辨证分型有一定的规范，但临床上辨证分型仍是自成一家，从而制约了科研的发展。

从症状去分析，出现频数前 10 位的症状依次是乏力、水肿、腰膝酸软、食欲不振、脘腹胀满、便溏、口干、五心烦热、咽干、畏寒肢冷。主要表现为消化系统症状。有些慢性肾脏疾病患者首诊症状表现为食欲不振、脘腹胀满、便溏等，往往容易误认为消化系统疾病，肖怀金等报道了 38 例以消化系统症状为首发症状的慢性肾衰竭患者，因此出现食欲不振、脘腹胀满等症状时，应注意鉴别以免误诊。

从辨证分型的参考标准去分析，有 56.02% 的文献是自拟分型或在文章中未提出辨证标准。有 21.05% 的文献采用会议制定的标准，在 56 篇采用会议标准的文献中，共涉及 8 次会议制定的标准。只有 22.56% 的文献采用《中药新药临床指导原则》中有关慢性肾小球肾炎辨证标准。由此可见，目前中医研究者在对疾病的辨证分型标准上，还存在一定的混乱局面，中医学辨证分型的研究迫切需要一个相对统一的标准，如何制定统一的标准亟待我们中医工作者解决。

从证候要素的角度去分析，病位类证素频数排前4位的分别是肾、脾、肝、肺。病机、病性类证素中频数排前4位的分别是气虚、阴虚、湿、血瘀。由此可提示本病的病位及正虚邪实的基本病机。文献研究中共出现56个辨证分型，但只出现21个证素。由此可见，证素可以使复杂的辨证分型化繁为简。这种思想符合中医证候复杂性、多变性、动态性、灵活性的特点，避免了以证候为研究单位过于繁杂的问题，具有较为广泛的应用前景。证素的应证组合体现了"有是证，用是药"的思想。证素研究在中医学规范疾病辨证分型方面大有可为之处。

通过回顾性的文献研究，分析慢性肾小球肾炎的症状及证候要素，初步探讨慢性肾小球肾炎常见症状及证候要素的分布情况，为下一步临床辨证分型标准的研究提供可供参考的依据。

二、慢性肾脏病证候信息的采集

无论是慢性肾脏病还是其他疾病，中医的证候诊断均是通过四诊来达到症状信息采集的目的。四诊信息是疾病表现于外的信息的抽象概括，其质与量关系到对疾病的分析和判断。以整体观念为基础，中医诊断分别从望、闻、问、切4条不同途径诊察和收集病情信息，其原理是"司外揣内"。目前，临床四诊信息采集的不全面、不可靠已经成为影响中医辨证的突出问题，故在进行四诊信息采集时既要重视不同诊法的特殊性，又要强调诊法合参的"全面性"，更提倡借助于现代系统科学技术，实现中医诊断客观、量化，以保证信息采集过程的"规范性"和所采信息的"准确性"。因此，需要再次梳理中医四诊的含义，从不同角度、多个层次详细解释四诊信息采集需遵循全面、规范、准确的原则，为进一步规范中医四诊信息采集、促进辨证的正确性提供理论与可实践的思路。

（一）四诊方法与原理

疾病是一个复杂的过程，望、闻、问、切四诊，分别从不同的角度检查病情、收集资料，各具独立意义和基本内容。《医门法律》说："望闻问切，医之不可缺一。"然而，因传统中医四诊的采集过程常伴主观性和模糊性的特点，故在中医诊断现代化发展中，研究者逐步注重借助于现代科技手段，以促进中医四诊的客观、量化。

1. 望诊

中医学四诊当中，望诊居于"神圣工巧"之首，《难经》云："望而知之谓之神"，是指医生运用视觉察看患者的神、色、形、态、舌象及排出物等外在征象来收集病情资料，以了解病情的方法。作为诊法中形成和发展最早的一种，望诊最为直观方便，也最快最灵敏。有研究表明，通过人视觉所获得的信息量约占人全部器官获得信息量的80%，故望诊在客观获取病情资料中占有重要地位。

目前，传统中医望诊方式与迅速发展的系统科学技术不断结合，尤其在面、舌望诊系统研发方面取得了长足进步。一般来说，望诊系统主要由图像采集系统和特征处理系统构成。其中，图像采集系统通常由光源、感光系统和采集环境3部分硬件组成；而面象特征处理系统则由面象特征提取、色彩校正、图像分割等面象特征识别与分析软件组成。以舌诊仪为例，其在中医理论指导下，通过数字舌图像采集系统与规范化舌像特征处理系统来提取舌部客观量化指标，以研究病证与舌象之间、舌象与症状指标之间的相关性，对不同疾病中特定证候的中医舌诊客观化有重要意义。

2. 闻诊

闻诊属中医四诊之一，《素问·阴阳应象大论》云："善诊者，察色按脉，先别阴阳；审清浊，而知部分；视喘息，听音声，而知所苦"，明确了闻诊的具体内容主要是"视喘息，听音声"。《难经》进一步继承和发扬了《黄帝内经》中闻诊的理论，并谈到嗅气味的方法。目前，中医诊断学规范教材定义为闻诊是通过听声音和嗅气味以了解健康状况、诊察疾病的方法。其中，听声音是指诊察了解患者的声音、呼吸、语声、咳嗽、呕吐、呃逆、呵欠、肠鸣等各种声响；嗅气味是指嗅病体和排出物及病室的异常气味。因声音和气味都是在脏腑生理活动和病理变化中产生，故可通过声音和气味的异常变化诊断病证。

无论是声诊还是嗅诊，大多依赖医生主观判断，缺乏明确定性定量的客观依据。近年来，有学者提出利用物理学和声信号的数学分析处理方法对中医闻诊进行检测分析，这对促进闻诊客观、规范具有重要意义。在声诊方面，常见的语音提取方式分为选择元音与选择字句两种，通过对音高、音强、音长、音质等反映语音特点的最基础的物理要素进行研究进而分析证候特点。而嗅诊主要是测量或检测气体分子作用于受体产生的物理振幅或化学产物，再利用传感器阵列技术、红外光谱法、气相 – 液相色谱分析等进行研究。

3. 问诊

问诊为患者症状信息的最主要来源，是通过对患者或其陪诊者进行有目的的询问，以了解疾病的发生、发展、治疗经过、现在症状及其他与疾病相关的情况，从而诊察疾病的方法。《素问·征四失论》云："诊病不问其始，忧患饮食之失节，起居之过度，或伤于毒，不先言此，卒持寸口，何病能中，妄言作名，为粗所穷，此治之四失也。"其突出强调了问诊应询问发病原因及疾病发展过程。明代张景岳创作的《十问歌》较全面地归纳总结了问诊的内容、顺序及其辨证意义。影响疾病的因素很多，问诊的目的在于充分收集其他三诊无法取得的病情资料，尤其在疾病的早期，患者尚未呈现客观体征，仅有自觉症状时，可通过问诊抓住诊断线索。

目前，已经成功开发出了中医智能化问诊系统，把中医理论与计算机智能信息处理技术结合，构建具有人机对话和互动功能的中医问诊训练体系，以实现智能分诊或临床辅助诊断。该系统一般由前台模板、问诊处理模板、诊断模板和数据库管理模板构成。医疗机构可通过前台问诊模板对用户的基本信息进行采集，并通过诊断模板对症状信息进行诊断预测，而后前台模板将显示诊断预测结果与分诊信息。

4. 切诊

切诊是医生用手对就诊者的某些部位进行触、摸、按、压，从而了解人体状态、诊察病情的方法。《灵枢·刺节真邪》曰："凡用针者，必先察其经络之实虚，切而循之，按而弹之，视其应动者，乃后取而下之。"切诊起源与经络学说密切有关，通过循经切按，动察异常，以诊疗疾病。而在后世发展中，人们逐渐发现经脉循行处浅表动脉的异常搏动，可以用以分析脏腑气血阴阳等状态。《素问·三部九候论》中指出通过诊察上、中、下3部有关的动脉，以判断病情，使得脉诊逐渐从循经诊病中脱离出来。《难经》在此基础上，首创寸口分部，分寸、关、尺三部与脏腑主病，阐发寸口异常脉象及预后推测，这对中医脉诊理论产生了深远影响。

关于脉诊，常有"心中了了，指下难明"的说法，相比于其他诊法，脉诊显得更难以把握。然而，由于脉诊在中医四诊中不可替代的地位，从古至今，对其研究层出不穷。目前研究者多从脉象的"位、数、形、势"出发，利用传感器、脉象识别技术等来代替手指感觉，通过对脉象信息的采集分析处理，获得客观定量指标。此外，切诊的现代化研究还包括穴位仪的研发，其主要借助于中医电测量技术，根据经穴和非经穴之间电阻的差异进行穴位的探测从而进行穴位识别。

（二）四诊信息采集原则

临床上，在四诊采集过程中既要重视不同诊法的特殊性，又要强调诊法合参的"全面性"，以保证采集过程的"规范性"和所采信息的"准确性"。因此，全面、规范、准确是四诊信息采集应遵循的3个核心原则。

1. 全面

"全面"原则是指四诊信息采集的全面性，需要从多角度、多方面、多层次对四诊信息进行采集。

（1）多维度收集信息

中医的四诊是从不同方面、不同途径诊察病情，彼此相互独立，相辅相成，对于诊病及辨证有着举足轻重的作用。收集病情资料应立足于中医的整体思维，注意信息的完整、丰富、系统性，而"一望而知"或凭脉辨证的做法，不符合中医诊断的基本原则。李灿东教授提出从宏观、中观、微观不同维度采集患者信息，以全面掌握病情，实现对健康状态的把握。

（2）注意阴性鉴别症状

临床中需把握阴性症状的意义，如口不渴、大便正常、手足温、舌淡红、苔薄白等，常具有鉴别诊断的意义，《伤寒论》中常以口不渴说明津液未伤，大便如常则说明病不在阳明肠腑。如《伤寒论》第125条："太阳病，身黄，脉沉结，少腹硬，小便不利者，为无血也。小便自利，其人如狂者，血证谛也，抵当汤主之。"其以小便自利还是不利区分病在气分还是血分。因此，不仅要了解阳性症状、四时气候等情况，还要注意患者的阴性症状，方能准确把握病因病机，实现"以治无过，以诊则不失矣"。

（3）重视病势不断完善

全面系统性收集四诊信息是临床上被着重强调的，但难以面面俱到，故临证时需根据实际情况有目的、有条理地进行四诊信息的采集。收集四诊时需结合疾病的缓急轻重，如面对危急重症，要求医者抓住患者最突出的症状、体征，并围绕这一症状、体征收集资料，尽可能在短时间内做出初步诊断，这需要医者有较高的诊疗水平。而后期医者需密切关注病情发展，并不断地收集资料以修正、补充初步诊断，实现辨证的全面性。

2. 规范

"规范"原则主要是指对四诊信息及其采集过程进行规范，如此实现四诊操作的可重复性和可行性。

（1）描述规范化

首先，由于中医学术自身的复杂性和特殊性，以及中国文字的丰富性，使得中医学对症状的描述生动有余、规范不足。再者，中医症状的描述还存在主观模糊、多词一意、标准不统一、新的术语不规范等情况，这无疑限制了中医四诊进一步推广应用。因此，要对症状进行规范化处理，克服症名不规范、内涵外延欠明确、症状表述模糊、症状间质量差别不明显、鉴别诊断欠清晰等缺点。此外，中医四诊的规范化还应有利于反映病情本质，如新病不欲食的临床意义不大，久不欲食则常提示脾胃虚弱，若笼统地将所有的情况称为不欲食则不利于认识疾病本质。

（2）采集规范化

因临床工作错综复杂，常存在有些病情资料采集过于匆忙而未规范操作，从而影响四诊信息的客观性。为了使病情资料真实可靠，必须认真地应用每一种诊法。首先，医者需要掌握中医四诊基本方法，避免"按寸不及尺，握手不及足"的草率作风。其次，应尽量避免先入为主和主观臆测，防止采集四诊信息时的主观性和片面性。再者，还要求医者能够有良好的耐心和职业操守，规范地完成"既定动作"以免贻误病情。另外，中医诊断仪器的研制从不同方面为中医信息规范化采集提供了有力支撑，可良好实现可重复与量化的作用。

3. 准确

"准确"原则是指通过四诊收集的病情资料必须能够客观、真实地反映病情。

（1）客观收集四诊资料

影响四诊信息准确性的因素主要来自3方面。首先，疾病的临床表现常复杂多样、真假错乱；第二，临床上患者由于受年龄、教育等因素影响，提供的病史及相关信息会出现表达欠准欠全，甚至有隐讳、夸大等情况；最后，四诊信息的判断与描述通常由一个医者完成，因此，临床所采集到的四诊信息必然存在一定的主观性。所以，临床医生需要具备极强的专业素养，在临床中不仅不能被假象所迷惑，要善于透过现象抓住疾病的本质，还要能够耐心细致地倾听，多方面反复询问，尽可能排除各种干扰因素，以保证病情资料采集过程中做到客观、准确，最大限度地接近患者的实际情况。

（2）借助现代科学技术

针对中医的主观性与模糊性等问题，中医可以积极引进声、光、电、磁等现代科学仪器和技术，以提高诊断的准确性。一方面，在立足中医思维基础上，积极研制和引进新的检测仪器，并提高其在临床的实用性；另一方面，借助于现代人工智能技术，创立和验证行之有效的独特诊法、局部诊法等，以进一步丰富诊察的内容，而不能永远停留在传统诊断的"三个指头、一个枕头"的水平上。

总之，患者病情变化错综复杂，临床表现有显隐真假微著之别，病证有先后、主次、标本、合病、并病、兼夹之异，医生要从千变万化、纷纭复杂的表现中，抓住疾病的本质，对病、证做出正确的诊断。这要求在处理临床资料时，从四诊合参的原则出发，对患者进行全面而系统的检查，发挥医者的主导作用，将诸种诊法综合运用，同时借助中医现代化仪器设备，实现从多层次、多角度收集全面、规范、准确的四诊信息，并建立标准、客观的诊断模式，以提高辨证论治的正确性，提高临床疗效。

（三）量表制定

王天芳等人运用制定的症状采集表在全国 6 个中心进行调查，选择连续就诊的门诊或住院患者，在同一时间由经过培训的 2 名合格的调查医师分别对同一名患者进行症状信息采集并填写信息采集表，比较不同医师之间对同一症状所评打分值的相关系数。其目的是探讨借鉴信度评价的方法对慢性肾衰竭证候研究中所采用的临床症状信息采集表进行评价和优化，以期制定一个可靠有效的症状采集表。在证候的研究中常需要制定一个症状的采集表来收集症状并判断证候，因而症状采集的质量对于证候的辨别是十分重要的，特别是在涉及很多采集人员的多中心大样本的调查中，不同中心的不同采集人员对于同一采集表中同一症状的理解把握难免会有所不同，为做到基本一致，除对采集人员统一培训外，采集表的结构和内容等对于控制偏倚、提高科研质量也有着十分重要的作用。以下将介绍慢性肾衰竭证候研究中所采用的临床症状信息采集表的制定情况及如何借鉴信度评价的方法来对采集表进行评价并优化其结构和内容等，以期通过此种方法制定一个合乎疾病症状分布特点的可靠有效的症状信息采集表。

慢性肾衰竭临床症状信息采集表的制定：

1. 症状的来源、选择和分级

从中国期刊全文数据库中检索大量公开发表的与慢性肾衰竭相关的期刊文献，按一定标准选择文献，并分析慢性肾衰竭常见的临床症状，同时按照中医名词委颁布的《中医药学·基本名词术语》《中医诊断学》《中医症状鉴别诊断学》等对文献中出现的各种症状的名称进行规范统一。建立症状数据库，分析症状分布特点，并以此分析结果作为文献依据，参考各症状出现的频次及

临床实际，选择合适的症状。症状的分级既要简洁易懂又要符合
临床实际，还要考虑到具体症状的特点，结合症状的形象进行描
述。主要结合王氏认为的症状的性质特征、出现频率、出现情境、
持续时间、伴随的其他症状、对药物的依赖程度、与外界刺激的
关系及对日常生活影响程度等项目中的1项或多项进行考虑，并
参考《中医量化诊断》《中药新药临床研究指导原则》等。一般将
中医症状分为无、轻、中、重四级，对分级较难或分级无太大意
义的少量症状可分为有、无二级，并赋予一定的分值（如无、轻、
中、重分别为0、1、2、3分）。疼痛类症状从疼痛程度、疼痛部位、
疼痛性质、疼痛特点、疼痛持续时间、疼痛频率等几方面采集。

2. 采集表的结构

采集表的基本结构主要包括慢性肾衰竭的诊断和分级标准、
知情同意书、患者一般资料、病史特征、体格检查、中医症状、
实验室检查、质量审核、采集流程图等。作为主体的中医症状部
分分为13大类，具体如下：①全身症状（畏寒、手足心热、自
汗、盗汗、神疲、乏力、懒言、烦躁、精神抑郁、身重）。②肌肤
症状（皮肤干燥、皮肤瘙痒、皮肤瘀斑、肌肤甲错）。③头面症状
（面色、头痛、头晕、头胀、头重、目涩、目眩、咽干、耳鸣）。
④心胸症状（心悸、胸闷、气短）。⑤脾胃及腹部症状（恶心、呕
吐、胃脘胀满、腹胀、腹痛）。⑥腰部及四肢症状（腰痛、腰膝酸
软、腰冷、手足不温、手足抽搐、肢体麻木、四肢疼痛）。⑦饮食
口味相关症状（纳呆、口黏、口淡、口苦、口咸、口干、口臭、
渴不欲饮、口渴喜饮）。⑧睡眠相关症状（失眠、多梦、嗜睡）。
⑨二便相关症状（便溏、便秘、泄泻、大便不爽、大便颜色、小
便颜色、无尿、少尿、夜尿频多）。⑩妇科男科症状（经色、经

质、经量、月经周期、阳痿、早泄、性欲减退）。⑪水肿类症状
（颜面浮肿、四肢浮肿、胸水、腹水）。⑫舌象。⑬脉象。将初稿
制定好以后，交与专家进行评议，根据专家意见，再将采集表进
行优化，完善成为调查用表。

3. 病例的纳入及排除标准

纳入标准：①符合慢性肾衰竭诊断标准。②病情分级属于第
2期、第3期或第4期，并且在症状采集前的1个月内未进行过透
析治疗。③年龄在18～65岁。④签定知情同意书，同意参与本
调查，依从性好。

排除标准：①合并有严重的呼吸、心脑血管、消化、血液系
统等原发疾病，以及目前并发感染及精神病、传染病患者。②妊
娠或哺乳期妇女。③具有治疗药物产生的明显的副作用症状者。

4. 调查方式

运用制定的采集表在全国6个中心进行调查，6个中心分别
是辽宁（辽宁中医药大学第一附属医院）、山西（山西中医药大学
第二附属医院）、北京（中国中医科学院望京医院、北京中医药大
学东方医院）、湖北（湖北省中医院）、山东（山东中医药大学附
属医院）、陕西（陕西省中医医院）。调查时间是自2005年8月10
日至2005年8月31日，选择连续就诊的门诊或住院患者，在同
一时间由经过培训的2名调查医师（至少1名为副主任医师及以
上职称）分别对同一名患者进行信息采集并填写信息采集表。除
陕西调查完成10例患者外，各中心均完成20例，共计110例患
者、220份采集表。

5. 统计分析

首先将各中心的信息采集表按采集医师 1、采集医师 2 分别输入根据信息采集表建立的 Epidate 2.0 数据库，然后再将各中心的数据库按采集医师 1、采集医师 2 分别合并成一个全国的数据库，将各中心和全国的 Epidate 2.0 数据库分别转化为 SPSS 13.0 数据库文件，参照评分者信度（inter-score reliability）评价的方式，利用 SPSS 13.0 软件分别计算全国和各中心的各个症状的 Spearman（斯皮尔曼）相关系数。

6. 结论

信度最早是由 Spearman（斯皮尔曼）于 1940 年引入心理测量的，在心理学中的要求也是最突出的，是指测验结果的一致性或可靠性程度，一般多针对量表。主要有 Alph 信度系数、重测信度、拆半信度等。评分者信度是考察不同评分人之间对实际得分的影响，主要反映稳定性和可靠性。当 r 值为 1 时，说明两组数据完全相关，即两名医师对所有受调查患者的此项症状打分完全一致。调查中发现，症状量化分级比较客观的症状其结果往往很一致，比如无尿、胸水、腹水等。无尿即尿液的有无，是个很客观的情况，而胸水和腹水则是以 B 超示少量、中量、大量液体作为分级的参照标准，故结果也容易比较一致。可见症状分级的质量对于一致性的影响很大。对于 r 值不太高的症状，考虑这可能与不同采集人员对症状定义的理解不太一致、调查过程中问询方法不当或者症状的分级与临床不是很符合等有关，这些症状都是需要进行分析和调整的。各中心的每个症状的 r 值也不尽相同，可以根据这些 r 值去分析不同中心存在的问题，从而有针对性地加以解决。r 值过高值偏多或过低值偏多，也都可能反映出不同中心采集医师的科学态度，课题负责人发现问题后要提出质疑或给予警告，以增强其责任心和提高调查质量。根据多数学者的观点，任何测验或量表的信度系数如果在 0.9 以上，则该测验或量表的信度甚佳；信度系数在 0.8 以上都是可接受的。此研究的分析结果说明尚不能认为进行症状信息采集的两位不同评分者之间存在着较大差异，即采集表的可靠性良好。故而评价的过程亦为采集表的质量提供了数字的依据。

从调查到进行信度评价的过程中还可发现表中一些结构或内容上的问题，例如疼痛持续时间、疼痛频率不太好细化为具体时间和次数，考虑修改为用偶尔、经常、持续三级进行分类；大便颜色和小便颜色受药物等影响较大，考虑不再进行调查；对于妇、男科症状，患者往往回答不够确实或拒绝回答，应注意询问的技巧；调查的症状不够全面，需要考虑增添胁胀、胁肋疼痛、健忘及带下症状等。调查的过程还加强了各中心对科研目的及采集流程的认知，促进了相互的了解和信任。总之，运用此种方法能起到帮助修改完善采集表及控制和减少调查中误差等作用。

第三节　慢性肾脏病证候的分布及演变规律

一、慢性肾脏病证候的分布规律

近年来，通过文献数据挖掘和临床研究两大途径，对于慢性肾脏病各阶段证候特征的探索和各种慢性肾脏病证候特征的研究愈发深入，相关研究报道层出不穷，结合既往研究，以下将对慢性肾脏病整体的证候分布特征及主要类型的慢性肾脏病证候特征进行总结。

（一）慢性肾脏病整体证候分布规律

目前，慢性肾脏病证候的分布规律研究也取得了一些成果：CKD 中医学中属"水肿""癃闭""关格""虚劳"等病证范畴。病位主要在脾肾，以脾肾亏虚为本，以水湿、瘀血、浊毒为标，本虚标实、虚实夹杂。《黄帝内经》有言："年四十，而阴气自半也……年六十，阴痿，气大衰"，老年人又多处于气虚状态，气虚又可进一步发展至阳虚，因此本虚证中以阳虚证最多，阳虚导致水泛，标实证以水气证为主。

天津中医药大学第一附属医院对 213 例 CKD 4 期患者的中医证候分布进行探索，研究发现水湿证 78 例，气虚证 69 例，血虚证 55 例、阳虚证 41 例、阴虚证 17 例、湿热证 16 例、瘀血证 7 例。本虚证中出现最多的是气血两虚证和阳虚证，分别为气血两虚证 50 例，阳虚证 41 例，其次为阴阳两虚证 11 例、气虚证 5 例。虚实夹杂证分布中，出现最多的是阳虚水湿证 75 例，其次为气血两虚湿热证 10 例，阴阳两虚湿热证 6 例。故可见在 213 例 CKD 4 期患者中出现最多的证型为气虚证。有研究发现脾肾气虚证在慢性肾脏病患者中医证型分布中最多见，本虚证中的脾肾阳虚证及标实证中的湿热证、水湿证在 CKD 3～5 期有较稳定的中医证型构成比，即从一定程度上贯穿 CKD 3～5 期。有研究发现，元气不足是 CKD 发生的共同基础。CKD 4 期患者出现频率最高的症状包括乏力、腰酸腰痛、精神倦怠、眼睑或双下肢水肿、面色晦暗、舌淡胖、苔白滑、脉沉迟无力等，皆是由于肾气不足所致。

元气为生命活动的原动力，肾精化生肾气，若肾气不足，则肾阳不化，温煦失司，五脏之阳气不能发，日久标实证显现，水湿、湿热、瘀血、溺毒内停，致正虚邪实。对 33 例 CKD 4 期患者本虚证分布规律进行研究，发现出现频率最多的是阳虚证 6 例，其次分别为气虚证 4 例，阴虚证 1 例。虚实夹杂证分布中，出现最多的是阳虚水湿证 7 例，其次为气血两虚湿热证 2 例，阴阳两虚湿热证 2 例，可见阳虚水湿证所占比例最高。考虑其原因为素体阳虚，先后天之气匮乏使肾阳温煦功能受损，肾失开阖，脾失转输，肺失通调，三焦决渎失司，膀胱气化不利，水道不畅，水湿内停，故临床出现双下肢肿胀、畏寒肢冷、腰膝冷痛、纳呆腹胀、大便溏泄、尿少、舌淡胖、苔白滑、脉沉迟无力等症状。脾肾阳虚证的水肿常表现为双下肢水肿，按之凹陷，这主要是由于肾病日久，大量蛋白尿造成的低蛋白血症引起血浆胶体渗透压下降，毛细血管通透性增加，血液溢出脉管外进入组织间隙。研究结果印证了阳虚证在 CKD 人群中占有重要的地位，探讨了 CKD 3～4 期患者合并心衰的中医证型分布情况，发现 CKD 3～4 期合并心衰患者本虚证以阳虚证（32.8%）为主，标实证以水气证（31.0%）最多见。

（二）糖尿病肾病证候分布规律

研究发现，2 型糖尿病早期肾损害患者虚证中以阴虚、阳虚和气虚为主，实证以痰、瘀、湿为主；临床多见脾气虚证、瘀血阻络证及肾阴虚证等证型。苏春燕等研究发现，糖尿病肾病Ⅲ期中以气阴两虚证为主，Ⅳ期才出现脾肾阳虚证，瘀血阻络证贯穿疾病的始终。娄成利等研究发现，糖尿病肾病Ⅲ～Ⅴ期中脾肾气虚型所占的比例最高，随着 DKD 病情的不断进展，兼证的比例在逐步提高，例如瘀证，并且糖尿病肾脏疾病不同分期的中医证候分布及特点不同，在疾病的不同分期和不同阶段，糖尿病肾脏疾病的本虚证由气阴两虚证向阴阳两虚证发展，兼夹湿热、浊毒、气郁、结热及血瘀证的动态演变。

有研究参照糖尿病肾脏疾病（DKD）的诊断标准分为 DKD 组和非糖尿病肾病（NDKD）组，DKD 组和 NDKD 组本虚证都以脾肾气虚证为主，而后是气阴两虚证、阴阳两虚证、阴虚燥热证。DKD 组与 NDKD 组相比，阴阳两虚证所占百分比较高，气阴两虚证所占百分比较低。两组标实证都以湿热证为主，其次为痰瘀证、水湿证和瘀证。DKD 组痰瘀证比例较 NDKD 组高，而湿热证比例不如 NDKD 组高。

（三）IgA 肾病证候分布规律

王格对 109 例 IgA 肾病患者的证型分布特征进行分析发现，气阴两虚证为 49 例（45%），出现的频率最高，其后依次是脾肾阳虚证 20 例（18%），脾肾气虚证 15 例（14%），肺肾气虚 14 例（13%），肝肾阴虚证 11 例（10%），其中各证型中年龄与性别差异无统计学意义。

万廷信等对 354 例 IgA 肾病患者证候的分布情况进行探索，发现气阴两虚和湿热证出现率最高（29.7%），其后依次为肝肾阴虚证、脾肾阳虚瘀血证、脾气虚痰湿证及肺气虚风热证，并且 IgA 肾病中医邪实证候与西医的实验室及临床指标具有一定的相关性，邪实证候与临床分型关系中，风热证候肉眼血尿型多见，痰湿证候肾病综合征型多见，湿热证候慢性肾炎 I 型多见，瘀血证候慢性肾炎 II 型多见。邪实证候与临床表现关系中，瘀血证候高血压的发生率最高，风热证候血尿程度最重，痰湿证候大量蛋白尿的发生率最高。邪实证候与实验室指标关系中，痰湿候尿蛋白定量高于风热候和湿热证候，血白蛋白明显低于其他 3 个证候；瘀血证候血肌酐明显高于其他 3 个证候，估计肾小球滤过率低于其他 3 个证候；痰湿证候血胆固醇和甘油三酯分别高于其他 3 个证候；痰湿证候和瘀血证候部分凝血酶原时间低于风热证候和湿热证候，纤维蛋白原高于风热候和湿热候。邪实证候与慢性肾脏病（CKD）分期关系中，风热证候以 CKD 1 期居多，瘀血证候以 CKD 3 期多见。

（四）膜性肾病证候分布规律

孙玉鹏对既往文献进行总结并参照现有指南，初步整理特发性膜性肾病中医证候分型，收集特发性膜性肾病患者临床资料 87 例，采集四诊信息，构建特发性膜性肾病患者中医证候数据表，应用统计学软件分析归纳出 IMN 的证候分布规律，应用德尔菲法，选取从事中医、中西医结合肾病专业的副高级以上专家 20 名，制作专家咨询问卷，归纳总结出共识度较高的特发性膜性肾病的中医证候分型（若两轮问卷专家意见未统一，可进行多轮问卷，使专家意见趋于一致）。专家意见统计结果显示，在症状方面，乏力与四肢浮肿的满分频率为 100%，变异系数为 0；在证候方面，脾肾阳虚证、脾肾气虚证的满分频率为 100%，变异系数为 0；实证中以血瘀证、湿热证的满分频率最高（75% ～ 80%），变异系数最低（0.22 ～ 0.25）；病位中肾的满分频率为 100%，变异系数为 0。分析临床数据：IMN 患者平均年龄（54.68±11.70）岁，男女比例为 2.1∶1；症状中乏力占比 86.2%，四肢浮肿占比 83.72%；证候上脾肾阳虚证占比 52.87%；应用糖皮质激素的 IMN 患者中医证候肝肾阴虚证占比 39.53%，其余证候无明显相关性（$P > 0.05$）；IMN 患者肝肾阴虚证的女性发生率占 42.86%，男性发生率占 18.64%，其余证候与性别无明显相关性 $P > 0.05$ ）；IMN 病位在肾占比 80.46%。最终发现 IMN 男女发病率比为 2.1∶1，男性发病率高于女性，51～60 岁发病率最高。IMN 症状以乏力（86.2%）、四肢浮肿（83.72%）为主症。证候上以脾肾阳虚证（52.87%）最为多见，实证以血瘀证（41.37%）占比最多。应用糖皮质激素的 IMN 患者中医证候以肝肾阴虚证（39.53%）最多，实证易见湿邪。IMN 患者肝肾阴虚证的女性发生率（42.86%）高于男性（18.64%），其余证候与性别无明显相关性。IMN 病位在肾（80.46%）最为多见。

研究发现，特发性膜性肾病中医证候均以本虚标实证为主。本虚证以脾肾气虚型和气阴两虚型最为多见；标实证以血瘀证最多，湿热证次之。中医证型与病理分期存在一定的相关性，病理分期以Ⅰ、Ⅱ期中多见脾肾阳虚型，病理分期Ⅲ期中多见脾肾气虚型、气阴两虚型。

（五）慢性肾衰竭证候分布规律

刘香红等研究发现，维持性血液透析患者的主要中医证候分布类型为脾肾阳虚兼血瘀和肾气虚兼血瘀。张琳琪等研究发现，慢性肾衰竭中出现频率最高的邪实兼证是血瘀兼证，在代偿期和失代偿期中湿热兼证出现频率高于湿浊兼证，在衰竭期和尿毒症期中湿浊兼证出现频率高于湿热兼证。林燕娜等研究发现，慢性肾衰竭维持性血液透析患者合并不宁腿综合征的高危证候是气阴两虚证和肝肾阴虚证，需注意气阴两虚证、肝肾阴虚证透析患者的对甲苯磺酰基水平。柯应水等人研究检索自建库至 2019 年 12 月 CNKI、万方、VIP（维普）、CBM（中国生物医学文献数据库）、CDFD（中国博士学位论文全文数据库）、CDMD（中国优秀博硕士学位论文全文数据库）所收录的涉及血液透析患者中医证候的期刊文献，共检索到48篇文献，其中有14篇文献记录了涉及2083例血液透析患者的具体症状，46篇文献记录了5907例血液透析患者的中医证候分型。汇总相关研究发现，关于血液透析中医证候的文献研究设计的血液透析患者中医证候采集表是基于2002年《中药新药临床研究指导原则（慢性肾衰竭）（试行）》中关于慢性肾衰竭所涉及的中医四诊信息，并未考虑到进入血液透析阶段后终末期肾脏病患者的临床症状和体征。终末期肾脏病患者进入血液透析阶段后，随着透析龄的增长，残余肾功能下降，且多数水分经透析后而清除，故而产尿少，临床出现尿少的症状且非常普遍。血液透析患者需严格控制水的摄入量，同时汗腺和皮脂腺的萎缩和分泌受损是导致血液透析患者皮肤干燥的直接原因，据文献报道，皮肤干燥在血液透析人群中普遍存在，发生率高达60%以上。文献研究显示，综合关于血液透析患者中医证候文献发现标实证中以血瘀证、湿浊证最多，而唇紫、舌苔腻是血瘀证、湿浊证的表现。肾性贫血在终末期肾脏病患者中普遍存在，CKD 5期的非透析患者贫血发生率大于90%，进入透析的CKD患者贫血发生率高达98.2%，有文献运用因子分析及聚类分析方法报道了血液透析患者中存在气血两虚证。抑郁状态在血液透析患者中较常见，据国外文献报道大约46%的维持性血液透析患者存在抑郁状态，国内也有文献统计了血液透析患者抑郁状态的发生率，达43.1%～47.6%，抑郁状态属中医学郁证范畴，郁证发生多由情志不舒、气机郁滞而致病，与气滞证素相符。终末期肾脏病患者中医证候特点多为本虚标实，本虚多为脾肾虚，脾主运化，将水谷精微转输到全身，化生为精、气、血、津、液，脾虚则后天之精生成不足，肾主先天之精、藏精主生殖，肾虚封藏功能不足，则出现精亏，与精亏证素相符。有研究前期总结了48篇涉及5907例血液透析患者的中医证候文献，与历史文献比较，血液透析患者中医证候分布与文献报道基本相符，均得出了血液透析患者中有气血两虚证型，新发现的肾精亏虚证、气滞证，应在临床中引起一定重视。

（六）其他肾脏损伤疾病的证候分布规律

刘忠杰等研究发现，马兜铃酸肾病中医证候中，脾肾阳虚证占比最高。袁菲菲等研究发现，肾淀粉样变性的临床病理特点与中医证候具有关联性，中医证候气虚和风湿与肾脏淀粉样变性关系密切，存在相关性。王娅辉等研究发现，近年来，IgA肾病发病率在减少，而膜性肾病的患病率呈不断上升趋势。不管是原发性肾小球肾炎，还是继发性肾小球肾炎，中医证候均以本虚标实证为主，本虚标实证候中以脾肾气虚证、湿热证最为多见。马继伟等研究发现，肾移植术后患者均为本虚标实证，本虚以脾肾气虚、脾肾阳虚、气阴两虚、肝肾阴虚为主，其中肝肾阴虚、脾肾气虚两型为主要证型，标实以血瘀、湿浊、外感、湿热为主。杜美娟等研究发现，隐匿性肾炎以气阴两虚证及下焦湿热证居多，脉络瘀阻证和风热伤络证占比最少。曾妙玲等研究发现，生物节律紊乱会导致糖尿病肾病患者的中医证候变化，证候先向阳虚质转变，最后形成阴阳两虚证。

肾脏淀粉样变性和中医证候的对应性研究表明，气虚和风湿是最为常见的证候，分别占52.83%和62.50%。此外，肾淀粉样变性中所观察到的与气虚有关的中医症状血肌酐、尿酸和24小时尿蛋白量水平明显高于阴虚症状。中医证候中的气虚和风湿与肾脏淀粉样变性密切相关。唐宇等对 100 例尿酸性肾病患者中医证候分布规律进行分析，发现湿热内蕴证、痰浊内阻证占比较高，虚证证候中肝肾阴虚证及脾肾气虚证常见，病位为肾，与肝、脾、心有关。

二、慢性肾脏病证候的演变规律

证候随着时间的推移、状态的变化，会呈现出变动、演化、迁移和发展特性，王永炎院士将这种特性概括为证候的"动态时空"特征。这一特征很大程度上决定了中医临床辨证施治的灵活性。因此，动态时空特征被认为是最显著、最核心、最关键的证候特征。在慢性肾脏病证候学研究领域，大部分研究主要从病位和病性两个角度对慢性肾脏病的不同阶段和不同时段的证候变化特征进行分析总结，相关研究成果汇总如下。

（一）糖尿病肾病证候演变规律

王颖辉等研究纳入接受基础治疗及中医药干预的 DKD 患者共301 例，所有病例在观察起点、3 个月后、6 个月后分别进行证候调查。使用《糖尿病肾病中医证候调查表》收集患者症状，包括 7 组证候 29 个症状、舌象和脉象。3 个时点的资料通过因子分析进行辨证分型，采用转移概率分析探讨证候演变规律。301 例 DKD 患者 3 个时点因子分析分别得到 8、10、9 个证候因子。起点第一公因子证候是类似阳虚的表现，有 44.19% 的患者在 3 个月时点时仍然是类似阳虚的表现，有 18.60% 的患者向类似痰湿证转化，在3 个月时点类似阳虚的证候向 6 个月时点类似阳虚痰湿的证候转化。其他公因子的证候表现也在不同时点特点不同，部分延续上一个时点的证候表现，部分有发展为其他证候表现的趋势。

滕福斌等对296例糖尿病肾病Ⅲ～Ⅴ期患者进行研究，回归性分析其病历资料得出结论，疾病的初期本虚证候中以气虚和阴虚表现为主，疾病后期，气不生血，阴损及阳，血虚证和阳虚证比例逐渐上升。标实证候方面，随着病情进展，痰湿、血瘀及气郁证比例上升，内热证比例逐渐下降。采用横断面、回顾性调查的研究方法，对DKD患者进行描述性分析，发现糖尿病肾病主要证候的发展趋向是阴虚燥热证、气阴两虚证、脾肾气虚证，以脾肾气虚证为本，以血瘀、湿浊证为标。

（二）IgA肾病证候演变规律

陈洪宇等研究发现，IgAN在其病程经过中，本身的临床表现，可概括为五个证候：肾气阴两虚证（肾虚证），肾络瘀痹证（瘀痹证），风湿扰肾证（风湿证），肝风内动证（肝风证），溺毒内留证（溺毒证）。IgAN的证候演变具有如下规律性：风湿之邪→肾气亏乏（肾风、肾虚）→久病入络，久闭成痹，致肾络瘀痹及肾微癥积形成（肾痹）→由体及用，肾气化功能进一步削弱和衰减，积虚而成劳（肾劳）→病情进展，终致溺毒，甚而累及肾外及全身多个脏腑。

（三）慢性肾衰竭证候演变规律

刘立文对慢性肾衰竭患者进行横断面调查示，瘀血证为最多见的标实证，随着疾病进展脾肾阳虚证、湿热证和浊毒证增多。不同原发病对早中期慢性肾衰竭证候分布有影响，而越到后期证候特征越趋同，最终走向阴阳两虚。对CKD 5期患者血透前后对比研究，患者血透后阴虚证比例明显上升。

（四）慢性肾脏病证候演变规律

本研究团队研究显示，慢性肾脏病与肾阳虚证相互影响，慢性肾脏病的持续存在可能会导致肾脏虚损，阳气亏虚，而由于先天或后天因素导致的肾阳虚证，也会影响慢性肾脏病的发生发展，肾阳虚证主要分布在慢性肾脏病的中后期，其动态变化过程与疾病进展具有相关性。因此，本研究团队立足于肾阳虚证，对慢性肾脏病中医证候学进行深入研究，把握其中的关键证候要素并对其演变规律进行深入挖掘，能够以动态的视角观察证素在慢性肾脏病的发展过程及其对疾病进展的作用，从而对慢性肾脏病重要病机的演变规律进行全面的分析，为临床的辨证论治和疾病的预后进行理论指导。

前期研究发现随着慢性肾脏病由 G1 期向 G5 期进展，肾阳虚证确诊比例在逐渐升高，并且各期之间的确诊比例具有统计学差异，并且腰膝冷痛、面色㿠白、小便清长等症状的分布比例随着慢性肾脏病的进展也在逐步升高，分布比例具有统计学差异。对各期的肾阳虚证积分情况进行统计分析，发现随着慢性肾脏病的进展，肾阳虚证的积分逐渐升高，说明随着慢性肾脏病的进展，肾阳虚证程度在逐渐加重。

肾阳虚证往往伴随着相关兼夹证，对兼夹证变化的研究是了解慢性肾脏病证候演变规律的关键部分。关联规则分析结果显示，慢性肾脏病 G1 期中与"阳虚"证素关联性排名前四位的是"津亏""血瘀""气逆""血虚"，G2 期中与"阳虚"证素关联性排名前四位的是"阴虚""津亏""饮停""精亏"，G3 ～ G5 期中与"阳虚"证素关联性排名前四位的是"血瘀""阴虚""津亏""痰湿"。因此，在慢性肾脏病阶段性发展过程中，在阳虚程度进一步加重的同时，痰湿、血瘀证素的程度在逐渐上升。

参考文献

[1] 李国栋，苏娟，田美玲. 50 例慢性肾脏病患者不同分期的中医症状及证候要素初探 [J]. 光明中医，2021，36（6）：862-863.

[2] 刘红亮，张琳琪. 慢性肾脏病中医证候研究进展 [J]. 河南中医，2020，40（5）：807-810.

[3] 郑洪新，李佳. 肾阳虚证的证候要素与核心病机 [J]. 中国中医基础医学杂志，2021，27（8）：1197-1200.

[4] 于东林，张磊，燕珊，等. 内涵最小的独立证候——单元证 [J]. 中华中医药杂志，2022，37（3）：1251-1253.

[5] 于东林，丁宝刚，孙喜灵，等. 关于证素和证候要素研究的思考 [J]. 中华中医药杂志，2016，31（6）：2051-2053.

[6] 张然，张雪琴，牛春兰. 慢性肾脏病中医证候学的回顾性研究 [J]. 中国药物与临床，2021，21（21）：3624-3625.

[7] 王颖辉，赵进喜，王世东，等. 糖尿病肾病不同分期证候演变研究 [J]. 中华中医药杂志，2012，27（10）：2687-2690.

[8] 滕福斌，张婧倩，石安琪，等. 糖尿病肾病Ⅲ～Ⅴ期 296 例中医本虚和标实证型分布特征及临床特点分析 [J]. 天津中医药，2020，37（6）：661-665.

[9] 王永钧，陈洪宇，朱彩凤，等. 1148 例 IgA 肾病患者的中医证候学研究——附两种辨证方案与临床病理相关性分析 [J]. 中国中西医结合肾病杂志，2009，10（12）：1054-1058.

[10] 张志强，王永炎，盖国忠. 论中医症状名称规范五原则 [J]. 北京中医药大学学报，2010，33（9）：595-596.

第三章 慢性肾脏病中医证候学的标准化

第一节 慢性肾脏病中医证候标准化
基础知识与方法

一、慢性肾脏病中医证候标准化基础知识

（一）基本概念

所谓标准化，指在一定范围内获得最佳秩序，对实际的或潜在的问题制定共同的可重复使用的统一标准，包括了制定、发布及实施标准的整个过程。中医标准化，即是制定中医理论与临床的最佳秩序与规则，是中医现代化的重要组成部分，对中医的临床、教育与科研都有重大意义。标准化是一个动态的概念，是随着科技的进步和社会的发展而不断变化发展的。标准没有最终成果，标准在深度上的持续深化和广度上的不断扩张正体现了标准化的动态特征。标准化也是一个相对的概念，表现在随着事物的发展，标准化与非标准化、共性和个性的相互不断转化的发展规律上。任何已经标准化的事物和概念，都可能随着社会的发展、环境的变化突破已有的共同规定，成为非标准化。因此，这种事物和概念的标准化－非标准化－再标准化，共性－个性－共性的

交替进化，推动标准化永无止境地发展。条款、规范性文件内容的表述方式，一般采取陈述、指示、推荐或要求等形式。通过标准化的定义可以看出标准化有如下特征：

1. 标准化是有组织的活动过程

主要活动为制定或修订、贯彻实施标准，对标准的实施进行监督检查等；标准化的目的和作用都需要通过制定或修订、贯彻和实施标准实现；标准是标准化活动的成果，这三个环节相互关联，形成标准化活动的核心任务。

2. 标准化活动的本质是促进有序化

人类社会活动要受法律、法规、标准等因素的制约，人类劳动的产品、过程、服务等社会生活的各个方面都需要通过系列化、通用化、程序化、规范化等标准化的手段来建立简化和统一的秩序，从而取得更大的经济效益和社会效益。

3. 标准化的经济和社会效益

只有当标准在实践中得到应用以后才能体现出来，因此在标准化活动中，标准的应用是最重要、最具实践性的一个环节，没有标准的应用，标准化工作就失去根本意义。

（二）标准化的基本原理

标准化的基本原理通常是指统一原理、简化原理、协调原理和最优化原理。

1. 统一原理

统一原理是为了保证事物发展所必需的秩序和效率，对事物的形成、功能或其他特性，确定适合于一定时期和一定条件的一致规范，并使这种一致规范与被取代的对象在功能上达到等效。统一原理包含以下要点：

（1）统一是为了确定一组对象的一致规范，其目的是保证事物所必需的秩序和效率。

（2）统一的原则是功能等效，从一组对象中选择确定一致规范，应能包含被取代对象所具备的必要功能。

（3）统一是相对确定的一致规范，只适用于一定时期和一定条件，随着时间的推移和条件的改变，旧的统一规范就要被新的所代替。

2．简化原理

简化原理是为了经济有效地满足需要，对标准化对象的结构、形式、规格或其他性能进行筛选提炼，剔除其中多余的、低效能的、可替换的环节，精炼并确定出满足全面需要所必要的高效能的环节，保持整体构成精简合理，使之功能效率最高。简化原理包含以下几个要点：

（1）简化的目的是为了经济有效地满足需要。

（2）简化的原则是从全面满足需要出发，保持整体构成精简合理，使之功能效率最高。所谓功能效率是指功能满足全面需要的能力。

（3）简化的基本方法是对处于自然状态的对象进行科学的筛选提炼，剔除其中多余的、低效能的、可替换的环节，精炼出高效能的能满足全面需要所必要的环节。

（4）简化的实质不是简单化而是精炼化，其结果不是以少替多，而是以少胜多。

3．协调原理

协调原理是为了使标准的整体功能达到最佳，并产生实际效果，多须通过有效的方式协调好系统内外相关因素之间的关系，确定为建立和保持一致或平衡关系所必须具备的条件。协调原理包含以下要点：

（1）协调的原理在于使标准的整体功能达到最佳并产生实际效果。

（2）协调对象是系统内相关因素的关系及系统与外部相关因素的关系。

（3）相关因素之间需要建立相互一致关系（连接尺寸），相互适应关系（供需交换条件），相互平衡关系（技术经济指标平衡，有关各方利益矛盾的平衡），为此必须确立条件。

（4）协调的有效方式。有关各方面的协商一致，多因素的综合效果最优化，多因素矛盾的综合平衡等。

4．最优化原理

最优化原理是按照特定的目标，在一定的限制条件下，对标准系统的构成因素及其关系进行选择、设计或调整，使之达到最理想的效果。

（三）标准的定义

国际标准化组织（ISO）成立的标准化原理委员会（STACO）一直致力于标准化基本概念的研究，先后以"指南"的形式给"标准"的定义做出统一规定，1991年ISO与IEC（国际电工委员会）联合发布第2号指南《标准化与相关活动的基本术语及其定义（1991年第六版）》，给"标准"定义如下：标准是由一个公认的机构制定和批准的文件，它对活动或活动的结果规定了规则、导则或特性值，供共同和反复使用，以实现在预定结果领域内最佳秩序的效益。"导则"或"指南"是对工作的原则、方法或概念等提出指导性或推荐性要求的文件，国际标准化组织把它们均列为标准文件。该定义明确了制定标准的目的、基础、对象、本质和作用。由于它具有国际权威性和科学性，无疑应该是世界各国，尤其是 ISO 和 IEC 成员应该遵循的。我国在 GB39.5.1《标准技术基本术语》中对"标准"定义如下：标准是对重复性事物或概念所做的统一规定，它以科学、技术和实践经验的综合成果为基础，经有关方面协商一致，由主管部门批准，以特定形式发布，作为共同遵守的准则和依据。该定义具体说明了下列四个方面的含义：

1. 制定标准的对象是"重复性事物或概念"。虽然制定标准的对象早已从生产、技术领域延伸到经济工作和社会活动的各个领域，但并不是所有事物或概念，而是比较稳定的重复性事物或概念。

2. 标准产生的客观基础是"科学、技术和实践经验的综合成果"，即一是科学技术成果，二是实践经验的总结，并且这些成果与经验都要经过分析、比较和选择，综合反映其客观规律性的"成果"。

3. 标准在产生过程中要"经有关方面协商一致"，即标准不能凭少数人的主观意志，而应该发扬民主，与各有关方面协商一致，"三稿定标"。如产品标准不能仅由生产、制造部门来决定，而是要考虑各方面尤其是使用方的需求与利益，这样制定出来的标准才更具有权威性、科学性和实用性，实施起来也较容易。

4. 标准的本质特征是统一。标准是"由标准主管机构批准，并以特定形式发布，作为共同遵守的准则和依据"的统一规定。不同级别的标准是在不同适用范围内进行统一，不同类型的标准从不同方向进行统一。

此外，标准的编写格式也应该是统一的，各种各类标准都有自己统一的格式。"标准"的这种编写顺序、方法、印刷、幅面格式和编号方法的统一，既可保证标准的编写质量，又便于标准的使用和管理，同时也体现出"标准"的严肃性和权威性。

（四）标准与标准化的区别与联系

标准是为使重复性事件获得最佳秩序，经有关方面协商一致，由主管机关批准、颁布、实施的规范性文件。标准化是针对标准进行研究、制订、发布和实施的一系列活动。标准和标准化的概念，既有区别，又有联系。前者强调结果，后者突出过程，而过程与结果是相辅相成的。

标准是实践经验的总结，是标准化活动的产物、成果。标准化工作的目的和作用，都要通过制定和贯彻具体的标准来体现。标准的本质特征是"统一"，是一个被各方所公认的工作或工作成果的"衡量准则"。标准是重复性事物或概念所做的统一规定，它以科学、技术和实践经验的综合成果为基础，经有关方面协商一致由主管部门批准，以特定形式发布，作为共同遵守的准则和依据。标准化工作是将科学研究的成就、技术进步的新成果同实践中积累的先进经验相互结合，纳入标准，奠定标准科学性的基础，对这些成果和经验进行分析、比较、选择加以综合后纳入标准。它是对科学、技术和经验加以消化、融会贯通、提炼和概括的过程，是将截至某一时间积累的科学技术和实践的经验成果予以规范化，以促进对资源更有效的利用，为下一步发展树立目标和创造稳固的基础。

（五）慢性肾脏病中医证候标准化概述

证候是由不同的要素（维），通过不同的关联（阶），达到的不同状态，中医证候标准化包含了证名标准化与候名标准化两个相对独立的部分。关于证名标准化的研究较多，特别是在证候要素、证素、三基辨证等理论提出以来，取得了阶段性进展，有望率先实现这一部分的标准化。与此同时，作为中医诊疗的原始资料，证候的标准化研究却相对较少。2000 年以后，随着计算机技术逐步应用到科研工作中，出于数字化证候以进行采集、整理、分析等科研工作与临床诊疗的实际需要，有研究者率先进行了中医证候的标准化工作。

如何将慢性肾脏病的中医证候标准化、量化，并被现代医学广泛认同，使慢性肾脏病的中西医结合更加科学化和客观化，是慢性肾脏病中医证候标准化研究的关键。循证医学强调以国际公认的大样本随机对照试验及其结果作为系统评价某项诊断、治疗手段的依据，并搜集、整理证据，进行系统评价以优化诊疗方案，而传统中医辨证治疗更强调个体经验的感悟，导致主观化的内容较多，客观化的标准较少，可操作性不强。在慢性肾脏病的辨证中，医家的个人经验仍占据着主要地位，不同的医家对同一疾病辨证有差异。如在慢性肾炎的辨证中，有的以气虚为主，有的则强调湿重，还有医家则以外感作为辨证的起始；在证候轻重的判断和转归上，也有着不同的意见；慢性肾衰竭的辨证则更趋向多样化，缺乏一个相对标准化的辨证模式。

经典的辨证论治主要是透过错综复杂的四诊信息而得出"证候"的规律性认识，同时证候诊断客观上大多反映为特定的四诊信息的组合，并由此表现出各类证候状态。随着研究的深入，有助于证候诊断的多层次信息已日渐丰富，主要有四诊信息（包括体征）、理化信息（实验室检查、影像学指标）、生物学信息（蛋白、基因）等。因此，在采集多层次信息的基础上，以名义数据、有序数据、区间数据等对症状等多类指标进行量化，通过不同指标或指标组合的证候贡献度分析，以相对标准化的有效信息组合刻画特征性证候因素，并辅以方剂反证，是证候诊断标准化的有效途径。

现有的慢性肾脏病中医证候标准化研究大多基于数据的调查研究，而传统的证候来源于中医名家长期临床实践中对疾病的深刻认识，前者有广度，能够体现疾病证候的多样性和共性，而后者有深度，与疾病治疗方法的选择更为密切。随着证候标准化研究样本量的扩大，研究方法和过程的科学性增加，部分疾病研究结果的合理性和准确性也随之提高。结合地域特点、时代特点、人群特点时，研究结果能很好地分析中医名家的学术观点，在中医名家个人学术经验和标准之间达成统一，充分体现中医的继承与发展。

二、慢性肾脏病中医证候标准化研究方法

证候信息所体现出的客观不完整和描述疾病主观不确切，使得慢性肾脏病中医证候信息具有不确定性和模糊性的特点，而数据挖掘技术善于从海量数据中发现隐含的有意义的知识，预测未来趋势及行为，做出前瞻性的决策，正是这种优势使得数据挖掘技术在慢性肾脏病中医证候标准化研究中被广泛采用并取得了许多有价值的成果。目前应用于慢性肾脏病中医证候标准化研究的数据挖掘方法主要有贝叶斯网络、神经网络、聚类分析等，大体上可分为有监督学习方法、无监督学习方法两类。

（一）有监督学习方法

有监督学习是从标签化训练数据集中推断出函数的机器学习

任务，训练数据由一组训练实例组成。在监督学习中，每一个例子都是一对，一个输入对象（通常是一个向量）和一个期望的输出值（也被称为监督信号），常应用于证候诊断领域，即参照现有证候诊断标准收集信息作为训练资料，从中学到或建立模式，并以此模式对新的症状信息进行归类、辨识及预测，实现证候诊断，主要方法包括贝叶斯网络、神经网络、决策树、粗糙集理论、Logistic 回归分析及判别分析等。

1．贝叶斯网络

贝叶斯网络是表示变量间概率关系的图模型，由网络结构和一组概率集合组成。结构模型是个有向无环图（DAG），其中的节点表示待考察的指标或变量，有向边表示变量间的概率相关关系，概率集合则给出了每个变量以其父节点为条件时的条件概率。贝叶斯网络技术适合于解决中医定量诊断问题，它可以揭示众多症状间，以及症状与证候间的复杂关系，从中发现某一特定证候的主要症状和次要症状，并进行量化确定其诊断价值，有助于形成证候诊断的标准和规范。而且建立的证候诊断模型以概率形式给出诊断结果，能有效辅助专家做出临床决策。王学伟等应用贝叶斯网络方法通过分析 474 例血瘀证患者临床诊断数据进行血瘀证定量诊断，发现了血瘀证的 7 个关键症状，并定量计算其诊断贡献度。

虽然贝叶斯网络能够利用简明的图形方式定性表示事件之间复杂的因果关系或概率关系，在给定确切中医证候关系等先验信息后，还可以根据条件概率表定量表示这些关系的强度，且贝叶斯网络结构的因果语义有助于了解事件间的因果关系。但由于任意两个节点间最多存在一条有向边，决定了两个结点的关系存在一定的方向性，一因则一果，缺乏交互的、逆向的关系。中医证候、证素、证型之间的关系具有多模式、多向性特征，简单的贝叶斯网络无法完整体现数据之间的交互关系。

2. 神经网络

人工神经网络是一种将整体论与还原分析方法有机结合的研究复杂系统的方法，能够有效处理复杂系统中杂乱无章的海量数据，并能够在海量数据中寻找模式及规律，归纳隐含的逻辑关系，发现多个信息单元之间相互关联规则，同时还能从数据的分析研究中进行学科发展预测性研究，因而在中医证候研究领域有着广阔的应用前景。涉及领域包括诊断模型建立、方药功效预测及药性判断等。中医的辨证过程可以理解为将症状信息归纳获得证型分类的过程，证候的"复杂性"与"非线性"是实现量化的难点，而人工神经网络可以在不获得内部结构的情况下充分模拟"证"与"候"的非线性映射关系，即从大量临床数据中找到由"症状"到"证型"的内在规律，建立诊断模型，符合中医辨证思路。人工神经网络的训练需要大量数据，实践中通过增加样本量可实现较高的诊断准确率。

3. 决策树

决策树是在已知各种情况发生概率的基础上，通过构建决策树来求取净现值的期望值大于等于零的概率，评价项目风险，判断其可行性的决策分析方法，是直观运用概率分析的一种图解法。由于这种决策分支画成图形很像一棵树的枝干，故称决策树。在机器学习中，决策树是一个预测模型，它代表的是对象属性与对象值之间的一种映射关系。有学者提出中医诊断就是在多个方案中进行选择决策的问题，而决策树通过树形结构、逐层选择进行决策，与神经网络相比，可产生易于理解的规则，更适合表述中医辨证的判断过程。但决策树生成过程中若某节点的样本向某一类有明显趋向，算法仍对其进行划分就会使决策树产生过细的分支，从而影响最终分类效果。此外，决策树对连续性的字段比较难预测，对有时间顺序的数据，需要很多预处理的工作，且当类别太多时，错误可能就会增加得比较快。其主要缺陷在于研究结果中数据类型须为不连续数据或必须对数据进行归类，容易使某些连续数据失去连续性，导致其含有重要价值的数据点被删除。

4．粗糙集理论

粗糙集理论作为智能信息处理技术的一个新成果，是由波兰科学家 Z. Pawlak 教授提出来的，是对不完整数据进行分析、推理、学习、发现的新方法。它能有效地处理许多涉及不确定性的问题，主要包括：不确定或不精确知识的表达，经验学习并从经验中获取知识，不一致信息的分析，根据不确定、不完整的知识进行推理，在保留信息的前提下进行约简、近似决策分类，识别并评估数据之间的依赖关系等。从它在许多领域成功应用的情况来看，粗糙集是一种优秀的机器学习方法，利用它来分析中医症状——辨证要素间的相关性，建立定性定量标准，有望获得成功。将粗糙集理论引入中医学中来，将为实现中医诊断智能化提供一种方法。王相东认为，粗糙集理论可在证候诊断中应用，从而抽取中医诊断的确定规则和可能规则。

5．Logistic 回归分析

Logistic 回归属于概率型非线性回归，它是研究二分类观察结果与一些影响因素之间关系的一种多变量分析方法。Logistic 回归分析在中医领域主要应用于证候量化、用药规律挖掘、证素与疾病相关性等研究，证候量化中可依据比值比（Odds Ratio，OR）来评价症状（自变量）对证候诊断（因变量）的贡献度，从而确定与证候诊断相关的条目，也可将 OR 值与其他指标结合以实现对主症与次症的划分。需要注意的是，Logistic 回归分析的许多限制常被忽略而造成滥用，例如数值变量需接近正态分布，二分类变量需服从二项分布等。不少学者通过此类分析方法建立证候诊断标准，如黄益兴利用 Logistic 回归、多元逐步分析等方法建立了头风病证候诊断标准，以及 9 个证候辨证标准。

6. 判别分析

判别分析是根据判别对象若干指标的观测结果判定其属于哪一类的统计学方法，其目的在于建立一种线性组合使得用最优化的模型来概括分类之间的差异，其用途是可以根据已知样本的分类情况来判断未知待判样本的归属问题等。判别分析的内容相当丰富，其方法体系几乎可以覆盖多元统计的所有内容。判别分析在量化诊断研究中的应用需要在已经掌握各证候若干样本信息的基础上，通过概率运算总结规律，建立证候判断准则，从而减少主观因素引起的错判。

不少学者通过判别分析方法建立证候诊断标准，该方法首先需要依据专家的经验，确定所研究证候的类型归属，然后通过对新观测病例四诊信息数据进行分析，建立一个最佳判别函数。例如张颖等在由 3 位主治及以上医生共同确诊为某一证型作为"金标准"的基础上，应用贝叶斯公式判别分析建立判别方程，建立再生障碍性贫血的证候诊断标准，并且总体正确率达到 88.17%，具有较好的判别效果。但预先金标准的选择可能给研究造成偏倚，而判别分析这种要求"最优"条件预先存在的特性使其应用存在局限。虽然判别函数是对数据的数学层面的总结，但是它们的建立是以专家主观判断为前提的，因此根据此类方法建立证候诊断标准，其实就是根据专家经验建立标准，有循环论证之嫌，因而其客观性较差。

（二）无监督学习方法

无监督学习是用来探索完全未知的数据特征的方法，对原始数据信息依据样本特性进行归类，把具有相似特征的目标数据归在同源的类里，并采用相应的可视化技术直观地表达出来。即收集临床四诊信息时预先不做诊断，不依靠"金标准"指导运算，而是在收集的数据中直接进行分析，找出规律，并运用专业知识进行描述。无监督学习方法较上述有监督学习方法能够更好地避免主观因素的干扰，理论上更适合于证候标准化研究，主要方法包括聚类分析、关联规则、信息熵、主成分分析、因子分析、结构方程模型和隐结构模型等。

1. 聚类分析

聚类分析是以"物以类聚"为原则的一种统计方法，用数学的方法研究和处理给定对象分类的一种多元统计方法。中医临床获得的四诊信息内容十分庞大，聚类分析通过降低四诊信息类间相似性、增加类内相似性实现症状群的聚类，进而运用专业知识用证型对症状群进行描述。目前中医界对慢性肾脏病中医证候诊断和分类的研究多是将收集的资料输入 SPSS 或 SAS 等统计软件进行层次聚类，系统根据各变量之间的相关程度，逐步聚类，最后根据中医理论和临床经验确定为几类，从而形成对观察的全部变量分型分析。王阶等通过聚类分析完成条目池的归类，实现了条目降维，最终通过 Logistic 回归、受试者工作特征曲线（ROC）

确定赋权与界值，形成气滞血瘀证候诊断量表。

但聚类分析也具有一定劣势，例如中医不同证候可见相同症状，而聚类过程中同一指标不能同时聚入两类，否则会导致偏倚的产生。由于是基于距离的聚类，必然导致使用者定义聚类对象之间的距离具有强烈的主观性。此外，采用聚类分析时如果两个强相关的变量同时进行分析，易造成聚类结果的区分度不强或者意义不大，并且容易舍弃低频却高相关的变量，而中医症状、体征包括舌脉表现之间存在大量的多线性关系。针对这种共线性问题，需要对变量进行预处理，如删除频数过低的变量，合并意义相近的变量，或者组成变量群集合，再进行下一步聚类分析，可以尽可能地减少变量的损失，保留更多有意义的变量。

2．关联规则

关联规则是描述在某事物中物品之间同时出现的规律的知识模式，是用来发现数据库中不同变量和个体之间关系程度的一种数据挖掘算法，这种特性使其在中医领域被广泛应用，主要涉及的研究方向包括证候诊断条目的筛选及组方规律分析等。关联分析的目的是找出多维数据中隐藏的关联规则，挖掘症状与症状、病机与症状之间的关联关系，以发现症状与证候间的相关规律。中医证候量化诊断研究中会获得大量繁杂的四诊信息，关联规则可依据四诊信息同步出现情况筛选出一组对某具体证型具有诊断意义的条目，提高研究效率。孙文军等应用关联规则获得焦虑抑郁共病肝郁化火等证型的症状构成，为焦虑抑郁共病中医诊断及治疗方向提供了参考。关联规则应用于慢性肾脏病中医证候标准化研究的缺陷在于观测症状、证候与实验室指标之间的关系时，由于关联≠因果的统计学特性，其结果并不足以直接反映临床实际。因此，关联结论可能与临床理论不符，尚需依靠专业知识进行筛选。

3. 信息熵

熵在希腊语中原是变化的含义，它首先由德国科学家克劳修斯（Clusius）引入到热力学中，以后又被用来描述信息，从而逐渐形成了信息熵的概念。中医证候与四诊信息是多对多的关系，即不同证候可能包含同一症状，同一证候又由多个症状构成，这为预先设定模型的量化诊断方式增加了困难。而通过信息熵分类方法，以"熵"定义中医诊断复杂系统的关联度，其中症状、证候为离散信息源，原本离散的症状证候变量通过"熵"产生联系并形成子系统，进而通过运算得出子系统（症状与证候）的关联分析，可有效解决传统运算方法只能局限于症状证候"一对一"的问题。杨思露等应用熵聚堆方法将所分划的集合对应至具体证候要素，有效地与中医理论的辨证意义联系起来，同时在熵分划过程中产生了代表病位的子系统，并获得了其与证候间的关系。

4. 主成分分析

主成分分析也称主分量分析，是指从多个数值变量之间的相互关系入手，运用降维的思想，将多个变量化成少数几个互不相关的综合变量的统计方法，其原理是设法将原来变量重新组合成一组新的相互无关的综合变量，同时根据实际需要从中可以取出几个较少的总和变量尽可能多地反映原来变量的信息。如诸多主成分组成中，某成分在总方差中占的比重最大，说明它综合原有变量的能力最强，其余主成分在总方差中占的比重依次递减，说明越往后的主成分综合原信息的能力越弱。通常可以用前面几个方差最大的主成分来进行，一般情况下，要求前几个成分所包含的信息不少于原始信息的85%。它既能保留原始指标的主要信息，且又互不相关，从而达到简化系统结构，抓住问题实质的目的。主成分分析在中医证候规律的研究中主要是将多个症状降维，综合分析其证候分类。

5．因子分析

因子分析是从研究原始变量相关矩阵内部的依赖关系出发，找到支配这种关系的有限个不可观测的潜在变量，即公共因子，并用这些公共因子来解释原始指标之间的相关性或协方差关系的统计方法。因子分析的目的是寻求出解释多个指标的独立公因子，若初始公因子难以合理解释，可进一步进行因子旋转求得合理解释。证候是基于人体疾病外在体现而从整体上提炼出的抽象概念，无法直接测量，属于潜变量。因子分析能够从四诊信息内部症状、指标相关关系入手，找到支配这种关系的潜变量（公因子），再根据专业知识将公因子描述解释为具体证候，实现疾病的证候分类和证候诊断条目的确立，与证候的抽象性相切合。同时，因子分析可通过因子载荷实现诊断条目的赋权。

6．结构方程模型

结构方程模型是一种运用统计中的假设检验对有关现象的内在结构理论进行分析的一种统计方法，其特点是可证实所假设的检验关系成立与否，可将隐变量和直接测量变量一并考虑，可对变量测量误差及方差做出估计，属于潜变量模型。证候研究是动态的，具有即时性，而结构方程模型可以看成因子分析、回归分析、相关分析的整合，其兼具处理显（四诊信息）隐（证候）变量的能力，可以有效处理证型间的互相转化问题，能够观察到证候的动态性，使其在证候量化领域具有理论优势，因此被广泛应用于证候量化诊断、病证结合研究等领域。如黄仲羽等应用结构方程模型提取了功能性消化不良的核心病机要素，同时获得了疾病发展过程中证型可能的转化方向，形成了4条基本病机路径，较好地反映出临床辨证的基本思维模式和推演过程，具有一定的指导意义。需要注意的是，结构方程处理变量多、关系复杂的特性要求研究具有较大样本量。

7. 隐结构模型

隐结构模型法是一种基于数据本身的特征、从各种角度对人群进行多维划分的方法，其反映的是蕴含在数据中的规律，具有较强的客观性和定量性。慢性肾脏病的具体病理机制及所属证候，需要医者对病人的症状表现进行一系列分析而得出，该过程称为辨证，由于这一过程不是直接被观察到的，而是通过症状显变量来间接把握的，因此称为隐变量。抽象地说，中医证候学所描述的是隐变量（证候、病机）等与显变量（症状），以及隐变量与隐变量之间的关系，在这种意义下，可以将中医证候学理解为是一个用自然语言描述的隐结构模型，其基本思想是用电脑来取代人脑进行数据分析、构造隐结构。隐结构模型在模型内容、推导过程、结果分析这几个方面具有客观性，可以为慢性肾脏病的证候分型、证候标准建立提供定性定量依据，且能进一步明确隐变量与变量之间的关系。

利用符合中医辨证规律的数理方法，对无法与西医相对应的常见疾病的中医证候进行多中心合作、大基数样本的临床流行病学调查，根据所获得的数据进行分析，提取证候要素，是目前建立证候标准化研究方法的可行之路。除此之外，如何科学、合理地将建立在临床病例信息采集基础上的，使用符合中医辨证分型规律的数理统计分析方法分析的结果所建立的证候分析标准转化成操作性、实用性强的证候诊断标准，来满足临床工作中实际的需求，也是目前慢性肾脏病中医证候标准化研究中非常重要的环节。这需要将撰写好的标准运用到临床实际中进行多中心的验证，同时结合专家咨询与论证，不断修改直至完善可行。尽管目前还没有成熟的数理方法应用到慢性肾脏病中医证候标准化研究当中，但随着多领域、多学科交叉探索的深入，未来会发现更合适慢性肾脏病中医证候标准化研究的统计模型与计算方法，相信合乎中医主流思想的证候研究方法学在不久的将来将会有所突破。

三、慢性肾脏病中医证候标准制定方法

国家中医药管理局是中医药标准化工作的主管部门，为了推进中医药标准化工作，自 2005 年起，国家中医药管理局先后资助中医药标准化研究项目、标准制定项目及标准化工作项目，针对证候相关的中医药标准化研究项目，主要集中在以下两个方面，一是开展中医临床证候标准研究，二是开展中医病证诊断疗效标准修订技术方法研究。这两个项目总体来说，都是针对证候分类、证候诊断，包括定性诊断和定量诊断两个方面，开展方法学探索及示范性的标准制定工作。

在国家的大力支持下，中医专家们在慢性肾脏病中医证候标准化研究方面做了大量的工作，为制定慢性肾脏病中医证候诊断标准，研制了一系列证候标准制定方法。

（一）文本挖掘

文本挖掘是从文本集中发现潜在、隐藏的归纳性知识的一门技术，对海量数据进行整合、分析，获得的结果更具有代表性，

可信度更高。近年来，文本挖掘技术在中医证候研究方面有较多探索性应用。文本挖掘主要包括文本获取、文本处理、分析挖掘三个核心步骤。其分析结果一般在结合中医传统理论和临床实践知识的基础上解读，很适合作为调查文件和专家访谈的基础。文本挖掘在中医证候研究中的程序主要包括以下三个方面：

1. 文本获取

以中医证候类别和辨证依据为目标的文本挖掘主要针对中医相关著作和期刊文献进行。考虑到研究目标为具备行业共识的临床标准，文献文本的获取建议基于系统规范的文献检索过程。

2. 文本处理

一般将采集的文献数据按照先后顺序整合到 TXT 文件中，去除不必要的信息，提取文献正文，采用合适的算法或专门的文本提取工具进行文本分词、词性标注和中心词筛选等信息提取过程，保存成格式化的、便于数据库处理的格式，完成文本分析挖掘前的准备。

3. 分析挖掘

采用各类算法对经过文本处理步骤之后产生的文本矩阵进行分析挖掘。在中医临床文献中进行证候分类和诊断依据的挖掘，可能主要采用类似词频（Term Frequency，TF）和点互信息（Pointwise Mutual Information，PMI）的思路。词频指词或短语在文章中出现的频率，点互信息 PMI 经常被用于度量两个具体事件的相关程度。

（二）文献分析法

文献分析法是指搜集、鉴别、整理某一研究主题的相关文献，并对其进行系统性分析来获取信息，进而形成对事实科学认识的一种研究方法。不能将文献法等同于历史研究，文献分析法是教育科研工作者必须掌握的基本方法。文献分析法在中医证候研究中的程序主要包括以下三个方面：

1. 确立选题和研究设计

文献分析是要弄清被分析文献究竟讲什么，进行中医证候文献分析时需要快速浏览文献，从大量的文档中寻找有效信息点，可以先找出文献论述的对象，再进一步查明是要论述该对象哪个方面的具体问题；再找出文献中涉及的各种概念，进一步查明它们之间的关系，从而形成若干完整的主题。从一篇文献分析出的主题数量可以是多个。一旦确立选题，针对某一个或者几个进行研究设计，要求设计合理，具有可操作性和实际应用价值。

2. 搜集文献

搜集的文献一定要全面，充实丰富，具有明确指向。一般先易后难，先集中后发散，搜集过程中针对文献中信息不完整和缺乏连贯性的情况，应做好标记、笔记等，方便后期整理。通过计算机网络、图书馆、档案馆、博物馆、社会、科学、教育事业单位或机构学术会议和个人交往等多种渠道收集文献，一般应当由至少两个人分别独立进行互不干涉的同样的搜集，最后进行核对。可以通过检索工具查找，如计算机文献检索系统、目录卡片、目录索引等，也可以通过参考文献进行查找。

3. 整理文献

对两人搜集的文献进行核对，先利用文献管理工具（如NoteExpress、Endnole 等）进行查重，并严格按照设计的纳入和排除标准进行筛选，查重后的筛选过程也应当由至少两个人独立进行，最后进行汇总核对，如有分歧则讨论解决，如意见仍不能一致，由第三方参与决定。文献的阅读：阅读应当结合预览、粗读、精读等多种方式，对文献标题、摘要、全文等逐步进行选择性阅读，阅读同时要做好标记与批语、抄录、提要、札记、综述等笔记。

（三）德尔菲法

德尔菲法，也称专家调查法，是一种利用函询形式进行的集体匿名思想交流过程。它有三个明显区别于其他专家预测方法的特点，即匿名性、多次反馈、小组的统计回答。匿名是德尔菲法极其重要的特点，从事预测的专家不知道还有哪些人参加预测，他们是在完全匿名的情况下交流思想的；反馈性是指该方法需要经过 3～4 轮的信息反馈，在每次反馈中使调查组和专家组都可以进行深入研究，使得最终结果基本能够反映专家的基本想法和对信息的认识，所以结果较为客观、可信；统计性是指德尔菲法采用统计分析的方法，每种观点都包括在这样的统计中，避免了专家会议法只反映多数人观点的缺点。

1. 专家的遴选

应根据需要研究的主题，以擅长慢性肾脏病的临床专家为主，并包括部分中医文献研究学者在内组成专家咨询组。咨询的专家应有一定的知名度，具有高级职称、有兴趣且能够坚持完成数轮专家调查。遴选专家时应考虑专家分布的地域性。专家人数以不少于 30 人为宜，对于一些重大问题，专家人数可适当增加。

2. 专家调查问卷的制定

基于文献研究结果，研究者可以设计针对慢性肾脏病诊断信息、证候分类及表述信息、疗效评价指标的重要性的专家意见调查问卷，第一轮专家调查问卷的制定采用文献回顾法进行参评因子的初选和对专家进行开放性询问相结合的方法，即在文献研究的基础上提出指南的参评因子，同时要求专家对初选参评因子发表意见，做出修改并提出自己的见解。其后的调查问卷主要采用客观评分和专家提出书面具体意见和建议相结合的方式进行。

问卷和条目设计应注意：问卷措辞应客观严谨、语气亲切；问题要按一定逻辑顺序（如时间、类别顺序）排列；问题条目不带主观倾向性、暗示性；供选择的答案应意思明确，界限清楚；问卷篇幅应适中，问题太少可能收集不到足够的数据，问题太多，回答时间太长，会引起专家反感。指标重要程度和疗效评价指标的推荐程度可以依据李克特5分量表法（5-Likert scale）赋值：很重要（5分），重要（4分），一般（3分），不重要（2分），很不重要（1分）。考虑到不同的调查对象可能对不同问题的权威程度不同，有时需了解调查对象对每个指标的熟悉程度，熟悉程度也分为5个等级：不熟悉、不太熟悉、一般、较熟悉、很熟悉，熟悉程度系数分别是0.2、0.4、0.6、0.8、1.0。

3. 德尔菲法的调研轮次

德尔菲法一般实施2～4轮。根据专家意见的协调程度，判断德尔菲法的轮次，当专家的意见趋近一致，专家咨询问卷工作即可结束。专家意见的协调程度可以采用kappa系数或克隆巴赫系数评价。

（1）开放式的首轮调研

由组织者发给专家的第一轮调查表是开放式的，不带任何限制，只提出预测问题，请专家围绕预测问题提出预测事件。因为，如果限制太多，会漏掉一些重要事件。组织者汇总整理专家调查表，合并同类事件，排除次要事件，用准确术语提出一个预测事件一览表，并作为第二步的调查表发给专家。

（2）评价式的第二轮调研

专家对第二步调查表所列的每个事件做出评价。例如，说明事件发生的时间、争论问题和事件或迟或早发生的理由。组织者统计处理第二步专家意见，整理出第三张调查表。第三张调查表包括事件、事件发生的中位数和上下四分点，以及事件发生时间在四分点外侧的理由。

（3）重审式的第三轮调研

发放第三张调查表，请专家重审研讨。对上下四分点外的对立意见进行评价。给出自己新的评价（尤其是在上下四分点外的专家，应重述自己的理由）。如果修正自己的观点，也应叙述改变理由。组织者回收专家们的新评论和新争论点，与第二步类似地统计中位数和上下四分点。总结专家观点，形成第四张调查表。其重点在争论双方的意见。

4. 复核式的第四轮调研

发放第四张调查表，专家再次评价和权衡，做出新的预测。是否要求做出新的论证与评价，取决于组织者的要求。回收第四张调查表后，计算每个事件的中位数和上下四分点，归纳总结各种意见的理由及争论点。值得注意的是，并不是所有被预测的事件都要经过四步。有的事件可能在第二步就达到统一，而不必在第三步中出现；有的事件可能在第四步结束后，专家对各事件的预测也不一定都达到统一。不统一也可以用中位数与上下四分点来做结论。事实上，总会有许多事件的预测结果是不统一的。

5. 统计分析

根据德尔菲法的原则，专家调查问卷结果的统计分析主要包括两个方面：一是对参加该研究主题评价、预测专家的水平与结果的可信度和可靠程度的评估，主要包括对专家的性别、年龄、学历、专业、职称、工作年限等个人特征进行描述性分析，以及专家对所评价领域熟悉程度的分析，如非常熟悉、熟悉、一般、不熟悉等；二是专家对研究主题各指标评价结果的统计分析，主要包括专家积极系数、专家意见集中程度、专家意见的协调程度、专家权威程度4个方面。通过问卷回收率来评估调查对象的积极系数，通过调查对象对指标的熟悉程度得出权威系数，通过系数和肯德尔和谐系数评估被调查对象意见协调程度，并以各指标重要性评估数据的算术均数作为重要性的度量。

四、慢性肾脏病中医证候标准评价方法

中医临床诊疗技术的规范和诊疗水平的提高，要求积极推进证候诊断标准、四诊信息采集规范的制定。辨证论治是中医理论体系的精髓，抓住"证"这一关键环节开展研究，就有可能带动中医理论、疗效评价、证候本质等各项研究的进展。证候是中医立法处方的依据，证候诊断客观化、标准化是辨证论治规范化的前提和基础。因此，迫切需要建立中医四诊信息采集规范、中医辨证标准，这是推进临床诊疗规范，提高临床疗效的前提。

2012年起，在财政部公共卫生专项资金经费支持下，国家中医药管理局组织在全国42家中医药标准研究推广基地（试点）建设单位（以下简称"基地单位"）开展中医临床诊疗指南应用评价项目，由全国中医临床专家、标准化专家、统计学专家等多学科专家组成的团队，反复研究论证，形成项目实施方案。通过医生问卷调查评价慢性肾脏病中医证候标准的适用性，初步形成基于

临床医生主观判断的慢性肾脏病中医证候标准适用性评价方法。

　　为了客观评价证候标准的质量，必须根据证候标准的类型，如术语标准、诊断标准等有针对性的探讨评价方法。目前，针对这类标准，尚无公认的评价工具，因此，自主研发评价工具很有必要性。众所周知，国际上开发了 AGREE 指南评价工具，是目前对指南质量进行评价的有效工具。因此，针对慢性肾脏病的中医证候标准，也有必要研发证候评价工具。研发证候评价工具时首先应该明确评价内容，即建立条目池，参照评价维度，针对标准开发过程的严谨性、内容的可读性等方面进行评价，也可以对慢性肾脏病的中医证候标准广泛应用后的临床适用性及临床指导价值等方面制定评价工具，并开展相关的研究；其次需要明确慢性肾脏病的中医证候标准评价尺度，即每个条目的评分及总体评分；此外，还需要明确评价人员，即明确由哪些知识背景的人开展评价工作，由多少人参与此项工作，才能得到客观的评价结果。

　　慢性肾脏病中医证候标准的实际应用效果是慢性肾脏病中医证候标准评价的重点内容。在建立慢性肾脏病中医证候标准适用性评价实施方案的同时，研究制定慢性肾脏病中医证候标准应用性评价实施方案，通过临床病例观察评价慢性肾脏病中医证候标准临床符合度和应用效果，初步形成基于临床实践的慢性肾脏病中医证候标准应用性评价方法。证候标准是指导临床实践的规范性文件，应符合临床实际。如证候术语和代码标准，应该涵盖临床常见的证候名称，为病案首页的填写和信息化平台建设提供支撑。因此，这类标准在发布前和发布后均应广泛调查临床应用情况，明确其适用性和应用性。

　　中医辨证论治的特点是针对患病个体整体病理状态（证候）

的治疗，与西医学现行疗效判定标准（病因的消除、病理组织学变化等）有所不同，但整体病理状态（证候）的改善或消除与疾病病因的清除及微观病变的改善当有其内在相关性，通过方剂治疗后证候疗效与疾病疗效相关性的分析，有利于证候疗效标准客观化的建立。目前循证医学倡导的结局疗效指标判定标准更为两者间的沟通架起了桥梁。循证医学的原则是从系统研究中获取依据，以使研究结论建立在具有说服力的、充足的证据基础上。其核心思想是个人临床经验的基础上任何医疗决策的确定都应以客观的临床科学研究为依据。

病机证候体系，如对于表证，在太阳病提纲证之下分论中风、伤寒二证，确立了六经表证皆不离中风、伤寒之范畴。其中汗出而脉缓，则津液在充斥于表的基础上又有涣散，则为中风；而无汗出、脉阴阳俱紧，则津液在充斥于表的基础上又凝滞，则为伤寒。以津液之凝滞与涣散，确立六经表证之证候分类标准，是经方在辨证体系中独具的标准化特点。而对于里证，有胃气强、胃家实与胃气弱、胃气虚之分，则阳明与太阴之证候分类得已确立。基于此，六经辨证的诊断具有一定程度的唯一性，其证候体系也带有浓烈的标准化色彩。

方证证候体系，一方面依托于病机证候体系而立，如太阳中风，主证为桂枝汤证，兼证又有桂枝加葛根汤证、桂枝加厚朴杏子汤证等；另一方面，由于方证病机的多维性，其往往可直接与六经辨证相联系，如《伤寒论》34条："太阳病，桂枝证，医反下之，利遂不止"，直接将太阳病与桂枝汤证相提，又如101条曰："伤寒中风，有柴胡证，但见一证便是，不必悉具"，以小柴胡汤证跨越伤寒与中风两大病机证候体系，显然其可直接对应少阳病诊断提纲，而"有柴胡证，但见一证便是，不必悉具"的论述，可知方证证候体系具有诊断学上的标准化特点，是临证处方用药的指征。不论是辨证体系还是在证候学分类上，经方已经具有坚实的标准化与规范化的理论基础。

张仲景是最先实践中医标准化的医家，经方在理、法、方、药等各方面都具有相应的规范与准则。由于六经辨证具有执简驭繁、统摄百病的特点与优势，而六经提纲证本身又具有标准化的属性，故其正是证候规范化的优势载体。六经辨证的诊断结果在某种程度上来说具有唯一性，使得其在证候的标准化与临床的复杂多样性之间搭建了一座桥梁，故证候规范化研究若能以六经辨证之病机与方证体系为切入点或能有新的思路。如有学者研究大柴胡汤证的诊断标准，采用古今医案中相关的表现进行数据挖掘分析，结果显示，便秘、口苦、脉弦、情绪不畅、苔厚、苔黄、往来寒热、胸胁苦满8项指标最为重要，其中以往来寒热、胸胁苦满分值最高。可见以数据挖掘的方法挖掘方证临床表现及诊断标准，是从经方的角度进行证候标准化研究的新尝试。

基于六经证候体系的经方治则治法体系，亦因之而具有了严谨的次第与规范。经方的方药配伍，基于对"草石之寒温"与"五苦六辛"的严格把控，使得其加减一药皆极为慎重，天然具有了标准化的范式。若能重视经方原方的用药，开展相关领域的临证研究，与证候标准化研究相呼应，则有望建立理、法、方、药的全套标准。经方在理、法、方、药等多层面达到了个体化与标准化的高度结合。若以经方理论体系为基础，进行多角度全方位的标准化研究，如在证候治法术语、证候病机要素、临床诊疗路径等方面进行摸索与探讨，不失为打开中医标准化研究大门的一把钥匙。

"方从法立，法随证变"即方剂的运用是针对疾病证候病机的，其功效与病位、病性有明确的对应关系，而其干预治疗的对象同样又是疾病的载体，因而方剂是研究证候病机与疾病两者间关系的桥梁或工具，是研究证候的"探针"。中医一些有效的经方、成方的配伍也大都有其鲜明的特点和理论基础，多为中医学理论精华和长期临床经验密切结合融汇集积而成，与其特定的证候（即"方证"）有较明确的对应关系，而"以方测证"的逆向思维是中医认"证"的重要方法之一。方剂的功效可以纯化（有利于研究因素的简化），其组成是固定的，是可资比较的，即针对疾病的证候病机，可以有的放矢地采用多种不同功效的方剂干预治疗同一疾病对象，进行有效比较，建立较为可靠的比较参照系统。

综上所述，方药疗效是辨证准确与否的主要判断依据，是科学评价慢性肾脏病中医证候标准的主要方法。在方药疗效观察的基础上（方－证对应的科学基础）建立的证候标准具有很强的说服力及临床实用性。当今中医临床实践过程中，多是在现代医学确诊为慢性肾脏病的基础上辨证，由此从逻辑思维推理出"病－证－方相关性"的研究策略应该是：以明确的疾病诊断标准为限定范围，以静（方）制动（证），执简（方）驭繁（证），以已知（方）探索未知（如证候模型），基于不变的手段（方剂）设立参比体系；使用复杂、动态的思维方法与设计思路探索复杂、变化（证候）的本质规律。

第二节 慢性肾脏病中医证候标准化的 研究现状

慢性肾脏病中医证候标准化的研究，对于发展中医理论及提高慢性肾脏病临床诊治水平，具有极其重要的意义。近年来中医学者从文献、临床及实验诸方面对慢性肾脏病中医证候进行了较多的研究，并取得了可喜的成果。根据有诸内必形诸外的理论，多数中医学者通过观察慢性肾脏病患者外在宏观显现的症状、体征等四诊信息推测体内变化，从宏观层面进行慢性肾脏病中医证候学的标准化研究；西方医学所倡导的"还原论""实证主义"等，促使中医学者们探寻慢性肾脏病中医证候内在的物质基础、证候的特异性标志物，并试图创立用于慢性肾脏病中医证候诊断标准的客观性指标，从微观层面进行慢性肾脏病中医证学的证候标准化研究。当前慢性肾脏病中医证候相关研究大多是围绕证候剖析外在表现之宏观与体内物质变化之微观的规范化、客观化、标准化展开。本节旨在从外在宏观与内在微观两大层面介绍慢性肾脏病中医证候标准化的研究现状。

一、慢性肾脏病中医证候宏观辨证标准化研究现状

（一）宏观辨证基本概念

通过对四诊获取的信息进行分析，从而辨别证的方法，称之为宏观辨证。在慢性肾脏病中医证候宏观辨证标准化研究方面，

国内学者侧重于脉诊与舌诊的标准化研究。在脉诊的标准化研究方面主要针对将脉象可视化、客观化和科学化的目的进行了形式多样的脉象仪的研制。其从心血管功能、血流动力学角度探讨了脉象的形成机理，建立了一些脉图的分析方法，基本确定了临床常见单一典型脉象的脉图特征与参数；探讨了常见病证与脉象、脉图的关系等。在舌诊的标准化研究方面，从现代医学角度基本阐明了正常舌象与异常舌象的形成机理。探讨了临床常见疾病的舌象变化及演变规律，并将舌象作为某些疾病的重要诊断指征研制了舌色检查仪等。此外，国外对腹诊研究较多已形成独特的汉方腹诊，并通过对皮肤电阻等的研究，形成了以良导络为代表的经络诊断方法。在诊法的标准化研究方面虽然做了很多工作，但与临床实际运用还有较大的差距，主要体现在舌诊仪、脉诊仪、腹诊仪等仪器本身获取的信息量不够、欠灵敏，有待进一步深入研究。国内外不少学者认为中医诊断学的研究内容应逐步转向以研究辨证为主。在辨证研究方法上一方面应注意密切联系中医临床实际，另一方面研究思路应有所创新、突破，通过辨证的标准化及证本质的研究促进中医理论体系的发展。

（二）宏观辨证标准化相关术语

1. 四诊指征计量诊断

四诊指征的计量诊断，主要指通过望、闻、问、切四诊所获得的舌象、脉象和症状体征的客观化、定量化。对于舌诊、脉诊的计量诊断已做了大量的工作，如从病理形态学、细胞学、生理学、生物化学、微生物学、血液流变学、微循环检查、舌活体检查及电镜检查等多个方面，利用舌象仪、舌色仪等对舌色、舌质、舌苔进行综合研究。日本学者岛田丰等提出舌苔计分法，根据评分方法分别给舌尖、舌中、舌根的舌苔厚度和颜色评分，然后分别计算舌苔厚度、颜色的总分，对舌苔的变化进行评价。利用统计方法对脉图资料进行分析，对于弦、滑、细、紧、浮、沉、迟、数、洪等脉象进行了计量诊断研究。

2. 模糊数学

模糊数学的创始人查德曾指出：当系统的复杂性日益增长时，找出系统特性的精密而有意义的描述能力将相应降低，直至达到这样一个界限，即精密和有意义（或适当性）变成两个互相排斥的特性。中医作为一个复杂系统，其证候表现是不典型的，具有一定的模糊性。亦有学者认为"证"是一种模糊集合元，所以，根据模糊数学的原理，认为"证"是一个模糊概念，可以使用模糊数学中的"隶属度"来刻划，从而建立起"证"的数学模型，使之客观化、标准化。

（三）慢性肾脏病中医证候微观辨证标准化的研究基础

传统的中医诊法包括望、闻、问、切四诊，主要依靠医生的视觉、触觉、听觉、嗅觉等感觉器官进行病情资料收集。但依据人体五官收集的资料，其分辨率低、信息量少、难以合参；模糊性大，有很大的主观性，且量化与客观化不足，缺少定性与定量结合的综合分析。将中医思辨性的经验描述和宏观性概括过渡到高层次的分析与综合相结合，是中医学现代化的必由之路，其实质是解决客观化与定量化问题，而计量诊断是实现证候标准化的重要方法之一。计量诊断是以统计学概率论为理论，依据有关的医学理论，将症状、体征及各种化验检查结果量化，通过概率运算，使其成为诊断和鉴别诊断的重要依据，并可用以判断病情的发展趋势，评价治疗效果，做出预后判断。通常就是先将已知的一定数量的确诊病例（参照组）的症状和体征按照一定的数学模型，经过统计计算归纳成数学公式。当待诊患者就诊时，将其症状体征存在与否和／或轻重程度按事先规定的计量标准转换成为变量，代入公式即可得出以数量或概率大小表示的诊断结果。其主要包括四诊指征的计量诊断和病证的计量诊断两个方面。

中医四诊信息具有重叠性、大数据、非线性等特点。将四诊信息数据进行降阶降维，有效提炼证候内在结构要素、靶位是四诊资料研究的主要思路。多元统计、决策树、人工神经网络、时间序列等作为现代统计方法中的一类，在分析四诊信息时具有一定优势。决策树可通过分析四诊信息资料中的性质，发现最具辨别能力的属性，然后把四诊信息划为多个亚群，每个亚群中含有同种类别的数据，最终获得的决策树可以对新的四诊信息进行判断，预测其属于何子集。中医认为"证"是病的某一阶段的主要矛盾的概括，它受病的基本矛盾的干扰，两者之间存在不可分割的联系。因此，中医证候诊断离不开具体疾病的诊断，慢性肾脏病中医证候诊断的标准化研究采用病证结合的研究思路，对疾病过程中各个发展阶段的证候做出正确的诊断，将中医的证候演变规律更清晰地凸现出来。相对于中医学病名而言，西医学病名往往诊断明确，机理比较清晰，而中医治疗有优势，采用西医辨病、中医辨证，以病为经，以证为纬，病证结合的研究思路是证候诊断标准化研究的主要思路。

在文献调研、专家咨询及病例回顾的基础上，遵循临床流行病学原则，进行多中心、大样本的临床前瞻性研究是慢性肾脏病中医证候标准化研究的重要途径，早期中医证候标准化研究是以文献调研与专家咨询为主要途径，所以，由此而建立的证候诊断标准必然会受到医者水平、学术流派等影响，出现标准之间互不相同的现象。临床流行病学所确定的设计、衡量、评价的一系列准则，能够减少研究过程中由于偏倚而导致的结论的不真实性。所以，在文献调研、专家咨询和病例回顾的基础上，严格遵循临床科研设计、衡量、评价（Design，Measurement and Evaluation in Clinical Research，DME）的原则，开展多中心、大样本、前瞻性的临床研究，能提高研究的科学性与客观性，提高结论的可靠性与真实性。

四诊客观化已有学者们做了大量的研究工作，如利用内窥镜、显微镜、现代影像技术等扩展医生望诊的范围和深度；研制了多种舌诊、脉诊仪器，使人们通过仪器"望舌""切脉"时能直接读数。但这些方面的研究与临床实际应用还有很大的差距，如研制的舌诊仪、脉诊仪获取的信息量不够、欠灵敏，如何借助现有的科学技术来客观地采集分析中医临床信息还需要进一步探讨。有研究认为，参考现代心理学行为功能量化及生命质量量化等评分方法，可以对症状、体征进行等级积分，对证候辨证进行半定量化的分析，通过对中医临床症状、体征分级记分，采用相加计数法、累积记数法、分类记数法等方法进行指征积分的记数，然后根据指征的出现率和指征积分数的高低，并适当考虑临床实际，对证候进行计量诊断。还有学者在半定量的同时引入统计学权重的概念，经过统计学处理，以不同权重来反映不同症状体征的主次，又以不同积分反映症状体征的轻重程度变化，对证候进行定性与定量"等级"相结合的计量诊断。

数据挖掘技术及计算机智能的发展为慢性肾脏病中医证候标准化研究提供了强有力的技术支持。数据挖掘是从大量的、不完全的、有噪声的、模糊的、随机的数据中提取出潜在的、有价值的知识"模型或规则"的过程，也称为数据库中的知识发现，而中医证候和证之间没有明确的函数关系，只能在大量的文献资料及临床资料中进行数据挖掘。数据挖掘所涉及的学科领域和方法很多，如引入复杂性科学理论对证候进行降维升阶处理，寻找证素应证组合的演变规律。张志斌等人由此而提出建立辨证方法新体系的设想，即通过证候要素的提取，将复杂的证候系统分解为数量相对局限、内容相对清晰的证候要素，然后通过各证候要素间的组合、证候要素与其他传统辨证方法系统的组合等不同的应证组合方式，使辨证方法体系不再是各种具体证候单纯联系组合的线性平面，而具有复杂的多维多阶立体交叉的非线性特征。

（四）慢性肾脏病中医证候微观辨证标准化研究进展

在以往的研究中，研究者通常是通过临床流行病学的方法收集患者的症状，并根据传统的辨证理论对每个病人进行辨证，确定为"某证"，然后采用判别分析和回归分析建立函数方程，并进行回代检验。之后有学者提出将聚类分析、主成分分析及因子分析等多元统计方法应用于证候诊断的标准化研究。以上几种统计方法都可以实现证候的降维，有利于疾病证候分类中主、次症及特征性表现的提取，有利于发现疾病调查群体中各类证候的症状、体征的组合及变化规律等。通过以上分析可以发现，单独使用上述几种统计方法都会暴露出诸多不能克服的问题。因此，需要将多种统计方法联合运用以取长补短，提高结果的可靠性。但慢性肾脏病中医证候诊断标准化研究如何联合应用多元统计方法，还需要进行不断探索。

要素条目的筛选不仅要考虑其是否常见，更应综合评价其敏感性和特异性。筛选最具代表的要素条目，首先需计算其在证候诊断过程中所占的权重，而权重的确定可以通过层次分析、因子分析、相关系数及专家咨询等主客观方法实现。郭蕾等利用古代医案数据库，通过"降维降阶"与"升阶升维"方式，对证候及其下属条目进行统计分析，采用非条件 Logistic 多元回归法，得到回归方程数学模型，从定量的角度筛选出具有证候诊断意义的条目。申春悌等将结构方程模型、项目反应理论中等级反应模型、潜在变量模型中因子分析模型、潜在类别模型等分析方法进行了综合，对中医证候要素、证候分类研究进行了一连串的方法学探究，并通过开展的临床流行病学调查发现联合运用潜在类别模型与二阶证实性因子分析，可以筛选、提炼中医证候的要素条目，根据要素条目的病位、病机及病性等分析确定证候名称。

　　通过临床流行病学、模糊数学、粗糙集理论等方法对所筛选的要素条目进行量化、制定中医证候量表是慢性肾脏病中医证候标准化研究的重要内容，也是提高中医证候辨识度的重要举措。刘强等分析了证候评价量表与诊断量表的区别，并对证候诊断量表编制的关键环节和技术要点，如诊断指征的筛选和压缩，诊断条件（界值）的确定，量表诊断模型的构造（条目赋权），诊断性试验评价和验证量表诊断能力等方面进行了阐述，并通过制定肝郁化热证证候量表发现，在明确界定证候诊断与证候评价内涵不同的基础上分别研制诊断量表与评价量表具有更好的诊断和评价能力。证候量表的研制符合中医客观化需求，但必须以中医概念操作化及理论框架为核心，需对条目池内涵分级量化并准确描述。

　　（五）慢性肾脏病中医证候微观辨证标准化的局限性和对策

　　将中医思辨性的经验描述和宏观性概括过渡到高层次的分析

与综合相结合的实质是解决客观化与定量化问题。要解决这些问题，除了必须遵循科学性、实用性、继承性等原则外，尚应体现辨证的系统性和发展性，以及证候的特异性、演变性及稳定性，突出中医特色与优势，同时还要加强证候概念及专业术语的规范化研究。所以，这是一项复杂的工作，正如沈自尹教授总结："证"的研究难点在于：其一，证是一种功能态的，可以发展，可以转化；其二，证的概念应用亦较混乱，灵活性大，辨证可因人而异，只能凭医生的分析概括水平；其三，难以定性、定量，更难以定位。因此，实现中医证候标准化还有很多难题有待解决，只有通过不断地完善现有的研究思路与方法，慢性肾脏病中医证候标准化研究才有望能取得实质性的突破与进展。

二、慢性肾脏病中医证候微观辨证标准化研究现状

（一）微观辨证基本概念

微观辨证，是指在中医理论的指导下，运用现代医学影像学检查、内镜检查、实验室检查、组织病理检查，甚至基因检查等先进技术，旨在从器官水平、细胞水平、亚细胞水平、分子水平、基因水平等较深层次上辨证，从而为临床诊断治疗提供一定客观依据的辨证方法。随着对中医证实质的研究深入和发展，为解决证候标准化问题，中国科学院院士沈自尹开展了对中医"证"的宏观与微观相结合的研究，于1986年首次提出并定义微观辨证，即是在临床上收集辨证素材的过程中引进现代医学先进技术，从微观层面上认识机体的结构、功能和代谢特点，更完整、更准确地阐明证的物质基础，从而为辨证微观化奠定基础。1989年，郭振球教授在《中医研究》杂志上首次提出微观辨证学，比较系统

地阐述了微观辨证学的概念。

中医微观辨证学是一门与时俱进的新兴学科。随着科学的发展，中医学也将以其特有的世界观，科学地消化吸收和利用现代科技成果，由宏观走向微观的全新的里程碑。中医微观辨证与宏观辨证的结合是中医学走向现代化和走进世界的重要标志。半个多世纪以来，我国中医学科技工作者对中医学"证"实质的研究与现代科学技术密切结合，进行了大量探索性研究。本书研究组就是在此基础上运用中医学整体有机辨证世界观，充分利用现代研究成果，将各种散在研究以中医学有机系统整体世界观理论重新分拆、重构、整合、归位，较系统地揭示了中医证候内在深层的微观规律，科学地指导临床和科学研究。

（二）微观辨证标准化相关术语

1. 辨证微观化

辨证微观化是综合了多方面微观辨证的信息，结合中医传统的宏观标准，并通过临床方药治疗的反复验证，以期逐步建立辨证的微观标准，并用以进一步指导临床实践。从微观辨证到辨证的微观化，是辨病和辨证相结合在认识上的一次飞跃和突破。

2. 隐证

隐证，又可称"潜证"或"潜隐证"，指机体已存在病理性改变，但按照中医四诊却"无症可辨"的一类病证或状态，本质是机体的病理改变尚未达到引起临床症状的程度。根据"有诸内者，必形诸外"的理论，当机体内存在病理变化的时候，人体一定会有所表现，但有时临床上的四诊无法发现，因此中医应充分利用现代科学仪器，发挥辨病与辨证相结合的优势，充分利用微观辨证，认清各种隐证的微观表现特点，以提高临床疾病的诊断和疗效。

（三）慢性肾脏病中医证候微观辨证标准化的研究基础

1. 慢性肾脏病中医证候本质研究

慢性肾脏病中医证候本质研究对慢性肾脏病中医证候微观辨证的产生具有直接的推动作用，实现慢性肾脏病中医证候微观辨证也离不开对"证"的生理病理研究。20 世纪 60 年代对肾阳虚本质的探索中，从众多指标测试中筛选出了尿 17–羟皮质类固醇含量的改变，发现肾阳虚患者具有肾上腺皮质功能低下的特点，为进一步了解肾阳虚的发病机理，采用灵敏度更高的试验方法，证实肾阳虚患者不仅肾上腺皮质轴的功能紊乱，而且垂体所属的甲状腺和性腺轴也存在不同程度、不同环节的变化，并推论出肾阳虚患者的主要发病环节是下丘脑或更高中枢的调节功能紊乱。在揭示肾阳虚本质的研究基础上，不断有学者对"证"本质展开研究，以找出不同的"证"的特异性指标，这对微观辨证的形成及发展起到重要作用。

2. 慢性肾脏病中医证候的标准化研究

中医的辨证掺杂部分主观因素，主要来自患者自述的症状和临床医生的分析判断，对同一患者进行辨证，不同的医生由于角度不同或水平差异辨出的证亦会存在较大的差异，在中医诊断的思维指导下，应用现代科技手段，定性、定量描述慢性肾脏病中医证候特殊病理生理变化，寻找并建立能确立"证"的相对特异性的综合指标，能使慢性肾脏病中医证候辨证更加科学、准确。中医证候的标准化研究是中医界研究的重大课题也是难点之一，如赵金铎主编的《中医证候鉴别诊断学》、冷南方主编的《中医证候辨证规范》、邓铁涛主编的《中医证候规范》等对中医常见证型进行了概述、鉴别等规范化整理;《中医虚证辨证参考标准》《血瘀证诊断标准》等标准的制定提出了对某些证的诊断依据;国家中医药管理局颁布的《中医病证诊断疗效标准》《中药新药临床研究指导原则》、朱文锋主编的《内科疾病中医诊疗体系》,以及朱文锋、何清湖主编的《现代中医临床诊断学》等通过病证结合的研究,建立了中医临床常见病、多发病的辨证体系,这些有关证候的标准化研究,为慢性肾脏病中医证候"微观辨证"的产生提供了有利条件。

3.慢性肾脏病中医证候动物模型研究

慢性肾脏病中医证候动物模型是在中医学整体观念和辨证论治的思想指导下,运用藏象学说和病因病机理论,把人类病证原型的某些特征在动物身上加以模拟复制而成。慢性肾脏病中医证候本质研究带动着慢性肾脏病中医证候动物模型的研究,实验动物模拟的各种病证模型的应用,也促进了慢性肾脏病中医证候本质研究。如国内外学者综合征的诊断模型对阴虚证、阳虚证、脾虚证、血瘀证、肺气虚证等进行深入研究,涉及多系统、多指标,对慢性肾脏病中医证候的认识逐步深化、客观化。慢性肾脏病中医证候动物模型研究为脏器内微观指标的研究创造了条件,客观上促进了慢性肾脏病中医证候"微观辨证"的产生和发展。慢性肾脏病中医证候动物模型不仅仅作为一种工具、技术,更重要的是它为中医学引入了新的、理性的生物观,使之从生物界的普遍联系中得到重新认识和发展。

4.与中医整体观、辨证观相似的基因组学研究

基因组学研究与中医学的整体观、辨证观有许多相似之处,在微观水平的基因调控与修饰,反映着生命机体功能状态。基因

组多样性高度强调了每个人的基因组特异性，特别是从结构研究向功能研究的转化，反映出基因组学与中医学两个学科在思维方法上的趋近特征，显示了研究思路与方法相互渗透的可能性。功能基因组学对基因组功能表达与调控的时间变化、空间变化、动态变化、个体差异表现规律，以及一（基）因多效（表型）、复杂性状表现型可能涉及多个基因活动的认识和个体化治疗方案发展趋势与辨证论治原则非常吻合。尤其是基因组研究采用了基因网络研究策略，已上升到了从哲学角度思考问题的高度，为中医学利用其研究成果来发展自身创造了非常有利的条件。利用基因芯片技术，对不同个体的"证"状态的基因组进行扫描，绘出不同证的基因表达谱，通过计算机分析来建立"证"相关谱，有望从基因水平为证候的客观化、标准化和现代化研究提供可能。例如美国生物学家 Goldberg 在 20 世纪 70 年代初提出细胞功能调节的"阴阳学说"，以环磷酸腺苷（cAMP）和环磷酸鸟苷（cGMP）参与细胞反应调节的拮抗性解释中医的阴阳现象。这一生物控制二元论学说，得到了许多实验和观察结果的支持。阳虚者 cAMP / cGMP 比值明显降低，阴虚者 cAMP 水平升高，但 cAMP / cGMP 比值变化不明显，cAMP、cGMP 含量及其比值测定可以作为判断阴虚、阳虚的一个客观指标。

（四）慢性肾脏病中医证候微观辨证标准化研究进展

研究者们通过分子生物学技术（蛋白质印迹、ELISA、低通量芯片等），希望找到具有高特异性和高敏感性指标作为证候分型的客观依据，从而提高证候辨识度。证候分型的物质基础应该是多层次、立体网络状物质群，单一物质或单一指标简单叠加无法揭示中医证候的全貌。组学技术可以在某个特定时间对机体各个层面生命活动物质进行定性、定量分析，发现其中的特性与规律，从整体上评价由各种因素所致的生命体功能变化。可以说组学技术所遵循的理念与中医学的精髓"整体观念""辨证论治"尤为吻合。利用以高通量系统论为指导的组学方法探索中医证候实质，寻找证候及其分型的物质基础，实现宏观、微观层面的证候分型，是界内证候研究较为合适的方法。

如果要完全阐明慢性肾脏病中医证候的内涵，仅从组学方面探究还是不够的。首先，组学技术虽然提供了探索证候内在本质物质基础的方法，但涉及物质构型改变判别困难。再者，代谢、蛋白及基因组学虽然是从整体上阐释疾病发生的机制，突破了以往单一指标的局限，但是研究证候物质基础所采取的仍是还原法，多以探寻证候特异性物质——基因、代谢产物等为指标，据此研究证候，可能会像以往一样落进还原分析思维的泥潭，以至无功而返。此外，目前通过组学技术分析得出的结果还难以阐释诸如感觉、意识、思维等高级神经活动的机制。因此，试图纯粹地从组学视角全面阐释证候本质是不够的。

有学者研究肾病综合征中医证型与梗阻性肾病的关系，与血总纤溶活力、超氧化物歧化酶及血清白蛋白的关系，与红细胞 C3b 受体、T 淋巴细胞功能的关系，与血清脂蛋白亚组分胆固醇含量的关系，与内皮素、心钠素、醛固酮的相互关系等，证明肾病综合征的中医辨证分型与上述指标均有一定联系。有学者研究补肾中药对肾阳虚大鼠下丘脑 – 垂体 – 肾上腺轴、钙调素 mRNA 表达及 CaMPK Ⅱ 的影响发现，补肾中药可能通过调整下丘脑 – 垂体 – 肾上腺轴活性发挥作用。有学者研究淫羊藿总黄酮对肾阳虚大鼠下丘脑 – 垂体 – 甲状腺轴内分泌功能及钙调蛋白基因表达的影响，发现淫羊藿总黄酮可以促进模型大鼠甲状腺激素分泌，其中大剂量组可抑制促甲状腺激素分泌，且对模型大鼠下丘脑、甲状腺组织中钙调蛋白基因的表达有显著抑制作用。有学者研究右归丸对氢化可的松所致肾阳虚动物模型下丘脑－垂体－性腺轴的影响，发现右归丸能显著提高模型大鼠的睾酮含量。这些研究都从部分生物指标角度对肾阳虚证候进行了不同的阐释和探究。

（五）慢性肾脏病中医证候微观辨证标准化的研究意义

1. 有助于阐明慢性肾脏病中医证候的病理生理基础

中医辨证是以整体辨证为重点，从宏观水平来认识疾病的病位、病性、病势及疾病的发展变化，随着现代科学技术的发展，对中医辨证提出了新要求，微观辨证即是借助现代科学技术的手段和方法，从微观层面认识机体的结构、代谢和功能的特点，从而阐明证的物质基础，以此达到准确辨证的目的。临床上，通过"微观辨证"和"辨证微观化"的结合，可以逐步阐明各种"证"的病理生理基础，找到慢性肾脏病不同证候具有诊断意义的微观辨证标准，更有利于慢性肾脏病中医证候辨证的准确性。

2. 有助于临床的诊断和治疗

临床上对于早期症状不明显、症状较轻、证候复杂以致宏观辨证困难，但存在微观指标改变的情况，传统四诊所收集的资料难以准确地反映脏腑病变的本质，存在着无证可辨的困惑。此时微观辨证便可发挥其积极作用，打破传统四诊的局限，借助先进科学检验技术，对望、闻、问、切四诊信息进行延伸，所获取的微观信息可及早发现隐匿性肾病，有助于临床的诊断和治疗。

3. 有助于中医辨证诊断规范化和标准化

微观辨证强调运用现代科学技术方法，检测分析患者生理、病理等多方面的各项指标，阐明不同的客观物质基础，其目的在于建立证的微观标准，增强辨证的客观性与正确性，将中医证的微观指标纳入中医证候的诊断标准，提高了中医证候的诊断水平，丰富证的内涵，有助于辨证诊断规范化和标准化。

4. 有助于临床疗效的客观评价，促进循证医学的发展

中医临床疗效的评价不仅是整体症状或体征层次上的改善，还须结合更客观化的微观指标的改善才更具说服力。微观辨证的应用有助于慢性肾脏病中医证候的疗效评价科学体系的制定，在一定程度上提高了中医药疗效评估结果的客观性和科学性。循证医学的核心在于证据，慢性肾脏病的诊疗方法和防治措施的制定都应该建立在充分的科学依据之上。通过微观辨证，找出客观指标和慢性肾脏病中医证候之间的关联，使慢性肾脏病中医证候更加规范化和客观化，从而深化对病证的认识、增强治疗疾病的方向性和针对性、提高临床诊治水平，为循证医学提供有力证据，促进循证医学系统评价的方法在慢性肾脏病中医微观辨证标准化研究中的应用。

（六）慢性肾脏病中医证候微观辨证的局限性及对策

1. 慢性肾脏病中医证候研究缺乏规范化

慢性肾脏病中医证候研究的规范化是慢性肾脏病中医证候微观辨证的前提，证候的规范化包括证名称的规范化、构成症状的规范化、证分类的规范性及证诊断标准的规范化等。有关慢性肾脏病中医证候的概念缺乏规范，就会导致慢性肾脏病中医"证"的相关性研究（包括基础与临床）可能出现差异，因此慢性肾脏病中医证候的规范化研究是证本质研究得以顺利进行的先决条件。目前需进一步完善慢性肾脏病中医证候规范化研究，以促进慢性肾脏病中医证候微观辨证的发展。

2. 微观指标单一性与辨证整体性矛盾

任何单一的微观指标决不能全面阐释"证"的本质，只能反映部分问题。中医"证"是疾病发展过程中某一阶段的病理本质概括，涉及多个器官或多个系统的病理改变，具有整体性；而通过现代医学检查所获得的微观指标只能阐释"证"本质的一个方面，无法全面概括证本质，具有专一性。所以实行"微观辨证"必须强调多指标合参，加权求和，设立诊断阈值，这样才能对各种"证"的认识更趋全面，减少片面性，才能使"微观辨证"研究不断深化。

3. 微观指标与证候之间的非特异性

微观辨证的首要问题是要明确某一微观指标的改变反映的是该证的特异性变化还是普遍性变化，某一微观指标的改变到底反映的是病的普遍影响还是证的特异结果。随着实验室检测手段的不断发展，研究者不断从不同角度及层次研究与慢性肾脏病中医证候相关的实验室检查指标，但随着慢性肾脏病中医证候本质研究的广泛深入开展，某些指标的特异性逐渐被否定，甚至许多观察指标出现相矛盾的结果，微观指标与慢性肾脏病中医证候之间存在非线性的关系。目前尚未找到具有相对排他的某一或某些理化指标可以作为慢性肾脏病某一证候的判断标准。因此，在慢性肾脏病中医证候微观辨证的标准化研究中应注意挖掘能够反映证的部分特征，并能随着证的变化而相应改变的因素作为宏观辨证的补充和延伸。

4. 微观辨证尚未形成自己独特的证治方药体系

慢性肾脏病中医证候微观辨证和辨证微观化的建立需要通过

临床方药治疗的反复验证，但目前大部分慢性肾脏病中医证候微观辨证研究还仅限于一次辨证和其中某项指标的关系，并没有经过临床诊疗的反复推敲和实践，无法验证某一或某些指标辨证的可靠性、准确性和特异性。慢性肾脏病中医证候微观辨证为宏观辨证增加了新的内涵，但这些微观指标并非都有稳定的阴、阳、寒、热、虚、实等属性，很难与宏观辨证的病位、病性对等，而是一种"新的病性"。作为一种新的辨证方法，必须有与之对应的论治体系，没有论治体系的辨证方法是没有临床意义的。因此，逐步建立"微观辨证论治体系"是"微观辨证"理论和实践的依托。

三、慢性肾脏病中医证候宏观辨证与微观辨证的区别与联系

宏观辨证和微观辨证二者同作为中医辨证体系的一部分，既有区别，又有联系。从其辨证手段上看，宏观辨证所利用的是望、闻、问、切四诊，而微观辨证是借用现代医学的影像学检查、内镜检查等，是对四诊的拓展和深化。从辨证性质来看，传统的宏观辨证主要依据中医理论作为指导，根据四诊所得到的症状和病位，以及病性等的临床辨证，重在对机体状态进行定性分析；而微观辨证是利用先进的现代科技，包括化验检查、病理组织检查等收集可量化的指标，使辨证客观化、标准化，重在从微观层面对疾病进行定量分析。微观辨证与宏观辨证二者的联系在于微观辨证是对中医宏观四诊必要的和有益的深化及补充，微观辨证是宏观辨证基础上的进一步发展和深化，是宏观辨证在更深层次上对机体整体病理反应的微观认识，二者均体现了中医的整体观和

辨证思想。因此，通过宏观辨证和微观辨证的有机结合，定性分析结合定量分析，可使我们获得更加广泛和深入的信息群，这是对中医整体观念的深化和补充，使传统辨证更完整、准确，更能从本质上阐明"证"的实质，使中医证候学向更高层次发展。

在宏观辨证的基础上，慎重地选用现代医学的微观指标，可以提高证候诊断的客观性，学者们主要运用现代科研方法，从整体、细胞、分子水平，从理化、免疫、代谢、微量元素等方面来筛查与中医证型相关的微观指标，分析其内在的相关性；研究同一疾病不同证型微观指标的异同，不同疾病同一证型微观指标的异同，来寻求中医证的共性与个性指征；对证型的主要症状特征进行现代医学阐释等。目前，我们只能发现某些指标与某些病证有某种相关性或提示性，但相关的程度及提示的准确与否并不清楚。而且，随着研究的广泛深入，某些指标的特异性逐渐被否定，许多观察指标随着观察者的不同而出现矛盾的结果。因此，今后不宜再把寻求诊断某一证型的特异性指标作为研究重点，而应该从多层次、多角度来研究某一证型的一组指标群，分析指标之间的关系。

人体是一个多层次的巨大系统，分为宏观和微观，但两者不能等量齐观，即事物的宏观性质并不完全等于它的微观成分之和，宏观规律也不等于诸微观规律的简单相加。宏观是人体最高层次，微观则属于较低层次。高层次规律具有低层次规律不具备的特点，低层次规律不能取代高层次规律，否则就会犯"只见树木不见森林"的错误。随着现代科技的飞速发展，中医学的发展也迫切需要有一个由宏观走向微观辨证的补充。在中医基础理论的指导下，将宏观辨证论治与微观指标的变化紧密联系起来，审证求因，药证相应，从证施药，以效验证，建立微观辨证独有的方证相应体系，可望成为中医现代化发展的重要途径之一。

四、慢性肾脏病中医证候标准化研究面临的问题

迄今为止，关于中医证候的标准化规范化研究已然取得一定的成果，但就其本质而言仍未取得实际意义上的重大突破。其原因有以下几方面：①证候名称及其概念的规范并没有完全统一。由于历史原因，对于同一种证候名词的理解因人而异，而证候名及其概念的规范恰恰是制定证候诊断标准的先决条件。②中医证候分型标准制定的方法学有待进一步提高与完善。目前尚无公认的根植于中医基础理论的证候研究方法学。现采取多学科交叉联合，以证型标准化方法学为基础，结合不同病种之间的差异，来制定中医常见病种证候标准。③目前中医证候标准的研究仍停留在证候的静态研究上。"证"是疾病发展过程中某一阶段的病理概括，是某一疾病在动态发展过程中的表述。因此中医证候标准化研究应建立在动态临床病例模型研究的基础上，充分挖掘证候的内涵与特质。

出于中医药知识传播，国内外医药交流，跨学科、跨行业沟通，推广中医药科技成果，出版中医药书刊的需要，卫生部（现国家卫生健康委员会）中医司及国家中医药管理局将中医证候标准化的研究列为重点科研课题，并作为重大课题受国家主管部门资助。自此数十年来，中医证候标准化越来越受到学术界的重视，学者针对中医证候标准化进行了一系列研究工作，取得了一定进展并确立了部分基本规范，但相关研究目前仍然缺乏系统性、客观性、科学性。有学者指出：中医证候规范研究的目的是实现中

医证候诊断的规范化、标准化。然而令人困惑的是，经过规范后的一系列证候诊断标准在学术界并未达成共识，长期以来证型繁杂、标准不一的混乱状况依然存在。

标准的制定是以科学研究和实践为基础的，然而针对中医证候的研究还远远不能满足标准制定的需要。目前大部分研究主要集中在证候分类、证候诊断规范化、标准化及客观化领域，而针对证候术语、四诊信息采集、诊断器械等领域的研究较少。而且临床研究较少开展多中心大样本调查，结果会有选择性偏移。研究多采用病证结合的模式，尤其是采用以西医疾病为纲开展证候标准的制定，而对于中医特色的疾病研究较少，尤其是 WHO-ICD11 ～ TM 正式发布后，对中医疾病为纲开展证候标准的制定提出了挑战。此外，因缺少单纯的针对证候诊断标准研制的前期科学研究基础，对于证候类药物的研发也很不利。

现今中医证候标准化的研究存在一些亟待解决的问题，如对中医药能否与是否需要标准化的认识存在较大分歧与争议，制定之标准质量不够高、适应性不强、系统性不够完整，制定标准的方法没有统一规范、形成过程中缺乏整体规划和协调，对中医药临床、科研、教学、对外交流等没有起到应有的规范和促进作用。究其原因是在理、法、方、药各层面上，标准化要求与中医学根本特点之间存在着诸多矛盾。

证候是临床疾病在发生发展过程中某一阶段的本质反映。所谓辨证即是收集四诊资料而综合判断证候的过程。在中医发展过程中，诸家对证候的理解并不相同，对同一疾病的证候有不同的归纳，概念与临床表现不尽相同，故证候的标准化是中医标准化的研究热点。然而现阶段的证候标准化与达到临床使用的要求还有一定差距。一者，中医辨证体系繁多，如六经辨证、脏腑辨证、卫气营血辨证、三焦辨证等，皆有其看待疾病的角度及独立的证候体系，故使用不同的辨证思路，就会有不同的证候诊断结果。二者，同一种辨证体系中不同医家也会总结不同的证候。三者，相似的证候，由于中医经验性的学术内涵与独特的思维方式，历代医家及当代名老中医皆各有发挥，对证候的理论与认识不同，又会有不同的诊断标准。这些原因使得证候标准化研究与辨证论治的临床实践之间存在一定的距离。

中医之遣方用药定量历来讲究方随法变、随症加减，具有较重的经验医学色彩，两千年来所积累下的数以万计的经验方、经验药对、经验用药，既是中医历史长河中最为耀眼的明珠，也是中医标准化进程中一个难以逾越的鸿沟，"师古而不泥古""师法而不泥其方"是历代医家所尊奉的准绳。与谨守成方相比，知常达变是中医教育中更为强调的临证心法，这对中医临床管理的规范化、中医科研设计的严谨性都带来了巨大的挑战。而过度依赖主观的感知与经验而形成的处方用药，使得临证疗效容易产生波动，并难以建立客观的疗效评价标准，严重制约了中医药事业的发展。正因为存在着诸多矛盾，有学者对当前中医辨证论治标准化提出了质疑，认为辨证论治的个体化诊疗特征、经验性学术内涵、灵活多变的权变思维与标准化技术规范要求相悖；证候标准的单结构更与临床证候的多态性特征、多维度调治、个体化论治思维出现了差距；辨证论治的标准化不利于学术创新和疗效技术的发展。

在证候研究的方法学方面，多学科交叉进行中医证候量化标准的研究正逐步兴起，但毕竟正处于起步阶段，在具体方法的应用上还不十分成熟，一些研究方法未能紧密结合中医临床实际的需要。相比于现代疾病诊断模式基于病理金标准的局限性，热衷于中医证候实质的研究，以现代医学的生理、病理、诊疗技术来研究中医证候的本质是必要的，但由于中医理论本质的宏观性和哲学性，以及证候的多态性、动态性、复杂性等特点，某一证候的本质要涉及现代医学的多个系统与器官、组织，难以通过某几个指标来定性、定量一个证候，还需经过漫长的理论探索与临床实践验证才能下结论。在标准化研究方法方面，目前发布的中医药证候标准，还更多地集中在少数专家总结实践经验的基础上形成的标准，缺少系统的文献和科研成果的梳理，也缺少广泛的专家共识，尤其是在证候分类标准和证候诊断标准方面。

在慢性肾脏病中医症状体征等软指标量化的研究中，对于能够分级的症状主要有两种分级的方法，一种是分为不出现、轻度、中度、重度 4 级，分别记为 0、1、2、3；一种是分为轻度、中度、重度、严重 4 级，分别记为 1、2、3、4。而难以分级的症状体征分为不出现、出现，分别记为 0、1。徐迪华等制定了中医问诊信息模拟定量（级）参考标准，除将症状分为轻、中、重 3 级外，还分别对每一个症状的轻重信息程度进行了较具体的描述，从而使对症状的轻重程度判断的可操作性增强。症状体征是辨证的依据，症状的等级计量是基础，而中医对于症状的描述、记录和分析主观性强，不利于辨证的定量。但目前仍未找到很好的解决办法，因此这方面的工作尚需进一步加强。

在慢性肾脏病中医证候标准化研究中，我们意识到"标准"正面临"盲从"与"泛滥"的尴尬。

"盲从"体现在对标准认识不清。虽然中医药行业近年来一直注重标准化人才队伍的建设，但目前具备标准化专业知识的"专职"人员太少，这就导致"标准"的制定工作或多或少地偏离了"标准"。目前标准化工作中最常见的问题之一是将"标准"与"个人科学研究成果"混淆。制定标准，虽然需要依靠科学研究，但不完全等同于科学研究。科学研究的特点是为创造发明新产品和新技术提供理论依据，其基本任务就是探索、认识未知。换句话说，科研追求的是高精尖的成果，它可以作为标准研究的一部分，但不一定是全部。标准突出的特性是普遍性和适用性。

标准化工作中出现的另一个现象则是标准的"泛滥"。首先是标准本身的泛滥，越来越多人认识到标准的益处，积极投身于标准的制定工作中，这是好事，但不是所有的领域都现时需要标准，也不是所有的科研成果都适合现时转化成标准。标准需要得到协商一致，需要经过被制定、被认可、被使用、被推广的过程。有些科研成果虽然被进行了标准转化，但有时无法推广而被束之高阁，失去了制定标准的本意。再者，标准多数是与市场接轨，有时也与自身进步紧密相关，而市场是不断进步和变化的，因此中医药标准化研究工作要制定能够把握全局的发展战略，又要在战术上随机应变，搭建立足需要和目标导向的联动机制。

证候标准化工作是中医药发展不可回避的事情，随着标准化工作在行业内的不断发展，相信中医药证候标准的研制工作也会取得积极进展。这就要求我们：第一，加大力度开展证候的研究工作，促进更多证候科研成果向标准的转化；第二，加大方法学研究，争取证候研究方法和标准化研究方法两方面的突破；第三，正确认识中医药证候标准化工作，明确标准化工作是一件长期的事业，不能一蹴而就，要随着科学的发展不断更新、完善；第四，调动中医学者的积极性，促进更多的人加入证候标准化研究中来，但也注意不能为了标准而标准；第五，强调证候标准的应用，标准是为了在一定的范围内获得最佳秩序，经协商一致制定并经公认机构批准，共同使用的和重复使用的一种规范性文件，证候标准只有在不断的应用中，才能发挥其价值。相信在众多专家的努力下，以 WHO-ICD 11～TM 的发布、中医病证诊断疗效标准的修订，以及中医证候类新药研发为契机，中医证候标准化工作会取得突破性进展。

慢性肾脏病中医证候标准化研究应以科学研究为依据，按照制定标准应有的要求，以四诊资料及客观指标为立足点，以临床实践为准绳，综合运用多学科交叉知识、多途径相结合的方法，考虑信息化、学术交流与发展、中医临床实践、产业化发展等的需求，对证候的本质开展深入研究，从而制定出证候的标准、规范，对指导辨证论治和促进中医药标准化进程有着重要的意义。虽然针对证候标准化、规范化研究已经取得了较大的进展，但远远不能满足中医药事业发展的需要。由于证候内实外虚、动态时空、多维界面的属性，导致在证候标准化工作中，存在较大的难点，这是证候属性的问题，需要不断地提高对证候的认识。

第三节　慢性肾脏病中医证候标准化的研究意义

中医药学是一门历史悠久的科学，其科学性与技术性决定了对标准化的需求。翻开中医药学文献，可见许多前人标准化实践的纪录和丰富的标准化思想，但由于中国封建社会小农经济模式的局限，中医药的标准化始终缺乏坚实的近代自然科学基础，缺乏统一的标准化管理，而长期的小生产式的师徒相授又削弱了标准化的动力。20世纪以来，不少有志之士为了中医药学的标准化进行了可贵探索和不懈努力，中医药标准化工作得到了长足进步。现代科学技术的发展速度使中医药学界震惊。随着我国加入WTO（世界贸易组织），中医药现代化和国际化的呼声越来越高。中医药国际化的前提是中医药现代化，中医药现代化的基础是中医药标准化。近些年来，随着现代中医药事业和学术的飞速进步及国家标准化建设战略的提出与部署，中医药标准化工作进入快速发展时期。

随着中医药学术建设的发展及临床、科研工作的不断深入，中医药规范化已成为中医药界研究的重大课题。辨证论治是中医药学术体系的特色与精华，证候的标准化研究是证候研究的一个重要方面，也是中医药学规范化的龙头。证是立法遣方用药的依据，法随证立，方依法制。证候标准化的目的是使中医药的科研、医疗、教学都有一个"统一的标准""统一的根据"。证候诊断客观化、标准化是辨证论治规范化的基础，因此，近些年来不少学者在中医证候规范化研究方面进行了很多尝试，在思路和方法上进行了新的探索，取得了一定成绩，形成了行业标准、国际标准等，为临床诊治提供了许多客观依据。但在这些规范化研究的标准当中，制定的各种证候诊断和评价标准，均来源于历代文献描述和专家个人的经验，虽不乏深厚的实践积累，但终究带有一定程度的主观偏倚，缺乏现代科学研究方法、技术和数理统计学的支持。因此，各标准之间仍然存在着证候分类、证候名称规范及具体内容有明显的差别，使证候的诊断标准不统一，并且将规范后的结果与规范前的资料进行比较时，很难发现它们之间有何本质的区别。从使用的实际效果而言，规范前后的研究结果并没有实质性改变，导致规范化的工作没有达到预期的目的。这说明，研究虽然找到了突破口，但由于研究方法的局限和工作力度的不够，目前，中医药的标准化工作尚未取得突破性成果，许多工作尚处于攻坚阶段。

目前，现代中医药学术和技术已由从个体研究为单位进入以群体研究为单位运作的时代，由单一学科向多学科合作发展，这给中医药发展带来活力的同时，也给中医药标准化工作提出迫切要求。今天我们面临的中医药学术问题是多学科、多层次、多方位的综合问题，要实现中医药现代化，力争在理论上和技术上有重大突破或进展，必须多学科的通力合作和有效的组织与管理。电子计算机的发明和广泛应用，特别是 20 世纪 90 年代以来，信息技术的高速发展和全球信息高速公路的提出，给传统的管理模式带来了巨大的冲击，客观上极大地推动着现代中医药标准化工作迅速向信息化、网络化、自动化、开放化和全球化的模式转变。

随着计算机技术的飞速发展，目前的证候标准化研究已经进入了一个新的阶段。证候实体识别、证候归一化、证候纠歧、证候生成等任务都可以智能化自动完成，这极大地推动了证候标准化的研究工作，使得海量中医语料处理及大规模证候数据库构建成为可能。然而，由于缺少证候的标准化映射路径，导致上述工作进展缓慢。证候标准化即"六异识候"作为一种创新性的同时满足证候分类与识别的标准化理论体系，其意义正是在于提供了一种潜在的症状标准化映射路径，为相关下游任务提供了数据支持，进而为中医诊断智能化奠定理论基础，也为中医证候的标准化工作提供方法学参考。"六异识候"与传统认识的根本差异在于，通过对症状实质的分析，确立了不同症状类型的表达形式与信息内涵，因此可以进行传统症状的分解、纠歧等工作，建立内涵独立、描述客观统一的大规模数据库。

一、慢性肾脏病中医证候标准化促进中医药学科发展

标准化战略是我国科技发展三大战略之一，"十二五"时期是中医药标准化发展的战略机遇期。慢性肾脏病中医药标准化是在对中医药的实践经验、科研成果进行系统整理的基础上，用标准化规范化形式呈现的技术规定，是中医药技术积累、创新与传播的平台。标准化具有权威性、共识性、制度性，一旦发布，易被广泛传播和应用。慢性肾脏病中医证候标准化根基于中医药学术的进步，而中医药学科发展也离不开慢性肾脏病中医证候标准化，两者相辅相成。

中医药是我国的原创医学，是中国人民几千年来同疾病做斗争的丰富经验的科学总结，具有中国古代文化和哲学的鲜明印记，形成了与西方医药学迥然不同的思维模式与东方风格。辨证论治是中医学的基本特征之一，是中医药学的精髓。没有"证"的判定标准，"辨"就失去了基础，没有了依据。基于辨证论治规律个体化诊疗特征的表现虽多，但它离不开基本证候类型的范围，并一定有其共性规律。中医诊疗个体化，不是强调医者"千人千面"的个体经验，更多的情况是强调"大同小异"的病者的个体特征和规律。今天，我们完全可以从大量的个体化诊疗活动中总结、

提炼出一些共性的特征和经验，这些就是中医药标准形成的重要基础。

慢性肾脏病中医证候标准的制定，将科学技术的成果和从实践中积累的先进经验，加以总结和提炼，汇集了行业专家的经验，展示了最新的学术进展。同时，在慢性肾脏病中医证候标准的研究制定、实施、修订、再实施、再修订的过程中，新的成果和经验不断被吸收、保存下来，将会推动中医药学科的继承创新、学术的进步。

二、慢性肾脏病中医证候标准化推动中医药现代化

标准化是科研得以转化为应用的有效途径，科研成果则是标准形成的基础。科研成果一旦纳入相应标准，就能迅速得到推广和应用。科学研究有助于提高标准的技术含量，而标准化又使新技术和新科研成果得到推广应用，有效促进了科研成果转化成生产力。中医证候标准化是一个亟待完成的基础性研究，是中医现代化、智能化的必由之路。从临床实践的角度来看，慢性肾脏病中医证候标准化是临床诊疗能够规范化开展的重要保障。慢性肾脏病中医诊疗标准的制定是基于客观的临床科学依据，按照可靠的证据做出正确的诊断和治疗决策，是有目的地、正确地运用现有的最佳、最新证据来指导对病人的诊断治疗。

当然，专家经验传承在中医药数千年的发展中亦占据着不容忽视的地位，即使在现代中医学中，临床医生的经验也是医学决策的重要参考指标。因此，制定慢性肾脏病中医药诊疗标准既要以循证医学的依据作为基础，又要注重中医特色，从而制定符合中医药临床实践的标准。中医临床实践指南的制定可以进一步规

范中医医疗行为，提高中医临床医师平均诊治水平，肯定临床疗效，使患者获得更大收益，节约医疗卫生成本。同时，通过制定中医临床实践指南可以推广中医医疗技术，扩大中医认可度。

一直以来，中医临床实践指南主要依据专家共识制定，对于临床研究证据关注不足。2011年，基于循证医学制定方法的中医临床实践指南正式出版发布，即《中医循证临床实践指南》［Evidence-based Guidelines of Clinical Practice in Chinese Medicine（EB-CPG in TCM）］。2012年，财政部拨专款开展了《中医药部门公共卫生专项资金项目》，组织全国42家中医药标准研究推广（试点）建设单位开展了中医临床诊疗指南评价工作及标准化人才培训工作。这些工作将大大提高中医药现代化研究水平，推动中医药现代化发展进程。

三、慢性肾脏病中医证候标准化推动中医药国际化

随着传统中医药巨大的医疗价值和市场潜力日益被挖掘，中医药标准化的国际呼声和需求日益高涨。日韩甚至欧美国家纷纷开展了传统中医药各种标准的研究与制定，通过各种渠道和方式争取制定国际标准的主导权。中医药标准化面临着激烈的国际竞争，不做标准将失去主导权，因此开展证候的标准化研究有重大的现实意义，制定并发布具有权威性的中医各病种的证候分型标准是抢占中医药国际话语权的有力切入点。近些年来，标准化学科理论体系已经基本形成，其技术方法也日趋成熟，并在各个领域得到广泛利用。所以应用这种技术方法处理中医证候信息标准化和信息流程规范化问题不仅是中医证候信息学研究的必然选择，而且在实际应用中更加可行有效。

中医药标准化是中医药现代化的重要组成部分，是中医药得到国际认可的重要因素。随着传统医药医疗价值和市场潜力的日益显现，中医药在世界 160 多个国家和地区得到了广泛传播和应用。其各种价值也得到了许多国家及有关国际组织的高度关注，对中医药标准化的呼声和需求日益高涨。日本、韩国及欧美国家纷纷实施了传统医药标准战略，开展了传统医药标准的研究制定。尤其是近年来日本、韩国加快推进传统医药国际标准化战略，设法通过各种形式和途径取得中医药国际标准制定的主导权，并在标准制定中有"去中国化"的趋势，使中医药标准化面临的国际形势更加严峻和复杂。开展中医药标准化发展战略研究，明确中医药标准化工作的战略目标、战略任务和保障措施是促进中医药标准化在加快中医药事业发展中的技术支撑和基础保障作用的迫切需要。

慢性肾脏病中医证候标准化根基于中医药学术的进步，而中医药学科发展也离不开中医证候标准化。中医证候标准化工作推动中医药逐步走向世界，并得到国际组织的认可和采用；各国家、地区的中医医疗机构、中医从业人员数量大幅增加，为实质性开展中医药国际合作与交流提供了广阔平台。从社会进步的角度来看，标准化是规范管理和促进学科发展的必由之路。在党中央、国务院的大力支持下，中医证候标准化已成为中医药事业发展的重要组成部分，对引领和支撑中医药事业发展、促进中医药国际化具有重要意义。

慢性肾脏病中医证候标准化工作的进展为实质性开展中医药国际合作与交流提供了广阔平台。以 ISO 国际标准制定为例，一项国际标准的草案主要经历 6 个阶段：提案阶段、准备阶段、委员会阶段、询问阶段、批准阶段和出版阶段。每个阶段都涉及相应的标准化文件，并需要通过意见征集和投票的形式，直至达成多数赞成，才能进入下一个标准制作阶段。不论投票通过与否，每个阶段都要力图解决收到的意见，以确保标准获得最大范围的支持，发布后能广泛推广、应用。因此在国际标准制定中，大大增加了中医药学者与国际现代医学、传统医学专家及标准化专家的沟通交流，推广了中医药的同时，也增进了世界对中医药的认识。

四、慢性肾脏病中医证候标准化推动科研创新与政府管理高效统一

慢性肾脏病中医证候标准化工作作为科研创新和政府管理高效配合、高度统一的过程，其发展受到了来自科研和政府部门的关注。标准化工作既需要科研创新成果的积累，也需要政府管理部门的组织协调和战略指引。慢性肾脏病中医证候标准化已然成了中医药发展战略的具体要求之一，是我国标准战略的重要组成部分。

国家发改委牵头制定的《中华人民共和国国民经济和社会发展第十一个五年规划纲要》将"推进中医药标准化、规范化"纳入新时期的重点任务。科技部在《中医药创新发展规划纲要（2006—2020年）》中将中医药标准化作为优先领域，并在"十一五"国家科技支撑计划设立中医药标准化研究专项。国家标准化管理委员会将中医药作为国际突破的重点领域给予支持，《全国服务标准2005—2008年发展规划》将43项中医药标准列入国家标准计划，《全国服务业标准2009年—2013年发展规划》将

74项中医药标准列入国家标准计划。此外，国家中医药管理局发布《中医药标准化中长期发展规划纲要（2011—2020年）》，作为"十二五"及今后一个时期指导中医药标准化工作的基本依据。

2009年，国家中医药管理局成立中医药标准化工作办公室，专门负责中医药标准化相关工作的组织与实施。近期，中医药标准化办公室在国家标准化管理委员会和国家中医药管理局指导下，开展了中医药国家标准和行业标准制定、修订程序的规范化研究，此项工作将为中医药国家标准和行业标准的制定提供规范化、清晰化的工作程序。

2010年，为落实国家《标准化"十一五"发展规划》，进一步推进国家标准化战略实施，国家标准化管理委员会批准建立了5个全国中医药专业标准化技术委员会［全国中医标准化技术委员会、全国中药标准化技术委员会、全国针灸标准化技术委员会、全国中西医结合标准化技术委员会和全国中药材种子（种苗）标准化技术委员会］，为中医药标准的制定与修订提供技术保障。

证候标准化可能成为未来证候学研究的主流，其工作任务艰巨，在未来临床工作前进的道路上可能有很大的阻碍，对临床医生也是一个巨大的挑战。但通过慢性肾脏病中医证候标准化工作的开展，中医药也迎来了"创造性转化，创新性发展"的新机遇，相信在我国和国际标准化事业蓬勃发展的带动下，中医药一定会在学科发展和惠及民生的道路上为世界医学体系乃至世界人民做出更大的贡献。

参考文献

[1] 向楠. 中医证候信息学 [M]. 北京：中国中医药出版社，2018.

[2] 王雨田. 控制论、信息论、系统科学与哲学 [M]. 北京：中国人民大学出版社，1986.

[3] 赵宗耀，刘骐瑞，刘金，等. 症状标准化体系的提出及其理论渊源 [J]. 中医杂志，2021, 62（24）：2117-2122.

[4] 邓铁涛. 中医证候规范 [M]. 北京：人民卫生出版社，1990.

[5] 王丽颖，韩学杰，宇文亚，等. 关于促进中医药标准化发展的几点建议 [J]. 世界科学技术 – 中医药现代化专题讨论：中医药标准化共性技术研究，2011, 13（4）：743-745.

[6] 王卓雅，曾光，向茗，等. 证素辨证与中医药标准化 [J]. 中医药导报，2015, 21（4）：1-4.

[7] 李尊. 中医证候分型标准化统计学方法探析 [J]. 中国中医药现代远程教育，2016, 14（8）：148-150.

[8] 汪寿阳，杨晓光，刘作义，等. 学科战略规划的方法与实践 – 管理科学与工程"十一五"发展战略规划研究 [M]. 北京：科学出版社，2007.

[9] 桑滨生，杨海丰，余海洋，等. 中医药标准化发展回顾与思考 [J]. 中医药管理杂志，2009, 17（8）：675-679.

[10] 宇文亚，韩学杰，王丽颖，等. 对中医药标准化发展战略制订方法的思考 [J]. 中西医结合学报，2011, 9（5）：483-486.

第四章　慢性肾脏病中医证候学的基础研究

第一节　慢性肾脏病中医证候生物学基础研究

中医的"证"是对机体在疾病发展过程中某一阶段的病理概括，而西医所诊断的"病"是指人体受到致病因素作用后，在体内出现的具有一定发展规律的病理演变全过程，二者相互交叉，同一疾病在不同发展阶段会出现不同证候，同一证候又会出现在不同疾病中。病证结合研究是把中医的证放在疾病背景下研究，是多种理论相结合并囊括多种诊疗措施的现代病证结合的新模式，对提高临床诊疗水平具有重要意义。病证结合研究的关键任务是解决证候分类的客观化、证候的分子生物学基础及证候发生演变的内在机制等问题。近年来病证结合研究取得较大进展，这与生命科学技术及分析技术的发展是同步的。这些新技术主要包括系统生物学技术、数据挖掘技术、表观遗传学技术及生物网络技术等。

证候生物学基础研究具有鲜明的中西医结合临床基础研究的特征。随着现代医学生物学研究手段的不断进展、更新，证候生物学基础研究将在多个层面继续拓展，新的中医证候科学内涵的认识将持续充实和完善。因此，证候生物学基础研究是一个动态发展、不断更新、与时俱进的研究领域。

一、基础研究方法

辨证论治是中医学认识、治疗疾病的基本指导原则，是中医学的核心特点之一。通过综合分析望、闻、问、切四诊法所收集的病理生理外在特征，辨清疾病的原因、性质、部位，以及邪正之间的关系，概括为某一种证候。中医学认为，诸病于内，必形诸外，证候体现了疾病病理生理改变的内在实质与规律，是中医学研究最基本的内容之一。中医证候生物学基础研究是证候本质研究的重要途径之一，就是采用不断涌现的多种现代医学生物学及相关领域的技术手段，结合现代医学生物学的理论阐明和量化中医学证候理论的科学内涵，并尽可能对其进行客观、科学的表述。通过证候生物学基础的研究，对中医证候进行深入认知及合理阐释，有助于完善中医学理论实质的科学认识。慢性肾脏病证候的研究需要引入现代科技，如各种组学、大数据技术、人工智能等技术手段。建立精准的慢性肾脏病证候辨证体系需要技术层面的升级，在中医整体观、系统论等理论体系和临床实践的指引下，形成兼具中西医特色和优势的慢性肾脏病辨证体系。

（一）系统生物学技术

系统生物学是以系统理论为指导，研究一个生物系统中所有组成成分（基因、蛋白质等）的构成，以及在特定条件下这些组分间相互关系的科学。系统生物学的"涌现"特性与中医的整体观异曲同工，利用组学技术检测机体的生物学物质基础，整合这些生物信息，进而探索和阐明机体物质组学的整体变化，这为病证结合研究提供了新的思路。系统生物学技术主要包括基因组学技术、转录组学技术、蛋白质组学技术及代谢组学技术等，将这些组学技术运用到病证结合研究中，得到病证相关指纹图谱，获取证候相关生物标志物，极大地推进了病证结合研究的进展。

1. 基因组学／转录组学技术

基因组学技术主要是对生物体内所有基因进行绘图、核苷酸序列分析及基因功能分析，研究基因组的表达、基因的多样性、基因组功能的阐释及蛋白质产物的功能等的技术，包括基因芯片、测序等各种高通量技术及实时荧光 PCR 等定量分析技术。转录组学是功能基因组学的重要组成部分，是在整体水平上研究基因全部转录本种类、结构和功能及转录调控规律的学科。证候作为机体对致病因素的反应，不仅与致病因素的性质和强弱有关，更与患者个体的体质因素有关，而基因组学认为基因序列的多态性及基因表达的差异又决定了个体差异，可以认为基因及其表达的改变是证的"内涵"。所以，运用基因芯片、测序、转录组学等技术以发现不同证候基因序列的多态性及表达谱之间的差异，从而确定证候相关基因，有助于证候精确诊断。迄今的研究显示，病证的基因组学研究主要包含两个层次，即证候的单核苷酸多态性研究和证候的基因表达谱研究。

二代测序或大规模并行测序的出现，将各种分析和筛选轻松升级。技术革新使测序数据的数量和质量不断攀升。运用基因测序技术，检测不同证候患者基因序列，通过比较得出疾病相关基因多态性与证候之间的联系，有利于中医证候分型研究。Zhou 等利用 Affymetrix SNP 芯片对 12 个肾阳虚及 3 个非肾阳虚患者进行单核苷酸多态性检测，发现肾阳虚证有 5 处（包括 DCDC5 基因）

发生连锁失衡单核苷酸多态性变化，并证实 DCDC5 基因及其旁边其他基因单核苷酸多态性与肾阳虚证有关。目前三代测序技术（即单分子测序技术）逐渐发展起来，与二代测序技术相比，单分子测序技术具有更加快速、简便、分辨率也更高的特点，且单分子测序技术可直接对 RNA 进行测序，即检测细胞和组织内基因表达水平，同时对基因的结构做出分析，这会大大促进对病证基因表达谱的研究。另外，三代测序技术可检测出基因的甲基化，为病证的表观遗传调控研究打开了一条通路。

本研究团队利用转录组学技术，分析慢性肾脏病肾阳虚证大鼠正常组与氢化可的松模型组基因表达差异，以及真武汤干预对氢化可的松模型的影响，并通过 GO 分析与 KEGG 分析富集差异基因所对应的通路。总结了慢性肾脏病肾阳虚证大鼠模型的转录组学特征，发现了慢性肾脏病肾阳虚证大鼠存在显著缺氧及由其引发的细胞程序性死亡所致的细胞损伤。

2. 代谢组学技术

代谢组学技术是通过考察生物体系受刺激或扰动后（如将某个特异的基因或环境变化后）代谢产物的变化或其随时间的变化，研究生物体系的代谢途径的一种技术。常用的代谢组学技术包括核磁共振技术、气相色谱质谱联用技术、液相色谱质谱联用技术等。基于代谢组学可以观测生物体受到扰动后（外界刺激、环境变化或遗传修饰）所有代谢应答的全貌和动态变化，这与中医辨证论治的整体观和动态连续性相契合，因此，代谢组学更有利于动态揭示证候发生演变规律。伦氏利用代谢组学，对 CKD 3 ～ 5 期患者血液标本代谢组学指纹图谱分析后发现：CKD 脾肾阳虚证、脾肾气虚证的可能标志物为十八烷酸、辛酰基胆碱等 14 个指标。

本研究团队对慢性肾脏病肾阳虚证动物模型和相应人群的代谢指标进行了深入分析，将在慢性肾脏病证候生物学基础研究典型案例相关内容中详细阐述。

3. 蛋白组学技术

蛋白质组学技术是以蛋白质组为研究对象，分析细胞内蛋白质的组成成分、表达水平与修饰状态的动态变化，了解蛋白质之间的相互作用与联系，在整体水平上研究蛋白质组成与调控的活动规律的技术。蛋白质组学动态、宏观、整体和综合的特点与中医证候具有的波动性、整体性、时序性、可预测性和标志性极其相似，有利于动态揭示同一个研究对象不同时期的变动性，更符合病证的特点。常用的蛋白组学技术包括二位凝胶电泳技术、多位液相色谱技术、质谱技术及蛋白芯片技术等。运用蛋白质组学技术对同病异证或异病同证患者的组织和细胞蛋白质进行分析研究，可揭示疾病发生发展变化过程中蛋白质的差异表达。因此，蛋白质组学技术能够成为揭示中医证候变化及药物作用靶点物质和功能基础的重要手段，并且在此基础上可以建立疾病证候的蛋白质数据库。有研究者比较肾病血瘀证患者与非血瘀证患者血清蛋白质指纹图谱数据，发现 42 个蛋白质荷比峰具有显著差异，并将差异蛋白导入 BPS 软件筛选出 7 个诊断肾病血瘀证的最佳标志物。王氏利用尿液蛋白质组学技术寻找 CKD 早期诊断及监测疾病进展的蛋白标志物，发现整个过程主要涉及细胞新陈代谢过程、生物学调控、刺激应答等，分子功能主要包括蛋白结合、催化活性、酶活性、受体活性及分子转导活性等。

4. 表观遗传学技术

表观遗传调控是指不改变基因 DNA 序列，而通过某种机制改变基因座或染色体状态，并进一步影响表型的调节方式。表观遗传调控是复杂疾病证候本质的重要内容，是遗传与环境共同作用的结果，对同病异证、异病同证进行表观遗传调控研究或许是揭示证候本质的一种途径，表观遗传调控的可逆性也是中医通过综合方式调控的重要环节。表观遗传学调控包括 DNA 甲基化、组蛋白修饰、RNA 干扰（RNAi）、染色体重塑、基因组印迹、微小 RNA（microRNA，miRNA）调控等在内的多种修饰机制。miRNA 是真核生物中广泛存在的一种长 19～23 个核苷酸的 RNA 分子，可调节基因的表达，其在调控基因表达、细胞周期、生物体发育时序等方面起重要作用。随着近年来人类对 miRNA 研究的不断深入，目前其已成为肾脏疾病生物标记物的研究热点之一，在各种肾脏疾病（急性肾损伤、狼疮性肾病、糖尿病肾病、慢性肾脏病、原发性肾小球肾炎等）的早期诊断、预测预后、治疗评估等方面具有潜在的应用价值。但目前人们对 miRNA 的认识仍未能够完全阐述清楚肾脏疾病的发病机制、早期诊断、相关指导治疗及预后，需要进一步的临床研究去阐明 miRNA 与肾脏疾病的关系，以期为肾脏疾病的早期诊断、治疗、预后提供一定的参考依据。寻找慢性肾脏病中医证候特征与 miRNA 等表观遗传特征之间的内在联系，将中医的宏观辨证思想与西医的微观理念相结合，是今后的研究方向和突破口。

（二）数据挖掘技术

数据挖掘是利用统计分析和人工智能等新技术以分析数据库中的数据，寻找其规律性，提取出事先未知而潜在有用的信息。其代表方法有多元统计、聚类分析、关联分析、决策树、神经网络、贝叶斯网络和潜在结构模型等。因传统中医证候诊断主观性强，病证原始数据的获得过程中可能混杂不规范数据或噪声数据，导致众多临床资料中隐藏着大量的信息，其辨证过程也缺乏客观的衡量依据，不能为科学实验提供客观诊断。数据挖掘技术以其善于处理非线性复杂数据、挖掘数据内在规律而在中医证候研究中受到广泛的关注，在中医证候模型的建立方面具有一定的优势。

（三）网络生物学技术

网络生物学技术是利用生物网络（包括基因调控网络、蛋白交互网络、代谢和信号转导网络等）描述研究对象的生物学性质、分析因果关系、认识生命活动规律的一门技术。人是生物分子相互作用形成的复杂网络，病证的发生发展是这个复杂网络失衡导致的，单一分子及其构成的单一信号转导通路难以反映病证机制和治疗的关键，因此需要从整体联系的角度，整合不同层次的信息达到对病证机制的整体理解和认知。而生物分子网络则是该研究策略下的重要切入点。所以，把网络生物学技术运用到病证结合研究中，有助于从分子水平综合描述病证发展过程的复杂性及其相互之间的关联关系，以及寻找辨证选择中药方剂作用的靶标。

1. 基于生物分子网络的"病-证"关系研究

生物分子网络主要是指基因、基因产物和代谢物等生物分子之间通过复杂相互作用而形成的网络，也可拓展到以生物分子为基础的信号通路网络、代谢网络、生物过程网络、组织网络等。融合文献挖掘与基因表达谱分析、构建特定"病-证"生物分子网络是用于分析同病异证、异病同证分子基础的前提条件。研究显示，将分子生物网络运用到病证结合研究，不仅能进一步理解寒热、血瘀等不同证候之间的关系，还可从分子层面为疾病"辨证论治"及药物与疾病之间"同病异治""异病同治"的研究提供实验依据。有研究人员将"病-证"的关系置于生物分子网络的背景下进行比较分析，探讨了慢性乙型肝炎和肝硬化"同病异证""异病同证"的分子机制。

2. 基于网络药理学的辨证论治研究

网络药理学是建立在疾病-基因-药物多层次网络基础上，从整体上预测药物靶点、提高药物发现效率的新兴学科。辨证施治是中医治疗学的精华，也是中医药个性化治疗的主要表现。运用网络药理学方法研究病-证-方对应关系，可以揭示疾病、证候、方药之间的内在联系及网络调控机理，从而更深入地把握辨证论治的精髓。有研究通过网络药理学和分子对接技术构建慢性肾脏病湿热证和对证中药靶蛋白的分子相互作用网络，并预测了对证中药作用靶点的物质基础。结果显示，半夏泻心汤可能通过调节 PI3K/AKT 信号通路、MAPK 信号通路等，介导应激条件下的细胞增殖、分化、凋亡及炎性反应，以及肾间质纤维化、氧化应激等生理病理过程，减轻肾脏纤维化及炎症，达到治疗效果，可为后期半夏泻心汤治疗 CKD 作用机制深入研究提供依据。

网络生物学的方法应用于中医证候及中药复方的研究，对科学、合理地解释中医证候特征、证候病机演变内涵及病-证-方的相关性等中医学最根本问题甚有裨益；另外，还可用于观察中药干预前后患者代谢网络的整体变化及动态趋势，分析干预前后生物网络的变化，探明中药复方干预该病证在代谢网络层面上的功能模块和生物靶点，从而提供研究中药复方作用机制的新思路。

二、基础研究现状

中医学"肾"的概念是中医学基础理论的基本概念之一，其功能涉及面广泛。肾为先天之本，内藏真阴、真阳，肾中精气为人体生长发育之根，脏腑功能活动之本。"命门学说"的提出更强调了肾作为全身各脏器功能调节中心的重要性，肾阳温煦全身脏器之阳，肾阴滋养全身脏器之阴。肾的研究开始于20世纪50年代，并且肾脏证候的研究是中医证候实质研究中开展最早的。1956年，李聪甫提出命门类似肾上腺皮质。赵继周1959年提出命门即交感神经，肾阴肾阳类似交感神经和副交感神经的作用。上海第一医学院的研究工作相当具有代表性，1957年开始肾脏证候实质的研究，主要分为四个阶段。第一阶段是探索不同疾病通过"补肾"原则治疗的物质基础，即联系近代医学中神经体液系统对机体的调节作用来研究"肾虚"的奥秘，发现了肾阳虚证中普遍存在尿17-羟皮质类固醇含量的降低。第二阶段对肾虚病人尿17-羟皮质类固醇含量进行测定，从而验证了阶段一的结果，并发现了补肾调整阴阳的药物不仅起到了调整肾上腺皮质代谢的作用，亦起到了调整能量代谢的作用。第三阶段对肾虚病人尿17-羟皮质类固醇低下的机制进行研究。第四阶段扩大了肾阳虚证研究的病种，证明肾阳虚证存在下丘脑-垂体-肾上腺皮质轴不同环节、不同程度的功能紊乱。20世纪80年代研究者发现了肾阳虚证患者在甲状腺轴和性腺轴方面存在不同程度的紊乱，基于上述研究，沈自尹提出"从垂体-肾上腺轴讨论阴阳常阈调节论"，认为肾阳虚患者肾上腺轴的分泌规律不符合反馈原理。20世纪80年代末至90年代初，肾的研究与衰老研究密切结合起来，肾阳虚证患者的下丘脑-垂体及其靶腺轴有一定程度的早衰，补肾法可以起到改善作用。基于中医学肾的本质，研究工作者们持续开展了系统深入的肾虚证、肾阳虚证生物学基础实验研究，旨在结合医学生物学的进展，从不同层面、不同角度，探讨和理解肾虚证的生物学基础。

（一）慢性肾脏病生物学评价指标

美国肾脏基金会（NKF）KDOQI 工作组（肾脏病预后质量倡议工作组）在 2002 年制定了关于 CKD 的定义及具体分期标准。2005 年国际肾脏病组织 KDIGO（肾脏病预后组织）又对 CKD 的定义和分期标准进行了修改，随后向世界各国推广，并且在 2012 年组织工作组制定了 CKD 临床实践指南，指南从蛋白尿、肾小球滤过率、组织学和影像学等方面对慢性肾脏病的诊断标准进行规范。慢性肾脏病伴随肾脏结构和功能的损害，临床工作中常以肾功能指标（尿蛋白、血清尿素氮、血肌酐、血清尿酸）评价肾脏受损的严重程度。一般情况下尿液中不含或只含微量尿蛋白（Proteinuria），若肾脏出现病变，蛋白质流经肾脏时会因肾脏滤过功能受损丢失。血肌酐（Serum creatinine，Scr）为人体肌肉代谢产物，其代谢主要通过不可逆非酶脱水反应形成肌酐，后经肾小球滤过，肾小管内吸收较少，大部分随着产生的尿液排出体外。血清尿素氮（BUN）为人体蛋白质代谢产物，其在人体内代谢途径主要为肾小球滤过后随尿液排出体外，若肾功能下降，肾小球滤过率降低，血液中 BUN 浓度增加。

血 β_2 微球蛋白（β_2-microglobulin，β_2-MG）是一种内源性低分子量蛋白，由淋巴细胞及大多数有核细胞分泌产生，在免疫应答中起重要作用，极易通过肾小球滤过膜，滤过后大部分被近曲小管重吸收和降解。尿酸（Uric Acid，UA）是体内嘌呤代谢的终末产物，肾脏是尿酸水平的重要调节器，并且高尿酸血症是终末期肾病的独立危险因素，尿酸主要经肾脏排泄，其中 98% 在近曲小管中段又被分泌到肾小球腔内，最终 6% ～ 10% 的尿酸排出体外。

近年来，组学技术不断发展，基因组学（Genomics）、蛋白质组学（Proteomics）、代谢组学（Metabonomics），通过运用液相、质谱联合等先进技术从基因、蛋白质、代谢物等各个层面对各类疾病进行研究，揭示其内在本质。基于组学技术的优势及创新，有部分研究对 CKD 与部分指标的相关性进行了研究。张氏选择 7 例 CKD 患者应用 MDRD 公式计算 GFR 水平并应用人类细胞因子抗体芯片，检测各组尿液进行定量分析后发现，CKD 患者尿液中细胞因子表达水平与正常对照组相比，有明显差异，和疾病所处阶段有一定的关系，并初步发现单核细胞趋化蛋白 –1（Monocyte Chemotactic Protein 1，MCP–1）、肿 瘤 坏 死 因 子 –α（Tumor Necrosis Factor–α，TNF–α）和血管内皮生长因子（Vascular Endothelial Growth Factor，VEGF）等有可能作为尿液生物学标记物监测 CKD 进程。陈氏运用代谢组学对健康人群、CKD 3 期患者的尿液进行代谢组学全谱分析，结果表明对照组与 CKD 3 期组存在较显著差异，其差异性代谢物包括 Phenylacetic acid（苯乙酸）、N–Heptanoylglycine（N– 庚酰甘氨酸）等 18 个指标。

（二）"肾阳虚证"与生物学指标相关性研究

1. "肾阳虚证"与下丘脑 – 垂体 – 肾上腺轴的调控紊乱

20 世纪 60 年代，沈自尹院士团队就已发现尿 17– 羟皮质类固醇与"肾阳虚证"有密切联系并就其相关性进行了研究。其研究团队发现补肾药物可对神经内分泌免疫网络有整体的综合调节效应。下丘脑中促肾上腺皮质激素释放因子主持调节下丘脑 – 垂体 – 肾上腺皮质轴的功能，可提高肾上腺皮质激素水平抑制免疫，也可直接刺激细胞免疫，同时又接受淋巴系统细胞因子的调节，因此促肾上腺皮质激素释放因子在神经内分泌免疫网络中扮演重要的角色。而中医学一向着重基于证效关系来判别辨证的正确性，即以方测证。因此，沈自尹团队的这一系列研究为肾虚证的神经内分泌免疫网络基础提供了进一步的实验证据。之后的研究进一步采用皮质酮14天连续注射构建肾阳虚模型大鼠，探讨补肾药对下丘脑内高度特异性的促肾上腺皮质激素释放因子基因表达的影响，在以健脾的四君子汤和活血的桃红四物汤作为对照的基础上，发现只有补肾右归饮可有效提高肾上腺皮质激素释放因子基因表达水平。这一研究结果与之前一系列研究的证据一起力证了肾阳虚证的调定点在下丘脑，此外提示，肾虚证患者下丘脑可能存在基因调控的异常。近年来，有众多研究对"肾阳虚"证候进行了探究，并将甲状腺轴、肾上腺轴、性腺轴功能指标，如甲状腺素 T_3、T_4 水平，促甲状腺激素，皮质酮、睾酮、雌二醇等作为相关动物模型的评价指标。宋氏等研究补肾中药对肾阳虚大鼠下丘脑－垂体－肾上腺轴、钙调素 mRNA 表达及 CaMPK Ⅱ 的影响发现，补肾中药可能通过调整下丘脑－垂体－肾上腺轴活性发挥作用。许氏等研究淫羊藿总黄酮对肾阳虚大鼠下丘脑－垂体－甲状腺轴内分泌功能及钙调蛋白基因表达的影响，发现淫羊藿总黄酮可以促进模型大鼠甲状腺激素分泌，其中大剂量组可抑制促甲状腺激素分泌，且对模型大鼠下丘脑、甲状腺组织中钙调蛋白基因的表达有显著抑制作用。刘氏等研究右归丸对氢化可的松所致肾阳虚动物模型下丘脑－垂体－性腺轴的影响，发现右归丸能显著提高模型大鼠的睾酮含量。这些研究都从部分生物指标角度对"肾阳虚"证候进行了不同的阐释和探究。

2．"肾阳虚证"与神经内分泌免疫调控网络的相关性

神经内分泌免疫网络的概念强调了神经、内分泌、免疫三大系统虽然各司其职，但其功能上相互调节、相互制约，在整体水平维持机体功能的稳定，是机体稳态调节和整合的复杂调控网络系统。神经内分泌免疫网络概念的提出，部分地体现了现代医学已认识到机体存在整体网络式调控的模式，为中医学证的研究提供了新的切入点。沈自尹团队在皮质酮大鼠模型的基础上，观察补肾方药的调节神经内分泌免疫系统效应。研究结果表明，补肾方药可能显著纠正皮质酮大鼠下丘脑单胺类递质含量的紊乱及下丘脑－垂体－肾上腺－胸腺轴形态与细胞免疫功能的异常，提示了肾阳虚证与神经内分泌免疫网络具有内在的联系，成为肾阳虚证定位研究的中药佐证。随着21世纪的到来，基因科学使得肾阳虚本质研究进一步深入。沈自尹团队采用全基因组表达谱芯片和以药测证的方法，以自然衰老大鼠作为肾虚证模型，比较老年大鼠和青年大鼠在基因表达层面的异同，研究结果表明老年大鼠下丘脑－垂体－肾上腺－胸腺轴各层次生长、发育、衰老相关基因和相关信号通路分子的基因表达异常，在分子水平揭示了老年大鼠下丘脑－垂体－肾上腺－胸腺轴衰退表型。三种药物干预中，具有温补肾阳功效的淫羊藿中的有效成分淫羊藿总黄酮干预体现出最为显著的对老年大鼠下丘脑－垂体－肾上腺－胸腺轴相关基因表达水平的调控作用。在此基础上，继续采用淫羊藿总黄酮以药测证，针对老年大鼠和皮质酮造模的肾阳虚证大鼠模型，取下丘脑－垂体－肾上腺－胸腺轴各组织，包括下丘脑、垂体、肾上腺、淋巴细胞，采用大鼠全基因组表达谱芯片，重复分析基因表达谱。结果显示，与青年大鼠相比较，两组肾虚证模型大鼠下丘

脑－垂体－肾上腺－胸腺轴上众多神经递质受体、生长激素类与性激素类基因表达显著下调，两组肾虚证模型大鼠下调模式呈高度一致。有所不同的是，淫羊藿总黄酮在皮质酮大鼠中显著上调热休克蛋白和细胞色素 P450 及促甲状腺激素的表达，因此可以初步推测，老年大鼠与皮质酮大鼠虽均具有肾虚证候的本质，但与生理性肾虚证有所不同的肾阳虚证的主要物质基础可能涉及甲状腺激素促能量代谢的氧化磷酸化过程。这一系列研究从脏腑辨证入手，借助于中医学理论所强调的证效关系来判别辨证的正确性，即"以药测证"的研究手段和方法，基于神经内分泌免疫调控的网络及不同环节的靶位点的紊乱，推测肾阳虚证的核心病理形成环节在下丘脑，并为肾阳虚证涵盖神经内分泌免疫网络提供了实验证据。

3. 肾阳虚证与分子调控网络的变化

21 世纪初，系统生物学的理念在国内学界受到了广泛关注。中医药学的内在特征之一就包括了系统生命科学认识体系的特质。证候的研究与系统生物学相结合，也再次将中医学基础理论的研究推向科学发展的前沿。基于此，沈自尹团队采用 4、10、18、24 不同月龄段的大鼠，取与中医"肾"生物学基础相关的组织，包括下丘脑、垂体、肾上腺、淋巴细胞、骨、肝、肾等，进行三个层次的检测。首先采用全基因组表达谱芯片，发现上述所有组织中肾虚相关基因随着年龄增长而表达水平降低，24 月龄为最低，经淫羊藿总黄酮干预后其表达水平可显著升高。进一步采用数学神经网络 BP 算法，发现淫羊藿总黄酮干预将 24 月龄组织年轻化至 8.1 ～ 13.1 月龄水平，逆转肾虚证相关基因的表达。采用超几何分布计算发现肾虚过程中组织间的基因表达关联随着增龄而减弱，淫羊藿总黄酮的干预重建关联，向 10 月龄靠近。第二层次是针对 NF-κB 信号通路的研究。采用 NF-κB 信号通路专用基因芯片，结果表明各月龄组淋巴细胞 NF-κB 信号通路随增龄而下降，淫羊藿总黄酮干预后上升。神经网络算法结果提示淫羊藿总黄酮干预使该通路基因表达水平从 24 月龄逆转至 10.5 月龄水平。第三层次是代谢组学研究。采集上述大鼠血清样本，采用液相色谱和质谱检测，经主成分分析及多元统计确定了 17 个标志物，其中 12 个标志物具有共同特征，即随增龄而下降，淫羊藿总黄酮干预可升高其水平，且神经网络运算显示淫羊藿总黄酮可将 24 月龄大鼠的 12 个代谢物水平逆转至 18 月龄。综上所述，证由若干重要分子网络组成，是一个具有特征性的分子调控网络谱。由此提出新概念，即证是一种有机综合的功能态，由一个调控中心及其所属众多分子网络所构成，作为对外界反应与自我调节的基础。

（三）慢性肾脏病"肾阳虚证"证与生物学指标相关性研究

"肾阳虚证"的主要病理基础是中医理论中"肾"系统的功能衰退而引起下丘脑 – 垂体 – 靶腺轴（Hypothalamic–Pituitary–Target Organ Axes，HPTOA）病理损害和一系列功能紊乱，同时，代谢器官、免疫系统也出现异常，包括免疫功能低下、内分泌功能紊乱和代谢障碍等。"肾阳虚证"的 HPTOA 的反馈控制作用逐渐失去功效，最终 HPTOA 轴的所有激素含量发生明显改变。研究表明，体外注射氢化可的松能抑制皮质类固醇合成酶的基因表达并干扰垂体的促肾上腺皮质激素（Adreno Cortico Tropic Hormone，ACTH）分泌，从而抑制下丘脑 – 垂体 – 肾上腺轴（Hypothalamic–Pituitary–Adrenal Axis，HPA Axis）轴的功能，并诱发病理性"肾阳虚证"症状。此外，氢化可的松对下丘脑 – 垂体 –

性腺轴（Hypothalamic–Pituitary–Gonadal Axis，HPG Axis）也具有明显抑制作用，造成大鼠精子数量和质量降低，引起性激素降低。洪氏研究发现，慢性肾衰竭肾阳虚型大鼠的尿 17-OHCS（尿 17-羟皮质类固醇）、血清 ACTH 和 CORT（皮质酮）含量有不同程度的降低，表现为下丘脑 – 垂体 – 肾上腺轴功能的抑制。

　　通道介导的水转运是水跨膜转运方式的主要方式之一。水通道蛋白（AQP）作为一种与水的通透性相关的转运蛋白，在细胞膜上协助水的转运。有研究表明，与肾小管对水的重吸收保持体内水平衡密切相关的生物膜水通道蛋白包括水通道蛋白 1（AQP1）与水通道蛋白 2（AQP2）。刘氏观察肾阳虚型慢性肾衰竭大鼠肾组织 AQP1 表达的变化，结果为模型组大鼠肾脏近曲小管上皮细胞胞膜、胞浆 AQP1 的表达较正常组明显减弱，肾组织 AQP1 表达下调可能为中医理论的肾阳虚证"气化不利"所致水液代谢失常的机制之一，而慢性肾衰竭的中医学基本病机多属于肾阳虚。于氏探讨 AQP2 表达变化与慢性肾衰竭水代谢紊乱的关系，结果为慢性肾衰竭大鼠肾内 AQP2 在集合管的表达明显降低，与 AQP2 在集合管的表达降低相平行的是出现多尿和尿比重下降等水代谢平衡紊乱，因此推测 AQP2 表达下降是慢性肾衰竭水代谢紊乱的机制之一。但林文云发现 AQP2 在糖尿病肾病水肿患者中表达升高，并且黑龙江中医药大学的一项研究发现，在阳虚水肿大鼠的肾组织中 AQP2 表达升高，五苓散干预后 AQP2 表达下降。目前 AQP2 介导慢性肾脏病水液代谢紊乱的机制仍未完全阐明，在不同类型慢性肾脏病或慢性肾脏病的不同阶段中 AQP2 的调控可能发生一系列变化。

　　生化、代谢指标及血液流变学可作为检测肾功能的标准。于氏通过检测发现右归丸可以改善慢性肾脏病肾阳虚证大鼠的病理状态，右归丸组大鼠血中尿素氮（BUN）、肌酐（Scr）含量低于模型组，肾脏病理明显改善，血清 ET-1（内皮素 -1）、Ang Ⅱ（血管紧张素Ⅱ）含量明显减少，得出温补肾阳方剂右归丸能延缓慢性肾衰竭的进展，可作为治疗慢性肾衰竭的基础方剂的结论。ET-1 能够刺激周围血管收缩，增加血管阻力，从而降低肾血循环量，导致肾组织缺血、缺氧等病理改变。Ang Ⅱ在血流动力学调节中扮有重要角色，能够调节肾小球入球微动脉与出球微动脉的收缩与扩张，影响肾脏血液灌流量，从而进一步影响肾脏的病理损害，导致肾脏疾病加重。

三、基础研究典型案例

（一）慢性肾脏病"肾阳虚证"的转录组学研究

本研究团队认为慢性肾脏病"肾阳虚证"与某些相关基因的差异性表达存在内在联系，因此，以慢性肾脏病"肾阳虚证"大鼠的肾组织作为研究对象，通过转录组学技术探索其证候所蕴含的差异性基因的表达情况及这些差异基因所涉及的相关分子信号通路。以阿霉素联合氢化可的松构建慢性肾脏病肾阳虚证大鼠模型，选取正常组、阿霉素组、氢化可的松组、真武汤组和温肾阳方组各组大鼠的肾组织，经过 RNA 提取与检测，文库构建与质检后进行上机测序，通过差异基因聚类分析发现，与正常组相比，氢化可的松组中的基因表达谱存在着明显差异，按照 pvalue < 0.05，$|\log2FoldChange| > 0$ 的筛选标准，从正常组与氢化可的松组中共筛选出 7956 个差异基因，其中 4185 个基因上调，3771 个基因下调。

使用GO分析组间差异表达基因，结果显示正常组与氢化可的松组之间的差异基因的GO分析包含491项生物过程（Biological Process），127项细胞成分（Cellular Component），319项分子功能（Molecular Function）。在显著上调的差异基因中，包含23项生物过程，3项细胞成分，36项分子功能。在显著下调的差异基因中，包含126项生物过程，30项细胞成分，37项分子功能。表达显著上调差异基因在生物过程方面，差异基因富集度前五名是免疫反应、免疫过程、细胞死亡调节、凋亡过程调控和程序性细胞死亡调控；在细胞成分方面，差异基因富集为细胞外区域部分、细胞外空间、细胞外区域；在分子功能方面，差异基因富集度前五名是G蛋白偶联受体活性、清道夫受体的活动、运输受体活动、分子功能调节、钙离子结合。将表达显著下调差异基因进行富集，在生物过程方面富集度前五名是氧化还原过程、药物代谢过程、跨膜转运、小分子代谢过程、辅因子代谢过程；在细胞成分方面，差异基因富集度前五名为线粒体、线粒体部分、细胞器内膜、线粒体内膜、细胞器包膜；在分子功能方面，差异基因富集度前五名是氧化还原酶活性、辅酶结合、辅因子结合、作用于供体的CH–CH基团的氧化还原酶活性、黄素腺嘌呤二核苷酸结合。综合分析发现，慢性肾脏病肾阳虚证大鼠模型中最显著的变化是细胞程序性死亡相关基因表达上调，氧化还原过程和线粒体呼吸链功能相关基因下调，表明模型组存在明显缺氧与细胞程序性死亡，如图4-1。

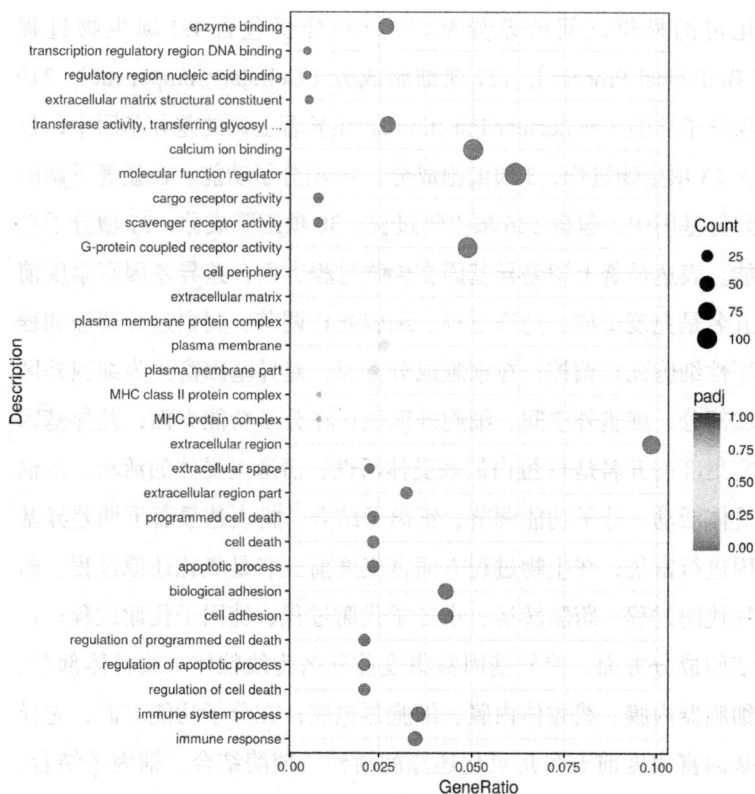

表达上调差异基因 GO 富集分析气泡图（1）

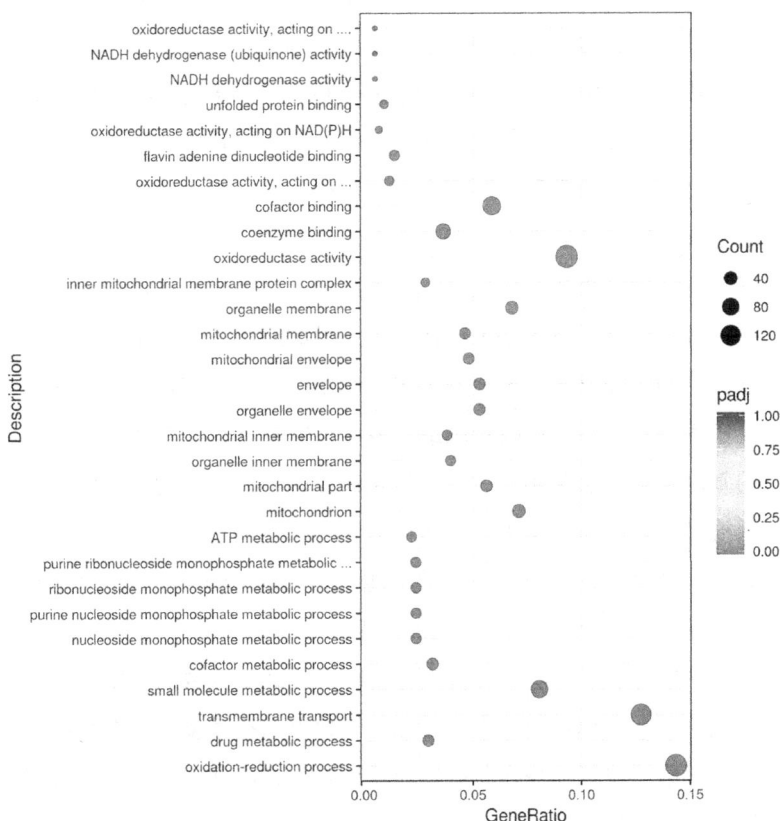

表达上调差异基因 GO 富集分析气泡图（2）

图 4-1　正常组与氢化可的松组差异基因的 GO 富集通路气泡图

通过 KEGG 分析再次印证了这一点，差异基因主要在 320 条通路中富集，氢化可的松组与正常组差异基因所富集出的主要信号通路有氧化磷酸化，非酒精性脂肪肝，帕金森综合征，缬氨酸、亮氨酸和异亮氨酸的降解，柠檬酸循环等，与正常组相比，氢化可的松组存在显著氧化磷酸化通路下调，表明存在显著因组织缺氧导致的呼吸链障碍。中医学理论中强调肺肾两脏金水相生，关系密切，两脏相互协调气机的运行，在呼吸过程中发挥重要作用，有肺为气之主，肾为气之根之说，因此，慢性肾脏病肾阳虚证状态下会出现呼吸障碍，阳虚寒凝则阻碍气机运行，使脉道血运能力下降，组织供氧能力自然下降。转录组学研究表明慢性肾脏病肾阳虚证动物模型在免疫反应、细胞死亡调节和程序性细胞死亡调控等方面存在显著基因表达增加，模型组组织和细胞内存在明显炎症和免疫反应，细胞发生包括细胞凋亡、细胞焦亡在内的大规模程序性死亡，反映肾脏细胞发生严重损伤。而表达显著下降的基因富集于氧化还原过程、氧化还原酶活性及细胞线粒体，表明模型组肾组织因组织缺氧而使氧化还原生物过程受到抑制，伴有线粒体受损，线粒体呼吸链功能受到抑制。KEGG 分析显示与正常组相比，氢化可的松组发生显著氧化磷酸化过程表达下降，与 GO 分析结果对应，表明模型组存在因缺氧导致的正常呼吸链受到抑制，生理功能下降。因此，氢化可的松模型组存在组织缺氧，细胞因缺氧和炎症免疫反应受到损伤，出现大规模细胞程序性死亡，如图 4-2。

（二）慢性肾脏病"肾阳虚证"的代谢组学研究

代谢组学侧重于研究疾病的整体状态，同时又能揭示个体在特定时间点的功能状态，与中医整体观和辨证论治相契合，并且肾脏是与水液和电解质代谢相关的重要脏器，机体代谢物的变化能够反映肾脏病理状态的改变，血清代谢组学在内源性生化小分子新陈代谢的层面为慢性肾脏病肾阳虚证的生物学定义寻找物质基础。因此，本研究团队利用代谢组学技术，通过主成分分析

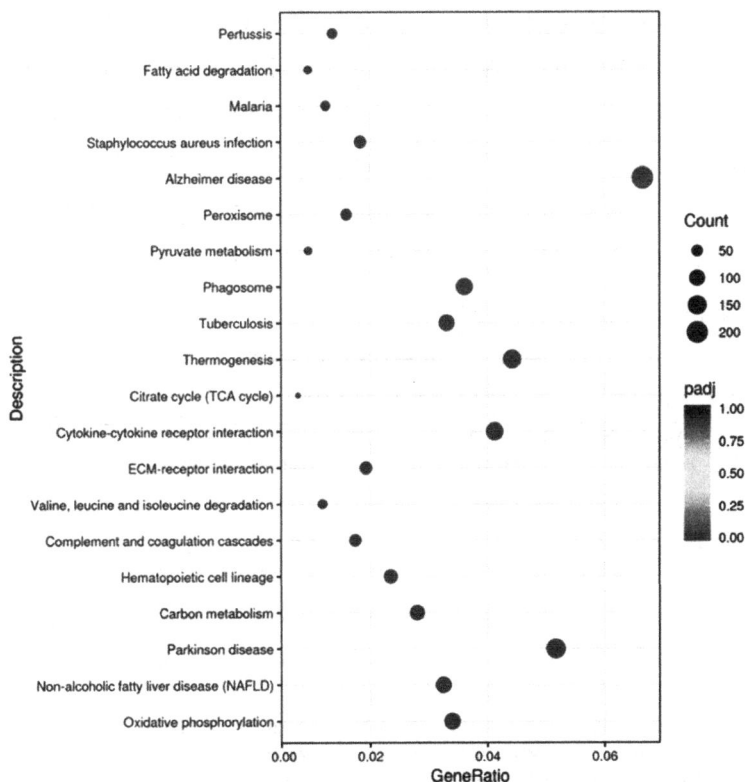

图 4-2 正常组与氢化可的松组差异基因的 **KEGG** 富集通路气泡图

（Principal Component Analysis，PCA）和正交偏最小二乘法 - 判别分析等算法对差异性代谢产物进行分析。研究发现，在 POS 和 NEG 模式下，氢化可的松组与正常组之间分别有 175 种、70 种差异代谢物，主要包括柠檬酸、丙酮酸、D- 鸟氨酸、半胱氨酸 -S- 硫酸盐、N- 阿魏羟色胺等。将氢化可的松组与正常组的差异性代谢物进行 KEGG 通路富集，与 CKD 肾阳虚证相关的代谢通路主要是甘氨酸、丝氨酸和苏氨酸代谢，精氨酸生物合成，甘油磷脂代谢，丙氨酸、天冬氨酸和谷氨酸代谢，精氨酸和脯氨酸代谢，乙醛酸和二羧酸代谢，柠檬酸循环（TCA 循环）等。对 14 种慢性肾脏病肾阳虚证潜在的生物学标志物进行 KEGG 通路分析，发现主要涉及乙醛酸和二羧酸代谢，甘氨酸、丝氨酸和苏氨酸代谢，柠檬酸循环，甘油磷脂代谢，丙酮酸代谢等通路，这些通路与慢性肾脏病肾阳虚证涉及的能量代谢紊乱、氨基酸代谢紊乱和脂代谢紊乱相关。代谢组学结果如表 4-1。

表 4-1　差异性代谢物分析

NO	Metabolites	HMDB	rt	mz	VIP	H/N	W/H
1	Moschamine	HMDB0032759	560.2955	353.1476247	1.803973282	↑ **	↓ #
2	Phytocassane B	HMDB0041055	182.581	335.2215734	1.950650792	↓ **	↑ #
3	PC(22:5(7Z,10Z,13Z,16Z,19Z)/22:0)	HMDB0008709	163.494	892.678407	1.598521722	↑ **	↓ #
4	PC(22:6(4Z,7Z,10Z,13Z,16Z,19Z)/22:2(13Z,16Z))	HMDB0008744	163.438	886.6309068	1.636783987	↑ **	↓ #
5	Citric acid	HMDB0000094	285.4675	210.0501203	1.364778323	↑ **	↓ #
6	Ethyl methyl trisulfide	HMDB0038891	32.574	140.9859594	1.379224675	↑ *	↓ #
7	D-Ornithine	HMDB0003374	553.192	131.0820023	1.667810684	↑ **	↓ #
8	Cysteine-S-sulfate	HMDB0000731	322.547	199.9692925	2.214425617	↑ **	↓ #
9	12-HETE	HMDB0006111	51.8426	319.2282166	2.098923133	↓ **	↑ #
10	Prostaglandin E2	HMDB0001220	111.333	351.2184618	2.387167421	↓ **	↑ #
11	L-Threonine	HMDB0000167	379.681	118.0503264	2.291332047	↑ *	↓ #
12	Pyruvic acid	HMDB0000243	120.212	87.00797054	2.011982428	↑ *	↓ #
13	dUMP	HMDB0001409	234.452	307.034517	1.883508763	↑ **	↓ #
14	Glyceric acid	HMDB0000139	36.7434	105.0185648	2.407312315	↑ **	↓ #

注：氢化可的松组与正常组相比，*$P < 0.05$，**$P < 0.01$；温肾阳方组和氢化可的松组相比，#$P < 0.05$；↑表示上调，↓表示下调。

（三）慢性肾脏病"肾阳虚证"的转录组学与代谢组学联合分析

通过 MetaboAnalyst 将氢化可的松组与正常组筛选的差异代谢物和差异基因（DEG）进行联合分析，Impact > 0 过滤，差异性基因和差异性代谢物共有的 KEGG 通路是 47 条，其中前 20 项主要是谷胱甘肽代谢，糖酵解或糖异生，缬氨酸、亮氨酸和异亮氨酸降解，丙酮酸代谢，半胱氨酸和蛋氨酸代谢，乙醛酸和二羧酸代谢，甘氨酸、丝氨酸和苏氨酸代谢，柠檬酸循环，精氨酸和脯氨酸代谢，甘油磷脂代谢。以温肾阳方（WSYF）作为干预药物，WSYF 潜在的治疗靶点与潜在生物学标志物共有的 KEGG 通路是甘氨酸、丝氨酸和苏氨酸代谢，精氨酸和脯氨酸代谢，甘油磷脂代谢，酪氨酸代谢。利用 WSYF 潜在的治疗靶点与潜在生物学标志物建立代谢－基因网络图，主要涉及 TCA 循环，糖酵解和糖异生，甘氨酸、丝氨酸、丙氨酸和苏氨酸代谢，酪氨酸代谢，尿素循环与精氨酸、脯氨酸、谷氨酸、天冬氨酸和天冬酰胺的代谢，花生四烯酸代谢，花生四烯酸合成前列腺素的过程，甘油磷脂代谢等，如图 4-3。

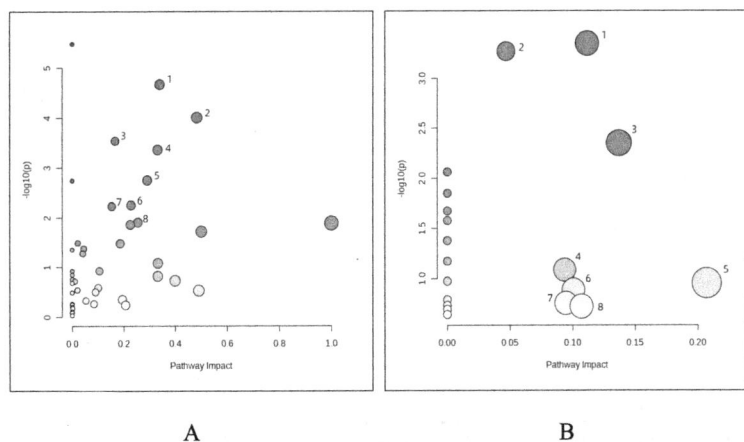

A   B

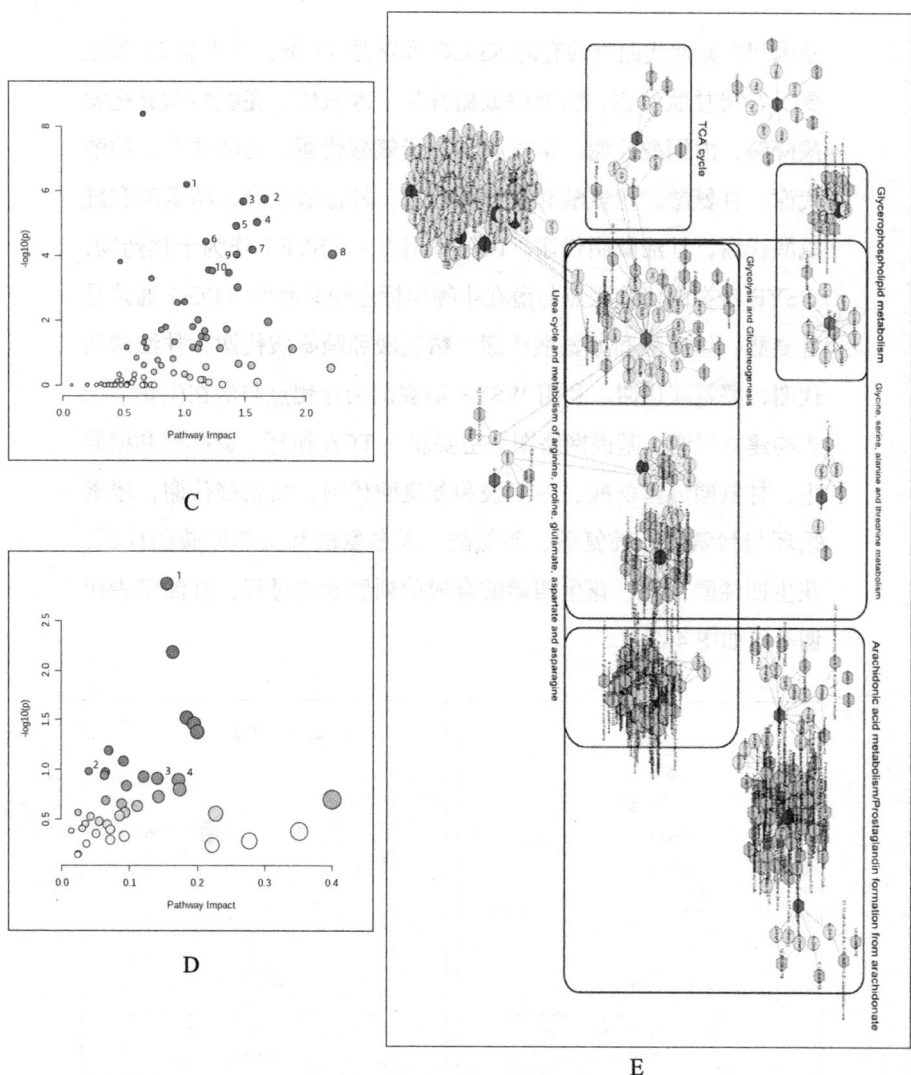

A：氢化可的松组与正常组代谢通路富集气泡图
B：温肾阳方组与氢化可的松组代谢通路富集气泡图
C：氢化可的松组与正常组转录组学和代谢组学联合通路富集气泡图
D：温肾阳方组与氢化可的松组转录组学和代谢组学联合通路富集气泡图
E：代谢 – 基因网络图

图4–3 转录组学与代谢组学联合分析

第二节 慢性肾脏病"病证结合"动物模型的构建与评价

一、模型构建方法

（一）病证结合动物模型的概念及历史沿革

病证结合动物模型是指在中医药理论、现代医学理论与实验动物学知识的有机结合下，模拟出的与人类疾病表现和证候特征相同或相似的实验观察动物。病证结合动物模型历经了从单一证候模型逐步向病证结合动物模型发展的历程。中国古代就有用动物观察验证中药作用及中药治疗家畜疾病的记载。北宋《本草衍义》曰："有人以自然铜饲折翅胡雁，后遂飞去。今人（以之治）打仆损。"明代兽医学专著《元亨疗马集》创立了八证论，即寒证论、热证论、虚证论、实证论、表证论、里证论、邪证论、正证论，用于动物疾病的中医辨证论治。1923年，陈克恢用实验动物进行一系列实验，发现麻黄碱具有增加心肌收缩力、促进血管收缩、舒张支气管、兴奋中枢神经等作用，确认了麻黄碱的兴奋交感神经作用，开创了现代中药药理研究的先河。1960年，邝安堃发现过量使用肾上腺皮质激素小白鼠的一系列病态表现与中医阳虚证的临床特征基本相似，如体重下降、萎靡、耐寒力低，1963年又发现助阳药物附子、肉桂、肉苁蓉、淫羊藿等能减轻或纠正这种状态。自从中医阳虚证动物模型建立后，国内外学者开始致力于具有中医药特色的证候动物模型研究，其中具有代表性的是肾虚证、脾虚证及血瘀证动物模型。随着中西医结合研究的发展，病证结合动物模型体现了临床辨病辨证相结合的思想，被认为是中医药现代研究中比较理想的动物模型。近年来，刘建勋提出了病证结合动物模型拟临床研究的思路和方法，即在临床文献的基础上，分析证候临床表现和实验室客观指标变化的特点，选择恰当动物模型诱发因素在实验动物进行模拟，以最大可能地模拟出中医临床实际操作过程，从四诊表现和临床客观变化特征两方面评价病证结合动物模型的可靠性，采用病证结合动物模型对复方中药功效和主治进行拟临床评价。该研究模式被认为促进了中医基础与临床研究的密切结合，标志着病证结合动物模型的研究达到了一个新的高度。

（二）肾脏病证候动物模型的构建概要

1960 年，易宁育从复方中药治疗结果区分出实验性肾上腺再生型高血压和肾血管型高血压分属阳虚证和阴虚证。1963 年邝安堃发现过用肾上腺皮质激素小鼠有肾虚表现，用助阳药可以纠正。1977 年上海中医学院正常人体教研组重新用肾上腺皮质激素复制肾阳虚模型，并建立用甲状腺素和利血平所致肾阴虚模型。1979年曹济民建立肾阳虚、肾阴虚型 S180 肉瘤模型。同年陈锐群建立地塞米松反馈抑制肾上腺皮质功能肾阳虚模型。1981 年刘福春建立羟基脲抑制 DNA 合成肾阳虚模型。同年沃兴德建立肾上腺切除肾阳虚模型。1982 年夏宗勤建立甲巯咪唑所致甲状腺功能减退肾阳虚模型。1983 年任宏义报道甲状腺切除肾阳虚模型。造模方法：①下丘脑损伤肾虚证模型（谷氨酸单钠法，金硫葡萄糖法，汞硫葡萄糖法）。②肾上腺皮质功能改变肾虚证模型（肾上腺皮质激素应用及停药法，肾上腺切除法，氨基导眠能法，促肾上腺皮质激素应用法）。③甲状腺功能改变肾虚证模型（甲状腺激素应用法，甲状腺切除法，硫脲类药物法）。④性腺功能改变肾虚证模型（腺嘌呤应用法，雌性动物雄性激素应用法，雄性动物雌性激素应用法，房事不节加劳倦过度法，去势法）。⑤DNA合成抑制肾虚证模型（羟基脲应用法）。⑥衰老肾虚证模型（老龄法，O_3促衰老法，遗传性衰老加速法）。⑦肾脏功能损害肾虚证模型（腺嘌呤应用法，卡那霉素应用法，肾切除法，肾病法）。⑧恐伤肾肾虚证模型（惊吓法）。⑨膀胱排尿无力肾虚证模型（酚妥拉明应用法）。⑩胎儿发育迟缓肾虚证模型（饥饿法）。⑪骨髓造血功能障碍肾虚证模型（环磷酰胺法，照射法，马利兰法）。⑫钙缺乏性肾虚证模型。⑬外伤及肾虚证模型。⑭锁阳应用法肾虚证模型。⑮缺铁性肾虚证模型。⑯肾虚骨质疏松证模型（卵巢或睾丸切除法）。⑰证病结合肾虚证模型（皮质激素法肾阳虚S180肉瘤模型；甲状腺素加利血平法肾阴虚S180肉瘤模型；肾血管狭窄法肾阴虚高血压模型；肾上腺皮质再生法肾阳虚高血压模型；遗传性高血压肾阴阳两虚高血压模型；高盐饮食法阴虚阳亢高血压模型；甲状腺素法阴虚型记忆获得性障碍模型；甲状腺素法阴虚型记忆巩固性障碍模型；甲基硫氧嘧啶法肾虚型慢性萎缩性胃炎模型；甲状腺素加利血平法阴虚型慢性萎缩性胃炎模型）等。

　　肾上腺皮质激素应用及停药法肾虚证模型要注意肾阴虚证与肾阳虚证属性的判别，一般从用药时间长短、用药与停药等因素进行考虑。下丘脑损伤、肾上腺皮质功能改变、甲状腺功能改变等造模方法易见动物死亡。各模型应注意适当延长造模期，并使其自然恢复期延长。与（肾）阳虚证比较，（肾）阴虚证模型复制的难度较大。这主要是因为阴虚证的病理具有不典型性，从而影响其确认，进而影响模型规范的提出。解决这一问题的关键在于正确理解阴虚证病理的不典型性。具体模型如：徐晶晶等探索建立 D- 半乳糖（D-Gal）致肾虚多尿动物模型。课题组在前期研究中发现，经过一段时间的 D-Gal 皮下注射，大鼠会出现明显的多尿症状，包括总尿量增多和排尿次数增加两方面的表现。其他研究者也曾提出 D-Gal 致大鼠亚急性衰老模型既有类似中医提及的肾虚证的表现，又出现多尿症状，是一种较好的病症结合动物模型。本研究进一步考察了不同剂量 D-Gal 对该种动物模型尿量的影响。孙理军等探讨了惊恐致肾虚质大鼠免疫相关因子［血清 IL-6（白细胞介素 -6）、IL-10（白细胞介素 -10）、IFN-γ（干扰素 γ）、TNF-α（肿瘤坏死因子 -α）］含量的变化及补肾药的干预作用。孙瑜嬅等探讨了惊恐致肾虚质孕鼠所产雄性子鼠（再进行持续 1 个月的恐吓）的血清 IL-2（白细胞介素 -2）含量、T 细胞亚群的变化及桂附地黄丸的干预作用。

（三）构建慢性肾脏病"病证结合"动物模型的必要性

　　动物实验是现代医学研究必不可少的手段，通过动物实验可以验证临床思路、探索新颖的治疗方法。而建立正确的动物模型是现代中医药研究发展不可或缺的实验基础。目前，研究者所建立的大部分动物模型仅以西医的疾病模型为主要参考，整个研究过程中医理论指导与中医证候因素均不能够很好地体现。而换一种方案，建立单纯的中医证候模型，也只是简单地借鉴中医药的理论方法，一个"证"又对应不止一种疾病，对模型的建立不具有特异性，且重复性较差。只有以西医的"病"与中医的"证"相结合的模式制备动物实验模型，才能使中医药科学研究更加具有严谨性和可靠性。因此，迫切需要一种不仅能反映"病"，而且能体现出"证"的动物模型。许多研究者就这一问题进行深入研究，提出了病证结合动物模型的概念。

病证结合动物模型的建立，是将现代西医学所确定的疾病复制在动物身上，同时利用中医理论指导，将中医的证候复制到动物模型上，使研究的模型既具有了西医疾病特点，又具有了中医证候特点，比单纯疾病模型或者单纯证候模型具有更强的说服力，并且中医中的"证候"与西医强调的"病理过程"是同一病理生理学变化中内外相关的两个不可分割的侧面，具有共同的病理生理学特征，构建病证结合动物模型有利于中西医两种理论寻找到更好的结合点。"证候"与"病理过程"的结合分为横向结合和纵向结合，即在同一疾病的不同阶段所出现的"病理过程"与相关"证"的结合，以及不同疾病的一定阶段所出现的相同"病理过程"与相关"证"的结合，从而促成中西医两个医学理论体系在不同层面的结合，弥补"疾病"与"证"交叉点上的"缺口"，从而使医学科学研究更具有针对性，更好地将微观与宏观、抽象与具体整合。

病证结合动物模型是中西医结合范式的探索，慢性肾脏病病证结合动物模型的关键点在于"慢性肾脏病"与中医"证"的有机结合模式。然而目前慢性肾脏病"病证结合"动物模型尚缺乏相关的系统研究。纵观以往的研究报道，病证结合动物模型主要采用药物诱导和中医病因的复合因素造模法，但是中医病因刺激的量效难以定量评价，尚无公认的规范化的模型建立和评价方法，这些模型在模拟慢性肾脏病证候的研究中并不能完全体现临床上证候与病因的复杂性。因此，探索建立符合标准的慢性肾脏病

"病证结合"动物模型是研究肾阳虚证及其他证候类型辨证规范的迫切需要。

二、模型评价标准

慢性肾脏病病证结合动物模型的评价,应是研究的重点部分,不仅包括西医"病"的评价,还包含中医"证"的评价。根据相关研究总结发现模型的评价主要分为两部分,即疾病的诊断和证候的评价。疾病的诊断依据实验室指标,比较客观成熟;证候评价还处于发展阶段,目前主要从以下四个方面进行评价。

1.造模因素评价

造模因素评价源自中医的审因论治,以感邪的性质和途径来推断证候属性。如大黄苦寒泻下,灌服大黄煎剂所诱导的模型证候属性为脾胃虚寒证,但也有可能是脾肾阳虚证。中医病因致病具有多重性和非特异性,一种证候可由多种不同病因引起,同样的致病因素亦可能出现不同的证候,而且多因素造模所建立的模型,造模因素之间又相互影响,使用现代医学手段建立的模型在病因上与中医的病因病机理论不完全契合,这些问题极大地增加了造模因素评价的难度和不可靠性,因此在实际应用中大多作为参考。

2.四诊信息评价

中医辨证是对四诊信息的采集与归纳,以四诊信息为着眼点建立和评价模型证候,较接近临床实际。但在实验研究中,人为观察和描述主观性太强,没有客观证据,容易受到质疑。为了实现四诊信息的客观化采集和定量分析,很多学者都在努力探讨新的技术和方法。如用舌面图像饱和度(R,G,B)值分析舌面色泽变化。借助动物行为学实验如旷场实验、明暗箱实验、糖水偏好实验等评价模型动物的运动功能、精神状态。采用证候评价量表的方法对四诊信息进行量化分析。杜正彩等利用发光二极管环形冷光源、数码摄像与计算机图像处理等现代科技成果，成功开发了中医实验动物证候表征采集分析系统，可实现对实验动物整体毛色、舌色、眼睛、耳郭、足爪、尾巴等与望诊相关的动物表征指标的在线采集分析。赵慧辉等提出采用临床证候诊断标准的等效对应进行动物模型证候属性的判定。如用游泳力竭时间缩短反映大鼠神疲乏力，呼吸频率加快反映大鼠喘促，心电图描记到心律失常可以部分反映心悸或结、代等脉象。目前，四诊信息的客观化仍处于探索阶段，一些关键性的主观特征尚未找到可匹配采集的指标，舌苔和脉象还难以实现客观、定量采集。

3. 相关指标评价

将与证候相关的生化指标纳入证候诊断指标，如脾虚胃肠道消化吸收功能减退，D- 木糖排泄率作为反映肠道功能的指标，可用来反映脾虚的程度。证是基于中医思维而提出的，是对一组具有内在联系的症状群的概括，往往涉及多个器官、系统的功能紊乱或损伤，基于中医证候的复杂性，现代医学从多个角度、多个学科对其展开研究，如肾阳虚相关研究指标涉及下丘脑 – 垂体 – 靶腺轴、免疫系统、肾功能、能量代谢、自由基代谢等，但是这些指标大多只反映证的某一方面，如性腺轴指标主要反映肾阳虚生殖功能变化，免疫学指标主要反映肾阳虚抗邪能力的变化。在病证结合模型的评价中，应该根据具体疾病优先选择相关评价指标，如肾阳虚外感病模型，其指标评价重点要放到免疫学方面。中医药理论始终强调整体观，单一指标并不能很好地体现证候的整体性和动态性，不同的生化指标组合变化模式也许能更好地体现证候的属性特点。

4.方药反证

方药反证是基于方证相应的理论推测模型的证候属性。如用益气滋阴的代表方剂黄芪汤治疗辐射损伤大鼠，大鼠临床症状及客观指标明显改善，由此反推辐射损伤大鼠模型属气阴两虚证。但是目前大多只选出一组方药对动物所属证型进行结论性判断，缺乏阴性对照和阳性对照，难以保证这组方药在认定模型证候属性方面具有排他性或特异性。而且方药又具有多靶点、多效应的特点，模型的证候判定不能只依赖药物反证这一种方法，还需综合动物表征、相关指标进行评价。

因此，建立慢性肾脏病病证结合的动物模型，证候属性的判定应是核心环节，现阶段的评价体系存在如下问题：①症状是临床辨证的主要依据，但人体症状只能在实验动物上实现一定程度的模拟，并不能完全对等，某些症状表现不显著的模型甚至会"无证可辨"，如何将动物症状信息客观化、定量化仍是亟待解决的难题。②借助先进检测技术获取的客观指标，虽可弥补动物症状信息的局限性，但受限于"证"本身的复杂性，当前缺乏可用于明确诊断的特异性指标，客观指标与"证"的关系仍在探索中。③"以方测证"法以方药疗效为依据而更具客观性，但对于此法的合理性和可行性仍存在较大争议。④证处于动态变化的过程中，限于技术条件，无法以动态的视角对病证结合动物模型进行评价。⑤由于中医病因病机的复杂性，造模的致"证"因素可能出现不同的证候，影响了模型证候的唯一性。以上问题均需要在病证结合研究的实践过程中找到合适的解决方法，病证结合动物模型的构建与评价研究目前还处于探索阶段，还要借助现代医学技术理论来支持造模方法和评定体系，实现传统中医学过渡到现代理性中医学的目标，并最终推动中西医的有效结合。慢性肾脏病病证结合动物模型必须针对科学问题，针对中医药临床研究和基础研究的需求。病证结合动物模型不是临床人类疾病的原型，模型只能模拟反映原型的一部分，但应追求模型在病因病机等关键方面能够切实贴合人类临床病证真实情况。只有全面分析病证结合动物模型征象与本质，识别虚实真假，才能求得模型真实反映的临床人类疾病的病机和病因所在，为模型应用提供基础。

三、研究现状

建立病证结合的动物模型，从中提取共同客观指标是证候生物学基础研究的主要研究手段。气虚血瘀证是慢性肾脏病患者常见的中医证型，近年来报道了多种方法可以构建气虚血瘀证及气虚血瘀证的病证结合模型，后者多采取西医疾病模型加上气虚血瘀证模型的方式进行建立。关于建立气虚血瘀证的动物模型，造模成功后可出现气虚血瘀的证候表现，比如疲倦、皮肤暗，舌质淡暗或有瘀斑等，目前报道存在的造模方法有疲劳、衰老、药物等，其中以疲劳游泳力竭法最为经典。而疲劳游泳法有其中医理论依据。《素问·举痛论》中有云："劳则气耗。"《素问·生气通天论》曰："因而强力，肾气乃伤。"过劳可耗气，日久致气虚，"气为血之帅"，气虚不能有效推动血液运行，则致血液瘀滞而成瘀血内停。有研究报道，采用疲劳游泳的方法可制备气虚证模型大鼠，并且此过程中观察到模型大鼠血液流变学异常，与中医学理论中瘀血内阻不谋而合。综上所述，疲劳游泳力竭法可成功复制出气虚血瘀证模型大鼠。有研究人员采用游泳疲劳实验成功构建了慢性肾炎"气虚血瘀证"病证结合大鼠模型。肾小管间质纤维化兼气虚血瘀证的动物模型方面，相关研究团队根据文献报道及既往的气虚血瘀病证结合模型经验，在制作肾小管间质纤维化模型的基础上，加游泳疲劳复合因素成功构建了肾间质纤维化气虚血瘀证模型，构建的动物模型出现短气、乏力、面色不荣或苍黄、舌淡暗有紫斑等气虚血瘀证的表现，证实了疲劳游泳法可以成功构建出"气虚血瘀证"的动物模型。益气活血功效的三芪口服液可以明显改善模型大鼠的气虚血瘀证，为益气活血方药治疗气虚血瘀型肾脏纤维化提供了实验依据。

20世纪90年代初，肾的研究与衰老研究密切结合起来，临床上发现补肾法治疗对肾阳虚证患者及老年人的下丘脑－垂体－性腺轴功能均具有一定的改善作用。通过动物实验，发现了下丘脑在下丘脑－垂体－性腺轴的老年性改变中起主导作用，而补肾药物治疗在一定程度上能减轻老年大鼠下丘脑组织中二氧睾酮受体亲和力的下降，提示下丘脑功能的改变是肾虚证的物质基础之一。笔者研究团队前期应用阿霉素联合羟基脲和氢化可的松诱导大鼠CKD肾阳虚证模型，在取材后发现模型组大鼠肾脏重量增加，肾重/体重比高于正常组，而真武汤组有所减轻，阿霉素羟基脲组和阿霉素氢化可的松组大鼠睾丸相较于其他组别明显缩小，睾丸指数显著降低，说明羟基脲和氢化可的松可能通过损害大鼠生殖系统诱导肾阳虚表现。羟基脲和氢化可的松可能通过影响下丘脑－垂体－甲状腺轴、下丘脑－垂体－性腺轴的功能对大鼠基础代谢水平、活动状态等造成消极影响，进而表现出肾阳虚症状。

糖尿病肾病（DKD）是临床常见的代谢性疾病，是终末期肾

病的重要原因，35%～40% 的 1 型或 2 型糖尿病患者会发展为糖
尿病肾病，增加了心血管疾病的发病率和死亡率。现阶段，西医
治疗糖尿病肾病大多是在饮食调整的基础上，采用降糖降压、调
节代谢紊乱等一系列治疗方法，疗效一般。中医认为，糖尿病肾
病属于"消渴""水肿"等范畴，其多气虚、血瘀、阴虚、阳虚、
湿浊等证型，辨证施治与西医治疗结合可取得较好临床疗效。因
此，构建良好的病证结合动物模型对中西医结合治疗糖尿病肾病
的研究必不可少。目前，研究者制备糖尿病肾病动物模型，往往
是通过予以大鼠高脂饲料和小剂量腹腔注射链脲佐菌素（STZ）成
功制备 2 型糖尿病肾病模型。胡爱民等制备 2 型糖尿病肾病模型
后，采用饥饱失常、过度疲劳、恒温水槽中游泳、惊吓等方法制
备气阴两虚证型，通过大鼠行为表现、肾脏病理变化、体液检验
及中药反证法来验证模型制备成功。孙红旭等成功诱导糖尿病肾
病模型后，再给予大鼠腺嘌呤和苦寒中药混合灌服，制备脾肾阳
虚的中医证型，通过大鼠行为表现、肾脏病理变化、体液检验证
实模型制备成功。樊少仪等制备符合标准的糖尿病肾病动物模型
后，通过疲劳游泳法制备气虚型糖尿病肾病病证结合模型，主要
通过大鼠行为表现、肾脏病理变化、体液检验及游泳时间来验证
是否制备成功。韩佳瑞等先以腹腔注射 STZ 法制备 DKD 大鼠模
型，后辅以左甲状腺素钠水溶液灌胃法，构建阴虚证 DKD 病证结
合大鼠模型，以大鼠出现体质量减轻、急躁易怒、多饮多食多尿
等症状体征，同时满足客观指标血清 CORT(皮质醇)、E_2(雌二醇)、
FT_4（游离 T_4）、cAMP（环磷酸腺苷）、cAMP/cGMP（环磷酸鸟苷）
值升高，cGMP 值下降，提示阴虚证造模成功。庞欣欣等人在糖
尿病模型的基础上，联合尾静脉注射 10% 大分子右旋糖酐对大鼠

模拟血瘀证，观察血瘀证对 DKD 肾脏损害的影响。研究发现，与糖尿病组比较，糖尿病 + 血瘀证组大鼠血液流变学指标全血黏度和血浆黏度明显升高，且糖尿病 + 血瘀证组大鼠均有皮毛和唇色泽暗淡，眼球暗红，耳郭及舌下脉络颜色紫红、紫暗明显，爪掌水肿，颜色偏暗等表现，符合中医学中血瘀证的相关要素。此外，与糖尿病组比较，糖尿病 + 血瘀证组大鼠血肌酐，24h 尿蛋白及尿素氮明显升高，肾组织发生病理学改变，可见系膜基质增生、基底膜增厚和肾小球萎缩，细胞外基质可见大量炎性细胞浸润等，肾组织中肾损害标志物 FN（纤维连接蛋白）和 α-SMA（α-平滑肌肌动蛋白）及 mRNA 表达明显升高。研究结果表明，血瘀证更进一步加重了肾损害，促进 DKD 的病情进展。

上述研究表明，大部分病证结合动物模型的研究集中于糖尿病肾病，证候的轻重程度影响着疾病的进展。临床上，糖尿病肾病的证候较为复杂，多虚实夹杂，而已有的病证结合模型仍较为单一，建立证候模型理论依据不够充分，验证证候模型没有特征性的理化指标检测，干预药物没有统一标准，评价行为表现尚未统一等，这些问题仍然需要进一步研究来解决。未来的中医研究，应结合最新的科学技术来研究病证结合动物模型。将人工网络、微生态技术、基因及蛋白组学等技术融入证的研究中，才能使病证结合动物模型有更大的发展。但同时也应认识到，病和证的研究均离不开中医经典基础理论，任何时候都不能脱离中医理论，否则将成为"无源之水""无本之木"，失去研究的意义。只有这样，才能使病证结合动物模型为中医药的研究创造出更大的价值，为人类健康做出更大的贡献。

四、典型案例

（一）慢性肾脏病"肾阳虚证"动物模型的构建和评价

1. 慢性肾脏病"肾阳虚证"病证结合动物模型的筛选

将 106 只大鼠随机分为正常组、阿霉素组（ADM 组，n=16）、氢化可的松组（HYD 组，n=16）、羟基脲组（HUR 组，n=16）、甲巯咪唑组（MMI 组，n=16）、雌二醇组（E_2 组，n=16）与氨鲁米特组（AG 组，n=16）。对各模型组大鼠进行盐酸阿霉素溶液尾静脉注射，第 1 次剂量为 3mg/kg，第 2 次于 7d 后注射，剂量为 4mg/kg，正常对照组大鼠注射生理盐水（5mL/kg）。待 CKD 模型诱导成功后，进行复合因素造模。氢化可的松组大鼠经肌内注射氢化可的松（10mg/kg），每日 1 次，连续 12 周；羟基脲组大鼠经口腔灌胃羟基脲生理盐水溶液（300mg/kg），每日 1 次，连续 12 周；甲巯咪唑组大鼠经口腔灌胃甲巯咪唑水溶液 [20mg/（kg·周）]，每日 1 次，连续 12 周；雌二醇组大鼠经腹腔注射苯甲酸雌二醇大豆油稀释液（4mg/kg），每日 1 次，连续 12 周；氨鲁米特组大鼠经口腔灌胃氨鲁米特稀乙醇溶液（20g/L），每日 1 次，连续 12 周。通过观测大鼠一般情况、检测尾根温度、脏器指数、24 小时尿蛋白、大鼠游泳耐力、血清学指标及观察肾组织病理的方式对各模型进行综合性评价，从而筛选出最佳的能够反映人类慢性肾脏病肾阳虚证候特点的动物模型。

在激素水平上，与正常组相比，除外雌二醇组，其余各 CKD 肾阳虚证模型大鼠的血清 T_4 均降低，而 TSH（促甲状腺激素）均升高；雌二醇组 T_3 明显降低，而 T_4 却无明显降低。值得注意的是，氢化可的松组与甲巯咪唑组大鼠血清 T_3 降低最为明显；T_3 降低则组织细胞能量代谢减缓，产热减少，导致体温偏低，与本次实验模型大鼠体温变化相符。与正常组比较，除外雌二醇组大鼠的 E_2 明显升高，其余各模型组大鼠的 FSH、LH（促黄体生成素）、T（睾酮）及 E_2 呈不同程度的降低，这与沈自尹院士观察到肾阳虚证患者 E_2 与 LH 均明显高于正常对照组的研究结果不符合，其原因可能与动物造模中阿霉素的细胞毒性有关。与正常组相比，各模型组的 CORT 明显升高，但是均低于应激下的预计值，说明各模型大鼠无法对应激反应产生足量的 CORT；其中，氢化可的松组的 CORT 升高趋势最低，表明 CKD 肾阳虚证大鼠的 HPTOA 轴处于"受抑制状态"。肾功能变化上，与正常组比较，数值显示阿霉素组及复合因素造模组大鼠的 Scr 和 UA 升高；但除氢化可的松组、羟基脲组及氨鲁米特组外，其余各模型组大鼠血清 BUN 明显升高，这与这 3 个模型组的 HE（苏木精 – 伊红）病理染色显示的肾小管空泡样病变减轻结果相符，其原因可能是氢化可的松等药物能抑制免疫炎症反应，从而缓解了阿霉素导致的大鼠肾脏炎症损害。血脂及血清蛋白质水平上，各模型组大鼠的血清 ALB（白蛋白）、TP（总蛋白）呈下降趋势，TC（总胆固醇）、TG（甘油三酯）呈升高趋势。在氧化应激水平上，各造模组 SOD（超氧化物歧化酶）均出现下降，说明 CKD 肾阳虚证大鼠氧化应激水平增高，其中以甲巯咪唑组的 SOD 下降最为明显，这可能与甲巯咪唑对过氧化物酶的抑制导致氧自由基增多有关。羟基脲模型 T_3、T_4、E_2、T 有一定程度的下降，此模型主要体现了中医"肾阳虚证"之"（阳）气虚无力"和"火不暖土"的特点。甲巯咪唑组大鼠的体温下降最为明显，T_3、T_4、SOD 降低而 TSH 明显升高，此模型主要体现出"肾阳虚证"之"畏寒肢冷"的特点，与中医的"阳虚则寒"相符合。雌二醇组大鼠的性腺轴受损最为严重，E_2 明显高于正常组，而 T 下降的最为明显，此模型主要体现了"肾阳虚证"之"生殖功能减退"，突出性欲冷淡、生殖之力下降的特点。氨鲁米特组大鼠的 HPTOA 相关变化较为平庸，特殊体征不明显。氢化可的松组大鼠 TP、ALB 下降最为显著，HPTOA 轴相关激素均有"肾阳虚证"的典型变化；氢化可的松组大鼠与其他模型组相比，其 T_3、T_4 有较为明显的下降，TSH 明显升高，表明其下丘脑 – 垂体 – 甲状腺轴受到一定影响；E_2、T 也有较为明显的下降，表明其下丘脑 – 垂体 – 性腺轴也受到较为明显的抑制；其下丘脑 – 垂体 – 肾上腺轴 CORT 值降低，表明肾上腺皮质功能受抑制较为明显。氢化可的松组大鼠在体征和客观指标上与人类慢性肾脏病"肾阳虚证"表现最为相似。

2. 基于药物反证的阿霉素联合氢化可的松诱导的慢性肾脏病肾阳虚证动物模型的构建与评价

（1）阿霉素联合氢化可的松构建慢性肾脏病肾阳虚证动物模型的基本方法

研究团队首先制备慢性肾脏病模型，后加入复合因素诱导建立慢性肾脏病肾阳虚证模型。将 58 只 SD 雄性大鼠随机分为正常组、阿霉素组、氢化可的松组、温肾阳方组和真武汤组，慢性肾脏病模型采取分次尾静脉注射阿霉素的方法。阿霉素注射造模是目前国内外公认的造模方法，这种方法可以较好地模拟人类肾脏微小病变和局灶节段性肾小球硬化演化的过程，适合在实验动物体内模拟人类慢性肾脏病的发生发展过程。本次实验在适应性喂养 1 周后，采用经大鼠尾静脉间隔 1 周两次注射阿霉素的方法，第 2 周首次注射尾静脉给药剂量为 4mg/kg，第 3 周第二次注射尾静脉给药剂量为 4mg/kg，两次给药累加剂量为 8mg/kg。在造模结束后收集大鼠 24 小时尿液，检测尿蛋白。阿霉素造模大鼠 24h 尿蛋白 ≥ 50mg 时，认为慢性肾脏病动物模型制备成功。慢性肾脏病模型制备成功后，采取连续每日肌内注射氢化可的松 10mg/kg 作为复合方式诱导肾阳虚证的方法。氢化可的松造模方法的原理是通过短时间内摄入大量外源性糖皮质激素，抑制机体本身下丘脑 - 垂体 - 肾上腺轴生理功能，抑制垂体 ACTH（促肾上腺皮质激素）释放，通过反馈抑制下游肾上腺皮质类固醇激素分泌。这种造模方法早在 20 世纪 60 年代就已经被开发应用于肾阳虚证的造模实验中，也是被广泛接受的一种肾阳虚证造模手段。为了验证阿霉素与氢化可的松联合应用制备慢性肾脏病肾阳虚证模型的方法是否可行，课题组前期进行了预实验，同前文所述，结果显示将两者结合造模是可行的，从结果来看也分别满足慢性肾脏病与肾阳虚证的各自特点，较为符合慢性肾脏病肾阳虚证病证结合模型的需要，因此本次实验确定采取分次尾静脉注射阿霉素联合肌内注射氢化可的松的方法进行复合造模。

（2）慢性肾脏病肾阳虚证大鼠模型的药效学评价

实验结果表明，阿霉素造模后 24 小时尿蛋白 ≥ 50mg，符合慢性肾脏病成模标准。阿霉素组、氢化可的松组大鼠体重显著下降，精神萎靡、活动减少、下肢水肿，一般状况明显下降；24h 尿蛋白显著增加，肾脏体积增大，肾脏指数显著升高，肾脏外观改变呈灰白色。血生化检测结果显示，阿霉素组 Scr 显著升高，BUN 升高，UA 有升高趋势，TC、LDL（低密度脂蛋白）显著升高，TG 有升高趋势，NEFA（游离脂肪酸）显著降低，TP、ALB 显著下降，氢化可的松组 Scr 显著升高，BUN、UA 有上升趋势，TC

显著升高、TG 升高、LDL 有升高趋势，NEFA 显著降低，TP 下降、ALB 显著下降，表示造模大鼠存在肾功能、血脂、血清蛋白指标的异常，还原慢性肾脏病肾功能异常、高脂血症和低蛋白血症的临床表现。组织病理结果显示，阿霉素组、氢化可的松组肾小球系膜区变宽，系膜细胞呈现不同程度的增生，球囊壁粘连，肾小管扩张或萎缩，存在蛋白管型，偶见肾小管上皮细胞空泡样变。肾间质有大量炎性细胞浸润，肾小球系膜区与肾间质可见大量胶原纤维沉积。透射电镜结果显示，正常组大鼠肾小球基底膜及足突结构正常，与正常组比较，阿霉素组、氢化可的松组肾小球基底膜节段增厚、足突广泛融合。以上结果综合表明本次慢性肾脏病疾病模型成功建立。

与正常组相比，氢化可的松造模组大鼠出现毛发枯槁、弓背、懒动、蜷缩、精神萎靡、行动迟缓、体重下降、体温明显下降、水肿等肾阳虚证候，睾丸指数降低。血生化检测结果显示，与正常组相比，氢化可的松组 cAMP 显著下降、cGMP 显著升高、cAMP/cGMP 比值显著下降，CORT 显著下降、T_3、T_4 显著降低，TSH 显著升高、T 有降低趋势，提示氢化可的松组大鼠存在下丘脑 – 垂体 – 肾上腺轴、下丘脑 – 垂体 – 甲状腺轴、下丘脑 – 垂体 – 性腺轴及能量代谢的异常，从体征、客观指标方面表明肾阳虚证证候模型成功建立。

真武汤组治疗后大鼠一般状态好转、体重增加、24h 尿蛋白有降低趋势，水肿有所减轻，肾脏指数下降、肾脏外观改善；病理结果显示肾小球系膜细胞轻度增生，肾间质炎性细胞浸润的情况减轻，蛋白管型减少，肾小球系膜区与肾间质胶原纤维沉积减少；透射电镜结果显示，与阿霉素组、氢化可的松组相比，真武汤组肾小球基底膜节段增厚不明显、足突融合程度减轻。血生化结果显示，与氢化可的松组相比，真武汤组 Scr 显著下降，BUN、UA、TC、LDL 有下降趋势，NEFA、TP、ALB 升高，提示真武汤对慢性肾脏病肾阳虚证大鼠具有肾脏保护作用。采用真武汤干预后，慢性肾脏病肾阳虚证大鼠的一般状况、体温等肾阳虚证候得到了一定改善；血生化指标显示，与氢化可的松组相比，真武汤组 cAMP 显著升高，T、CORT 有升高趋势，提示温肾阳方可以干预慢性肾脏病肾阳虚证大鼠下丘脑 – 垂体 – 肾上腺轴、下丘脑 – 垂体 – 性腺轴及能量代谢的异常。真武汤为温阳利水之方，善治阳虚水肿之证，模型在经过真武汤治疗后好转，也从方证相应角度反证慢性肾脏病肾阳虚证动物模型的成功建立。

（3）慢性肾脏病肾阳虚证大鼠模型的转录组学评价

慢性肾脏病肾阳虚证模型已经成功建立，而真武汤对慢性肾脏病肾阳虚证也显示了较好的保护肾脏和干预肾阳虚证作用。接下来的实验采取转录组学方法研究慢性肾脏病肾阳虚证大鼠模型在基因表达层面上的特征变化，挖掘慢性肾脏病肾阳虚证的深层基因调控机制，以及真武汤在基因层面对慢性肾脏病肾阳虚证的干预机制，为深入开展实验提供理论支持。

转录组的转录组学（Transcriptomics）与蛋白质组学和代谢组学一样，均属于功能基因组学研究范畴，是一门在整体水平上研究细胞中所有基因转录及转录调控规律的学科。作为一种新的研究方法，转录组学利用全部基因的表达调控、蛋白质功能等信息来解决生物学问题。转录组学的研究目的不仅是不同转录组样本中每个基因表达水平的变化，也包括转录组的定位和注释及每个基因在基因组中的功能和结构测定。对基因及其转录表达产物功能研究的功能基因组学将为疾病控制和新药开发提供新方法。

采用转录组学分析方法，分析慢性肾脏病肾阳虚证大鼠正常组与氢化可的松模型组基因表达差异，以及真武汤干预对氢化可的松模型的影响，并通过 GO 分析与 KEGG 分析富集差异基因所对应的通路。GO 分析结果表明，与正常组相比，氢化可的松组在免疫反应、细胞死亡调节和程序性细胞死亡调控等方面存在显著基因表达增加，表明在模型组组织和细胞内存在明显炎症和免疫反应，细胞发生包括细胞凋亡、细胞焦亡在内的大规模程序性死亡，反映肾脏细胞发生严重损伤。而表达显著下降的基因富集于氧化还原过程、氧化还原酶活性及细胞线粒体，表明模型组肾组织因组织缺氧而使氧化还原生物过程受到抑制，伴有线粒体受损，线粒体呼吸链功能受到抑制。KEGG 分析显示，与正常组相比，氢化可的松组发生显著氧化磷酸化过程表达下降，与 GO 分析结果对应，表明模型组存在因缺氧导致的正常呼吸链受到抑制，生理功能下降。综合分析，氢化可的松模型组存在组织缺氧，细胞因缺氧和炎症免疫反应受到损伤，出现大规模细胞程序性死亡。对模型组应用真武汤进行干预，GO 分析表明，真武汤组与氢化可的松组相比，在多种核苷酸代谢和有机氮化合物生物合成的生命过程，以及线粒体组成和物质转运方面存在基因表达显著增加，而在抗原提呈、信号转导活性方面基因表达显著下降。KEGG 分析表明，真武汤组氧化磷酸化通路较氢化可的松组出现显著上升。

综合结果表明，真武汤具有促进蛋白质与核苷酸合成、修复细胞特别是线粒体损伤、抗炎、改善缺氧的功效。转录组学结果表明，慢性肾脏病肾阳虚证大鼠存在显著缺氧及由其引发的细胞程序性死亡所致的细胞损伤，而真武汤具有改善缺氧、抗炎促进修复损伤的功效。

（4）真武汤干预慢性肾脏病肾阳虚证大鼠模型机制研究

1）真武汤干预阿霉素联合氢化可的松 CKD 肾阳虚证大鼠模型：根据转录组学结果，将研究视角聚焦于缺氧引起的细胞程序性坏死相关通路，探索真武汤对慢性肾脏病肾阳虚证的干预机制，动物分组及造模方法同前所述。HIF-1α（低氧诱导因子 -1α）是机体缺氧应激过程中的关键因子，而细胞焦亡是程序性细胞死亡的一种，NLRP3/GSDMD 是细胞焦亡的经典通路，通过原位杂交、RT-PCR（反转录 - 聚合酶链反应）与实时荧光定量 PCR 技术研究真武汤对慢性肾脏病肾阳虚证大鼠肾组织 PHD2（脯氨酸羟化酶2）、HIF-1α、VHL（肿瘤抑制蛋白）、NLRP3［NOD（核苷酸寡聚结构域）样受体蛋白 3］、GSDMD（消皮素 D）mRNA 表达的影响。实验结果显示，原位杂交与 RT-PCR 结果表明：与正常组相比，阿霉素组、氢化可的松组 PHD2 mRNA 表达量明显降低，与氢化可的松组相比，真武汤组、温肾阳方组 PHD2 mRNA 表达量上升。与正常组相比，其余各组 HIF-1α mRNA 表达量明显上升；与阿霉素组相比，真武汤组 HIF-1α mRNA 表达量下降；与氢化可的松组相比，真武汤组 HIF-1α mRNA 表达量下降；与真武汤组相比，温肾阳方组 HIF-1α 表达量上升。与正常组相比，其余各组 VHL mRNA 表达量明显下降；与阿霉素组相比，真武汤组、温肾阳方组 VHL mRNA 表达量增加；与氢化可的松组相比，真武汤组、温肾阳方组 VHL mRNA 表达量增加。原位杂交与 RT-PCR 结果表明，在慢性肾脏病肾阳虚证大鼠肾组织中存在缺氧情况，PHD2、HIF-1α、VHL 主要在肾组织细胞质中表达，在缺氧条件下 HIF-1α 在细胞核高表达。PHD2、HIF-1α、VHL 的 mRNA

表达趋势与理论缺氧状态下表达趋势一致。原位杂交与 RT-PCR 结果显示 NLRP3、GSDMD 主要在细胞质表达。与正常组相比，其余各组 NLRP3 mRNA 表达量明显升高；与阿霉素组相比，氢化可的松组 NLRP3 mRNA 表达量上升；与氢化可的松组相比，真武汤组、温肾阳方组 NLRP3 mRNA 表达量明显下降。与正常组相比，其余各组 GSDMD mRNA 表达量明显升高；与阿霉素组、氢化可的松组相比，真武汤组、温肾阳方组 GSDMD mRNA 表达量明显上升；与真武汤组相比，温肾阳方组 GSDMD mRNA 表达量明显上升。实时荧光定量 PCR（聚合酶链反应）结果表明，与正常组相比，氢化可的松组 PHD2 与 VHL 表达量显著下降，HIF-1α、NLRP3、GSDMD 表达量显著上升；与氢化可的松组相比，真武汤组 HIF-1α、GSDMD 表达量下降，VHL 表达量升高；温肾阳方组 GSDMD 表达下降，VHL 表达升高。以上实验结果提示慢性肾脏病肾阳虚证大鼠肾脏存在缺氧状态，HIF-1α mRNA 表达大量增加，拮抗因子 PHD2、VHL mRNA 表达受到抑制，HIF-1α 高表达进一步激活。

2）真武汤干预阿霉素联合雌二醇 CKD 肾阳虚证大鼠模型：49 只雄性 SD 大鼠，进行适应性喂养，为期 2 周。随机分为正常组 10 只和模型组 39 只。模型组大鼠分别于第 3 周、第 4 周尾静脉注射阿霉素 3mg/kg、4mg/kg，建立慢性肾脏病动物模型。将成模大鼠随机分为阿霉素组 13 只、雌二醇组 13 只、真武汤组 13 只，第 13 周起，雌二醇组、真武汤组腹腔注射雌二醇玉米油稀释液（4mg/kg），每日 1 次，构建慢性肾脏病肾阳虚证病证结合动物模型，真武汤组同时按照 5.39g/（kg·d）进行灌胃给药。观察大鼠一般情况；每周称取大鼠体质量，每 4 周检测大鼠 24h 尿蛋白定量；使用红外测温枪检测大鼠体温变化，采用游泳耐力实验检测大鼠游泳时间；第 24 周，股动脉取血并处死大鼠，将大鼠肾脏、脾脏、睾丸称重并计算脏器指数；采用 HE 染色和 Masson 染色（马松染色）观察大鼠肾组织的病理变化情况；分离血清后用比色法检测 Scr、UA、BUN、TP、ALB、TC、TG、SOD，用酶联免疫法检测 CORT、FSH、LH、T、E_2、T_3、T_4、TSH。与正常组比较，雌二醇组大鼠出现毛发无光泽、弓背蜷缩、消瘦、活动减少、精神萎靡，真武汤组大鼠肾阳虚症状好转。真武汤较雌二醇组体重、睾丸指数明显升高，肾脏指数显著下降，真武汤组较雌二醇组大鼠的 24h 尿蛋白定量明显下降。真武汤组较雌二醇组大鼠体温、游泳时间明显升高。肾组织 HE 染色、Masson 染色结果显示，阿霉素组、雌二醇组大鼠肾小球系膜区增宽，系膜细胞增生，肾小管上皮细胞空泡样变，肾间质有炎性细胞浸润，系膜区有大量胶原纤维沉积；真武汤组病理损伤情况有所改善。血清指标显示真武汤组较雌二醇组大鼠 Scr、BUN、TC 明显下降。从性腺轴指标来看，真武汤组较雌二醇组大鼠 FSH、LH、E_2 有降低趋势，T 有升高趋势。从肾上腺轴指标来看，真武汤组较雌二醇组大鼠 CORT 差异不明显。从甲状腺轴指标来看，真武汤组较雌二醇组大鼠 T_4 显著降低。真武汤组较雌二醇组大鼠 SOD 有升高趋势。结论：阿霉素联合腹腔注射雌二醇能够成功制备慢性肾脏病肾阳虚证动物模型。该大鼠模型主要模拟了慢性肾脏病下丘脑 – 垂体 – 性腺轴功能低下的肾阳虚证动物模型，真武汤可改善模型组大鼠的肾阳虚症状与性腺轴的抑制状态。

3）真武汤干预阿霉素联合他巴唑 CKD 肾阳虚证大鼠模型：SPF（无特定病原体）级体质量 200～220g 的 SD 雄性大鼠 52 只，

适应性喂养 2 周，随机分为正常组 10 只、模型组 42 只，模型组大鼠第 3 周、第 4 周分别按照 3mg/kg、4mg/kg 尾静脉注射阿霉素进行慢性肾脏病大鼠模型造模。模型成功大鼠按体质量与尿蛋白进行分层，随机分为阿霉素组 14 只、他巴唑组 14 只、真武汤组 14 只。第 13 周起真武汤组按照 5.39g/（kg·d）进行干预。观察大鼠一般情况，每周称取大鼠体质量，每 4 周检测大鼠 24h 尿蛋白定量、采用红外测温枪检测大鼠体温，采用大鼠游泳实验检测游泳时间。24 周后股动脉取血并处死大鼠，称取大鼠肾脏、脾脏、睾丸重量并计算脏器指数，采用 HE 染色、Masson 染色观察各组大鼠肾组织病理情况。采用比色法检测血清 Scr、BUN、UA、TC、TG、TP、ALB、SOD 的水平；采用酶联免疫吸附法检测血清 T_3、T_4、TSH、FSH、LH、T、E_2、CORT 的水平。结果：与正常组比较，他巴唑组大鼠出现毛发枯槁、弓背、懒动、蜷缩、喜扎堆、肛周污秽、体形较为瘦弱、行动迟缓等典型肾阳虚体征，真武汤组较他巴唑组一般情况有所好转，肾阳虚体征减轻，体重显著升高，肾脏指数、24h 尿蛋白定量明显下降，体温、游泳时间增加；肾脏组织 HE 染色、Masson 染色结果显示，阿霉素组、他巴唑组肾小球系膜区增宽，系膜细胞增生，系膜区有大量胶原纤维沉积，肾小管扩张或萎缩，存在蛋白管型，肾间质有大量炎性细胞浸润，阿霉素组球囊壁粘连明显，真武汤组病理变化有所改善；血清指标显示，与他巴唑组相比，真武汤组 Scr、UA、BUN、TC、TG 有降低趋势，ALB 含量升高；甲状腺轴指标 T_3 有升高趋势，T_4 显著升高，TSH 显著降低；真武汤组性腺轴指标 FSH、LH、E_2 显著升高，T 无差异；肾上腺轴指标 CORT 各组之间无统计学差异；真武汤组 SOD 显著升高。实验结果表明，阿霉素联合他巴唑可以成功建立慢性肾脏病肾阳虚证动物模型，真武汤能够改善慢性肾脏病肾阳虚证大鼠模型下丘脑－垂体－甲状腺轴功能低下的状态。

4）真武汤干预阿霉素联合羟基脲CKD肾阳虚证大鼠模型：64只雄性SD大鼠适应性喂养2周，自由饮水、进食。模型组大鼠第3周、第4周分别按照3mg/kg、4mg/kg体重尾静脉注射阿霉素进行慢性肾脏病大鼠模型造模，将CKD造模成功大鼠根据体重采用分层随机方式分为阿霉素组、阿霉素真武汤组、阿霉素联合羟基脲组、阿霉素联合羟基脲真武汤组。羟基脲生理盐水溶液以375mg/kg灌胃给药，每日1次，自由饮水、进食，连续14周；真武汤组根据成人与动物体表面积换算为4.56倍灌胃给药，剂量为5.39g/（kg·d）。正常组、盐酸阿霉素组大鼠采用超纯水灌胃（体积相等）。研究结果显示，模型组大鼠肾脏重量增加，肾重/体重比高于正常组，且真武汤组有所减轻；阿霉素联合羟基脲组大鼠睾丸相较于其他组别明显缩小，睾丸指数显著降低，说明羟基脲可能通过对大鼠生殖系统造成损害表现为肾阳虚，阿霉素联合羟基脲组大鼠的甲状腺指标数值较低，与正常组差异较大，说明其已经造成甲状腺功能损伤，阿霉素联合羟基脲组大鼠性腺轴各项指标与正常组差异较大，说明模型组大鼠的性腺功能方面已经受到影响，cAMP和cGMP是一对相互拮抗、制约的物质，对于细胞功能稳态具有双向调节作用。在本次实验中，模型组cAMP与cGMP比值升高，说明模型组的代谢功能及状态已经受损。羟基脲可能通过影响下丘脑－垂体－甲状腺轴、下丘脑－垂体－性腺轴的功能对大鼠基础代谢水平、活动状态等造成消极影响，进而表现出肾阳虚症状。而真武汤组既作为干预用药又作为药物反证组，对模型组的一般状态、耐力变化及血清学指标方面都有一定的改善作用，通过改善下丘脑－垂体－靶腺轴对阿霉素羟基脲组大鼠产生作用。

（5）温肾阳方干预慢性肾脏病肾阳虚证大鼠模型机制研究

1）基于 AVP-V2R-AQP2 信号通路探讨温肾阳方干预 CKD 肾阳虚证大鼠的作用机制：水肿是慢性肾脏病肾阳虚证的主要临床症状之一，与肾阳亏虚、气化失司密切相关。现代临床研究结果显示，肾脏疾病的水肿与抗利尿激素 AVP（精氨酸加压素）有关，如肾病综合征水肿患者 AVP 较正常对照组升高。AVP 与 AQP2（水通道蛋白 2）结合，使肾脏中远曲小管、集合管对水液的重吸收能力增强，即发挥抗利尿的作用，提示围绕 AQP2 相关通路进行研究，对揭示慢性肾脏病肾阳虚证水肿发生的机制具有重要意义。既往临床研究和基础研究显示，温肾阳方能够明显改善肾阳虚症状，温肾阳方是取其关键药物肉苁蓉、淫羊藿、骨碎补三味药物整合组方。温肾阳方能否通过温补肾阳增加肾脏对水液的气化作用进而改善水液代谢，起到肾脏保护作用还有待研究。动物分组及造模方法同前文所述，本实验构建病证结合的慢性肾脏病肾阳虚证病证结合大鼠模型，基于 AVP-V2R-AQP2 通路研究温肾阳方对慢性肾脏病肾阳虚证的作用机制。采用 ELISA（酶联免疫吸附测定法）检测各组大鼠血浆 AVP 水平，与正常组相比，氢化可的松组血浆 AVP 水平显著升高，与氢化可的松组相比，温肾阳方组 AVP 含量降低，温肾阳方能有效降低慢性肾脏病肾阳虚证的 AVP 水平。为进一步研究 AVP 升高对慢性肾脏病肾阳虚证水肿的影响机制及温肾阳方的作用，本实验又应用原位杂交、RT-PCR、免疫组化、Western Blot（蛋白印迹）技术研究温肾阳方对慢性肾脏病肾阳虚证大鼠肾组织 V2R（血管紧张素 2 受体）、AQP2 mRNA、蛋白表达的影响。结果显示，与正常组比较，氢化可的松组 AQP2、V2R mRNA、蛋白表达量明显升高；与氢化可的松组比较，温肾阳方组 V2R mRNA、蛋白表达量显著降低，AQP2 mRNA、蛋白表达量有降低趋势。根据实验结果可以得出，慢性肾脏病肾阳虚证病证结合模型存在 AVP–V2R–AQP2 通路的异常，温肾阳方可以温补肾阳增加肾脏对水液的气化作用，通过调节 AVP–V2R–AQP2 信号通路，改善慢性肾脏病肾阳虚证大鼠的水液代谢。

2）基于 TLR4/MyD88/NF–κB 信号通路探讨温肾阳方干预 CKD 肾阳虚证大鼠的作用机制：研究发现免疫炎症的失衡是肾阳虚证的基本病理特征之一。近几年，发现了一条重要的免疫炎症通路 TLR4/MyD88/NF–κB 信号通路，与肾阳虚证密切相关。CKD 是一种获得性免疫缺陷的状态，低度持续炎症引起免疫细胞激活，然后导致免疫缺陷状态。肾阳虚证是中医临床常见的证候，许多肾阳虚型慢性病，包括肾阳虚型免疫功能低下的疾病，如甲状腺功能减退、慢性支气管炎、支气管哮喘等疾病的发生发展过程中常常与肾阳虚有关。慢性肾脏病病程较长，病机复杂，属虚实夹杂，本虚标实，正虚邪实贯穿着本病的整个病程，其中以肾虚为本，湿、毒、瘀邪实阻滞肾络为标，而肾阳虚即人体本虚的表现，则容易导致湿、毒、瘀的蓄积，这些病理产物类似西医概念中的炎症。

有研究表明，人体正气不足导致虚证，虚证与 TLRs（铎样受体）介导的免疫过程有关。Toll（铎）样受体属于 PRRs（模式识别受体），可识别 PAMPs（病原体相关分子模式），参与固有免疫，也是连接人体先天免疫与后天免疫的重要桥梁。TLR4（铎样受体4）通过 MyD88（髓样分化因子）依赖型和 MyD88 非依赖型

2 条通路进行信号转导，识别结合相应配体，启动并激活信号传导途径，然后活化 NF-κB（核因子 κB），细胞增殖、分化与凋亡，促使炎症因子或趋化因子的分泌。通过建立 CKD 肾阳虚证"病证结合"动物模型，探讨温肾阳方对 CKD 肾阳虚证大鼠免疫调节作用及 TLR4/MyD88/NF-κB 信号转导通路的影响。动物分组及造模方法同前文所述，采用免疫组化、原位杂交和 RT-PCR 实验技术检测大鼠肾组织 TLR4、MyD88、NF-κB 蛋白和 mRNA 的表达水平。结果表明，与正常组比较，CKD 肾阳虚证大鼠肾组织中的 TLR4、MyD88、NF-κB 蛋白和 mRNA 的表达水平均显著升高；经过温肾阳方治疗后，治疗组的 TLR4、MyD88、NF-κB 蛋白和 mRNA 的表达水平均显著降低。因此，推测温肾阳方可能通过温补肾阳的功用，干预 TLR4/MyD88/NF-κB 信号转导通路，发挥免疫调节的作用，纠正 CKD 肾阳虚证的免疫紊乱状态，延缓疾病的进展。

（二）糖尿病肾病病证结合动物模型的构建与评价

糖尿病肾病（DKD）是糖尿病最常见且最严重的微血管并发症，中医药对其治疗有着较为显著的临床疗效，因此，大量研究集中于糖尿病肾病，构建适合的病证结合动物模型是实验研究的基本手段。在动物实验领域，针对糖尿病肾病病证结合模型的研究层出不穷，目前 DKD 病证结合模型多采用疾病造模因素与证候造模因素相叠加的方式，在运用一次大剂量 STZ（链脲霉素）或高糖高脂饮食＋小剂量 STZ 的同时，配合不同证候动物模型的相应造模方法进行造模。中医认为 DKD 的病机总属本虚标实，患者的本虚证以气虚、阴虚、阳虚为主要表现，标实证以血瘀、痰湿为主要表现。近年来，研究者已经构建和使用了气虚证、阳虚证、血瘀证、气阴两虚证和阴阳两虚证等多个病证结合模型，现对其进行总结归纳。

1. 糖尿病肾病"气虚证"动物模型

朱国茹将 58 只大鼠随机分为正常组、糖尿病肾病组、糖尿病肾病脾气虚证组、健脾益肾活血汤组和西药（瑞泰）治疗组。其模型构建方法是先依据"饮食失节、肥甘过度"的原则将造模组大鼠饥饿 48 小时（不禁水），自由饮食 2 小时（普通饲料掺以 10% 猪油），时间为 2 周，造成脾气虚证。将造模组大鼠禁食 12 小时后，腹腔一次性注射链脲霉素（STZ 溶于 0.1% 枸橼酸缓冲液，pH = 4.2）53mg/kg 制造糖尿病模型，3 天后血糖 ≥ 16.7mmol/L 者为糖尿病肾病脾气虚证造模成功。糖尿病肾病脾气虚证大鼠模型出现拱背蜷体、毛竖无光泽、大便软等脾气虚证的表现，血糖、24 小时尿微量白蛋白、肾重/体重指数比正常组显著升高，并且糖尿病肾病脾气虚证组比糖尿病肾病组有增高趋势，病证结合模型组大鼠氧化应激严重，同时在光镜和电镜下观察肾脏病理改变，发现肾小球增大、基底膜增厚、足细胞结构紊乱，说明脾气虚证进一步加重了糖尿病肾病的病理状态。以健脾益肾活血汤进行药物反证，能够显著改变上述病理表现。

2. 糖尿病肾病"阳虚证"动物模型

吴朝妍研究团队在给大鼠大剂量 STZ 腹腔注射 3 天后，连续 15 天臀部肌注氢化可的松注射液，每只 2mL（10mg），制作大鼠糖尿病肾阳虚模型，造模组大鼠均明显出现毛发无光泽、竖毛、多饮多尿、精神萎靡、反应迟钝、体温下降、体重下降、蜷卧拱背的表现，与正常组相比，肾重/体重和肾功能指标异常增高。孙红旭等用高糖高脂饲料喂养大鼠，两次小剂量（30mg/kg，间隔 3

天）腹注STZ柠檬酸溶液，1周后，再予以腺嘌呤350mg/（kg·d）加苦寒中药煎剂（龙胆草、栀子、番泻叶）4mL/（kg·d）混合灌服，连续2周进行造模。以上提到的两种糖尿病肾病肾阳虚证模型的缺点是大鼠死亡率较高，因此，本团队前期通过查阅相关文献并进行预实验，对造模药物的剂量和相应的致死率进行反复考量，所研发的慢性肾脏病肾阳虚证模型在控制死亡率的情况下能够尽可能地体现出人类慢性肾脏病肾阳虚证的病理特征，具有一定的借鉴意义。

3. 糖尿病肾病"血瘀证"动物模型

王辉等人在给大鼠一次性大剂量STZ造模成功7周后，皮下注射肾上腺素注射液（0.8mL/kg，2次，间隔4h）模拟暴怒时的机体状态。在注射间隔期间，将大鼠浸入冰水5分钟模拟寒邪侵袭，建立糖尿病肾病血瘀证模型。模型的全血黏度和血浆黏度均明显升高，大剂量肾上腺素和冰水的综合作用可迅速复制出血液流变性呈黏、浓、凝、聚的急性血瘀证大鼠模型，该模型的血液流变性指标变化稳定，重复性好，对活血化瘀中药的反应敏感。也有学者发现单纯使用高糖高脂饮食＋STZ造模的大鼠，也可出现爪掌、尾静脉的紫暗瘀血，且血脂、血黏度均升高，具备血瘀、痰浊证的特点。高磊在DKD模型制作成功后，采用甲状腺素＋力竭性游泳进行造模，水温控制在8℃，通过"寒则收引"产生血瘀，持续14天，气阴两虚血瘀证造模成功，大鼠表现为饮水量增加、疲倦乏力、皮毛光泽度差、皮下瘀紫或青斑、消瘦加重，24小时尿蛋白显著升高，肾脏指数增高，糖尿病肾病肾功能损害加重，肾组织出现相应病理改变。以甲状腺素制作阴虚证大鼠模型，然后在此基础上，再制作气虚血瘀证动物模型，从而制作出气阴两虚血瘀证 DKD 大鼠病证结合模型，这种造模方法是符合临床 DKD 疾病发展规律的，既具有现代医学 DKD 动物模型特点，又体现了中医气阴两虚血瘀证 DKD 病证结合模型特点。李海霖等使用真空干燥箱模拟高原地区低压、缺氧的特点，每天 3.5h；再在冰箱冷藏室中对大鼠进行寒冷刺激 3.5h，共 35 天；在建立证候模型的同时，腹腔一次性注射 50mg/kg STZ，构建高原阳虚血瘀型 DKD 大鼠模型。造模大鼠肾脏指数显著增高，尿微量白蛋白、Scr、BUN、肾脏肥大指数四项指标模型组比糖尿病肾病组升高的更多，两组之间有显著性差异，糖尿病肾病阳虚血瘀证大鼠肾小球的病变范围明显比糖尿病肾病组多且较重。高原阳虚血瘀型糖尿病肾病大鼠疾病模型，其表征和观测指标符合阳虚血瘀型糖尿病肾病的临床表现，具有与高原阳虚血瘀型糖尿病肾病患者较为接近的病因病机。

4.糖尿病肾病"气阴两虚证"动物模型

有研究人员利用甲状腺素片混悬液 10mg/kg 的剂量每日给大鼠灌胃一次，共持续 25 天，并配合疲劳游泳，大鼠表现为躁动不安、进食量增加、皮毛光泽度差、体温升高、体重减轻、疼痛反应敏感等。该造模思路来源于甲亢时出现急躁、多汗、神经过敏、震颤、心率加快等类似于阴虚证候的表现，是经典的阴虚中医证候模型造模方法。本模型具有方法简便、成功率高、稳定性强、死亡率低、重复性好等特点，且用滋阴药物治疗可以显著改善症状，是深入研究阴虚证病因病机的一种较好的动物模型制作方法。周雪梅等给 DKD 模型大鼠灌胃耗气伤阴中药（青皮、枳壳、附子，组成比为 6∶6∶5），剂量达 5 倍成人等效剂量 3.25g/（kg·d），同时用益气养阴中药反证造模成功。胡爱民等则是在饥饱失常、疲劳游泳的基础上，根据"恐伤肾""恐则气下"理论，辅以惊吓方式进行气阴两虚造模。大鼠一般情况和血浆检测显示，怒恐情志刺激可制作肝肾阴虚证模型，且情志造模符合中医七情致病理论，并能排除造模药物干预对后续中药研究的不利影响。

5.糖尿病肾病"阴阳两虚证"动物模型

郭学军等在 STZ（一次性 55mg/kg）腹腔注射制作 T1DM（1型糖尿病）模型后，灌服青皮、枳壳、干姜、黄柏复方（配伍比为 1：1：1：1），按 24g/kg 给药。李慧则采用高糖高脂饮食＋小剂量 STZ 制作 T2DM（2 型糖尿病）模型后，应用防己、黄柏中药颗粒剂（配伍比为 1：1），按 16.7g/kg 给药，相当于 25 倍成人用量，运用其性、味的阴阳归属不同，过用损耗机体的阴液和阳气，从而达到造模的目的。两者所制造的模型均出现肾小球肥大、系膜基质扩张、基底膜增厚等肾脏病理改变，以及阴阳两虚的表现，并使用金匮肾气丸进行反证确认。以上两种造模方式，均先给予 STZ 刺激构建糖尿病模型，再加以中药干预构建证候模型，结果显示较为符合糖尿病肾病阴阳两虚证，造模较成功。

五、研究意义

慢性肾脏病证候动物模型的研究促进了中医病理形态学的发展，为慢性肾脏病中医证候相关实验研究提供了相应的载体和平台，是促进中医证候学理论现代化的重要媒介，为我们更深层研究慢性肾脏病中西医结合理论和临床治疗原理提供了可靠依据。就已成功建立起来的病证结合动物模型来看，其有助于我们找到慢性肾脏病领域中西医理论的内在联系。对于用药作用的研究和开发新药有着重要意义，尤其是在中药药效研究方面应用普遍。

中医方面根据疾病的不同表现给予不同疗法，单纯疾病模型无法满足辨证论治的要求。近年来逐渐将病证结合模型推广到中药、方剂的研究上，有效论述药效机理，极大程度推进了中医药走向国际的步伐。制备病证结合的动物模型，不仅吸取了中医学理论的精华，还可用科学的实验方法加以证实，对中医药临床发展有显著的促进作用，将真正意义上实现中医药的现代化。

　　一个稳定可靠的标准化的慢性肾脏病病证结合动物模型可用于研究证型与疾病之间的关系，探究不同病因对不同种类慢性肾脏疾病及证型的影响，可用于研究疾病各种治疗方法的疗效评价，病证结合动物模型能够较好地模拟临床患者的证型，研究者可以择选出最佳方剂干预该疾病和证型，并且可用于病证毒理学的研究，探索不同证型下中药及中西医结合用药的安全性，促进精准用药的发展，降低临床上药源性疾病的风险。例如施玉华从1975年开始应用9种肾虚证等动物模型对中医药理论进行形态学研究。模型有氢考模型、甲减成体模型、甲减幼体模型、垂体功能低下模型、LRH-A模型、腺嘌呤模型、老年模型、类痴呆模型、体质模型。研究的理论有肾藏精、肾主骨生髓、脑为髓海、肾主生长发育、肾主生殖、肾主水液，以及温肾、助阳、益精方药右归丸、龟龄集、补骨脂等的作用原理。本研究团队成功构建慢性肾脏病肾阳虚证候动物模型，以真武汤和温肾阳方作为方剂反证的同时，进一步探索了其药效机理。

六、总结与展望

（一）慢性肾脏病"病证结合"动物模型存在的问题

证候是对模型表现出的症状和体征进行观察总结得出的，病与证存在天然的内在联系，而且疾病模型的建立大多采用单一因素造模法，模型的可靠性和稳定性较好，但是证候的可控性差，不一定能够得到实验研究所需要的证型。由证候模型建立的病证结合，疾病是对证候模型进行诊断发现的，在此过程中对于疾病的建立和认识也存在可控性差的问题。疾病造模因素与证候造模因素相叠加的造模方法，能够充分考虑到疾病形成的中西医病因，造模因素更加全面，而且能够分别或同时模拟实验研究所需要的疾病和证候，相比单一因素造模法，模型的成功率更高。但是两种造模因素相叠加的造模过程中，施加的外在干预因素较多，可能会割裂病与证的内在联系。目前，通过现有的文献整理表明，慢性肾脏病肾阳虚证动物模型存在以下问题。

1. 构建方法少（药物灌胃或注射、手术），具体造模方式主要采用病理造模方法，如药物注射方式，个别采取药物配合肾切除的复合造模，而造模药物也局限于腺嘌呤、阿霉素与氢化可的松三种药物，且应用已达二十年左右，难以见到其他药物的使用。

2. 模型评价方式较为简单，主流是直观反映中医证型的一般状况与反映病理机制的生化组织学相结合，这种评价体系已经有多年历史，虽然能在一定程度上起到病证结合、反映疾病病理机制的作用，但存在创新性不足，而且评价指标较为简单，比如认为动物出现一定症状表现即为造模成功，这种评价方式容易受到主观因素的干扰而降低可靠性，因此整体评价体系有待充实。

3. 对于证候本质的深入研究不足，与肾阳虚证候有关的特异性标志物检测引入少，多为临床常见生化指标，分子生物学层面特别是组学研究参与不足。

4. 与病理造模方法对应的中医病因造模方法更是未见到文献

报道，中医证候因素参与明显不足。随着医学研究的不断深入，对于动物模型能够复刻人类疾病的还原程度，以及对于中医证候本质认识的要求也不断提高，而滞后的造模方法严重阻碍了对疾病本质的研究探索。

5. 无法准确做到对动物证候变化过程的动态监测，中医证候在疾病进展过程中分为不同的时期，随着时间的变化，动物模型中的证也在动态演变，从实热证到阴虚证，从气虚证到阳虚证，程度上的变化很难把握，并且同一造模方式运用于不同种类动物或不同年龄段动物所产生的"证"不尽相同。

6. 造模时病因与证因的时序性关系不明，即应先建立"病"模型或先建立"证"模型，或病证同塑。有学者指出"先病后证"的制备方法更易被接受，由于遵循以病统证的研究框架，即以疾病为纲、以证候为点开展研究，"证"被"病"限定在一定范围内而更为精准，"先病后证"制备方法亦与"先辨病""后辨证"的临床诊断思路相契合，但亦有部分学者通过"先证后病"制备方法成功建立了相应模型。

例如，有文献报道利用中医病因学造模，以冷热板示法筛选出具有肾阳虚证倾向的老年雌鼠，让雌鼠在寒冷环境中怀孕并诞下幼鼠，再从幼鼠中筛选出成功的肾阳虚证模型，而有些文献采用去势手术或化学药物干预的方式造成肾阳虚证模型。以上虽然都称为肾阳虚证动物模型，但是一个是先天禀赋不足造成的肾阳虚证，一个是外邪（手术/药物）所扰造成的肾阳虚证，经过手术/药物造模的动物不可避免地伴有兼夹证，并且大鼠的年龄相差悬殊，这关系到研究所用药物是否真正适合所造的模型中的"证"，是否在研究过程中体现了辨证论治的原则。虽然动物模型在生化指标的表现方面符合学术界公认的标准，但是从中医证候的角度来看，将其统一称为肾阳虚证并不准确，因为证候由病因、病位、病性构成，造模过程中对动物的干预措施不同，则病因不同，那么证候就会出现差异，与中医强调的个体化辨证论治原则相悖。长此以往，就无法得到一个合理且规范的评价标准，后续的规范化研究也就无从谈起。

（二）慢性肾脏病"病证结合"动物模型的发展策略

病证结合动物模型的构建要尽可能地与临床相同或相近，相关的研究结果才具有临床价值。任何疾病的形成都不是单一因素作用的结果，采用疾病造模因素与证候造模因素相叠加的造模方法，能兼顾到疾病形成的中西医病因，考虑到环境、情志、饮食、劳倦、体质等因素对疾病形成的影响，造模因素更加全面，也使模型更加贴近临床实际，而且模型成功率较高，容易得到实验研究所需的疾病和证候。要通过临床调查研究，选择关联性较强的疾病和证候建立病证结合，同时也要注意动物的体质因素及疾病所处阶段对证候形成的影响。证候的评价体系需要不断完善，证的本质研究尚未取得突破，模型的评价依然要以动物的表征为主，努力探索四诊信息客观化采集与评价的技术方法，以保证模型的稳定性和可靠性，再进一步探讨证候的生物学物质基础。技术的进步带动行业的发展，证候的研究要结合最新的科学技术，结合现代医学的理论和方法，综合多学科知识，在基因组、蛋白质组和代谢组等各个层面开展研究，才能不断地推进中医药的现代化发展。以下将对慢性肾脏病"病证结合"动物模型的未来发展策略进行讨论。

1. 建立病–期–证的动态研究范式，制定病证结合动物模型行业标准

动物模型是中西医结合基础研究的载体，当前对于疾病的中医证候未形成规范化的共识，对于同种疾病，各类模型的建立及鉴定多由各研究团队独立完成，思维角度各有差异，致使各研究结果相对独立，相互之间难以比较验证，阻碍有效模型的推广应用，为后续的规范化研究带来了障碍。另外，在模型制备过程中研究人员往往忽视了证候的动态性。慢性疾病呈现一种动态的缓慢进展过程，在疾病的不同时期，证型也会出现相应的变化。陈香美院士组织中国中西医结合学会肾脏病专业委员会制定了 IgA 肾病西医诊断和中医辨证分型的实践指南，把 IgA 肾病分为急性发作期和慢性持续期，其中急性发作期以外感风热和下焦湿热证型为主，慢性持续期的代表证型有肺脾气虚证、气阴两虚证、肝肾阴虚证和脾肾阳虚证。在病证结合动物模型研究领域也应借鉴临床实践指南的建设思路，分析某种疾病的进展特征，结合不同种属、不同年龄段动物的生理特性，制作该疾病不同时期的病证模型，结合多组学分析技术等，对这些模型进行全面且深入的物质基础研究，探索不同证候表现背后的分子生物学指标，在明确特征性指标后对其赋分，制作评价量表，对模型进行全方位综合评价，形成系统的动物模型制备评价体系。

在本团队的实际研究中，采取基础疾病合并复合因素的造模思路。即首先采用阿霉素尾静脉注射方式制备慢性肾脏病模型，阿霉素肾病模型的原理是阿霉素损害肾脏足细胞，肾小球出现节段性硬化，肾小管变形，呈现大量蛋白尿，在疾病表现上较为接近人类肾病综合征。随着阿霉素肾病的发展，大量蛋白的丢失，模型本身即有可能出现肾阳虚证的表现。随后采取增加复合因素二次造模的方式，复合因素参考肾阳虚证模型制备方法，如引入氢化可的松、羟基脲、他巴唑等药物方式，在保持模型动物器官完整的情况下利用药物诱导动物出现肾阳虚证的表现，最后筛选获得最符合要求的慢性肾脏病肾阳虚证动物模型。这种造模方式优点在于：首先，不通过手术造模，保持实验动物组织与器官完整，符合临床大多数患者双肾保存的实际，也可以规避手术对动物造成的不必要损伤与死亡；其次，采取阿霉素肾病作为基础慢性肾脏病模型，可以较好地模拟人类慢性肾脏病疾病表现，并随病程发展逐渐出现肾阳虚的症状；再者，引入其他肾阳虚证造模药物，可以提高模型成功率，并且这些药物作用的靶器官表现可以一定程度上模拟慢性肾脏病后期机体多器官多系统受累的表现，从而再现阳虚证的多种证候表现；最后，通过这种多复合因素并行比较的方式，可以从现有的多种造模方式中筛选出最符合人类慢性肾脏病肾阳虚证表现的造模因素，进而建立标准化动物模型制备标准。而对于模型的评价，采取中医证候评分量表、临床生化指标检测、特异性靶腺轴标志物检测与组学指标检测，以及中药方剂反证方式相结合的评价体系，从而尽可能地全面准确把握慢性肾脏病肾阳虚证的证候与本质。

2．充实特异性评价指标

症状体征、靶腺轴指标和代谢指标 cAMP/cGMP 属于常用的肾阳虚证特异性指标。有文献显示，慢性肾脏病标证以湿热、瘀血为主，本虚证包括脾肾气虚、肺肾气虚、脾肾阳虚证等。而对这些证型的认定，目前根据文献总结来看仍以临床证候为主，对于中医证型对应生化指标的研究，仍以常规临床检验指标为主。

如上海龙华医院对中医证型与实验室指标关系进行了研究，研究采用的指标均为临床常用指标。而要完善模型的评价方式，确定模型证候是否符合造模要求，只有临床常规指标尚不能满足，需要在评价指标中增加靶腺轴等特异性指标的项目比重，从多个特异性位点进行评价，这样才能全面准确地评价模型。

3. 新指标的引入

在新指标的引入方面，目前在肾阳虚模型中已经广泛引入代谢组学等研究方法，并发现在肾阳虚证中的能量代谢、氨基酸和脂肪酸代谢上存在变化。比如关氏等运用液质联用技术对 CKD 1~5 期分期患者和健康人血浆代谢物进行分析，发现不同阶段 CKD 患者血浆标本存在明显差异，在血浆中找到鞘氨醇、牛磺酸、原卟啉IX等 27 个差异化合物，认为不同阶段 CKD 患者血浆中胆红素循环、鞘脂类代谢、类固醇类代谢等通路出现紊乱。李氏等进行早中期慢性肾衰竭患者血清代谢分析，发现与健康人血清相比较，其精氨酸、脯氨酸、乙酸、谷氨酸、三甲胺、丙三醇、苯丙氨酸、乳酸等含量明显上升；柠檬酸、丙三醇磷酰胆碱、甘氨酸、α-葡萄糖、三甲铵乙内酯含量明显下降。林氏等用血清蛋白质组学对糖尿病肾脏疾病致病因子和早期诊断指标进行探索发现：MASP2（丝氨酸蛋白酶 2）、前凝血酶原、Igα1 链 C 区段等与 CKD 的发生发展有关，由此认为临床血清蛋白质组学可作为 CKD 诊断的有效研究手段。谢氏对 CKD 4 期不同证候及证候演变过程中脂质代谢物异常分析后得出结论：脾肾气虚兼湿浊瘀阻证、脾肾气虚证、湿浊瘀阻兼湿热证的发展伴随 GFR 降低，两组证候潜在脂质标志物主要是溶血性磷脂、磷脂和鞘脂。这些代谢组学结果可以反映机体内实时的代谢变化，与证候的发生发展具有同步性。但这些组学研究在慢性肾脏病肾阳虚证模型评价中却未见到相关报道。一些随着现代研究不断深入被挖掘的新指标、新位点也极少体现在现行模型评价体系中，阻滞了对中医证型下疾病机制的揭示，这是发展肾阳虚肾病模型迫切需要解决的问题。

4. 整体评价体系的构建

在肾病模型的评价方式这一问题上，首先应对现有评价体系进行回顾，筛选针对性强的评价方式，在证候上选择表现明显、区分度好、有量化可能并符合临床表现的证候。在生化指标上，增加特异性生化指标内容，特别是已经在实验中获得证实的靶腺轴指标应该作为常规评价方式。然后要建立非单一评价方式，对模型成模与否进行全面综合的评价。应注意考虑引入肾阳虚证的相关分子生物学评价指标，特别是代谢组学、蛋白组学、基因组学这三大组学。这些组学研究极大地推动了对疾病证候的物质基础的认识，因此作为揭示疾病物质基础的重要手段，组学研究在慢性肾脏病肾阳虚证模型的评价体系中应是重要的组成部分。再者，不可忽视从中医理论出发，根据肾的生理病理特点及脏腑关系思考引入肾系以外的脏腑评价体系。最后，还应加入药物反证的内容，观察模型动物对证候对应方药的反应是验证模型是否符合所研究证候的重要方式。

5. 肾外藏象评价体系

无论是慢性肾脏病还是肾阳虚证，都是全身综合性的病证，波及全身除肾外的多个脏腑器官。因此有必要考虑引入肾系之外的藏象评价。举例来说，肾具有主藏精、主水、主纳气的生理功能，肾阳可以推动和激发脏腑的各种机能，温煦全身脏腑形体官窍，推动和调控机体新陈代谢的过程，肾阳虚衰则脏腑机能减退。

心肾阳虚和脾肾阳虚是临床上常见的与肾阳衰退有关的脏腑兼证，表现为肾系病证之外的心系和脾系症状，如心悸、胸闷、畏寒、腹泻等。而肾阳虚衰气化不利，则肾气衰弱摄纳无力，呼多吸少，表现出肺系症状。这些肾外脏腑的病理表现乃至病理生化指标也可以作为参考，但也要把握证型之间的分界。当然，肾外藏象体系的评价还需要更多的临床与实验数据来支持。总而言之，打开思路、扩大视野、深挖内涵才能建立全面可靠的模型评价体系。

6. 要加强病证结合动物模型的比较医学研究

开展疾病不同证候诱发因素动物模型之间、病证结合动物模型与中医临床之间"病"和"证"的各个层面的比较研究，要全面分析病证结合动物模型征象与本质，探索每一种病证结合模型的特性，以选择适合研究目的的病证结合动物模型。例如将"先病后证""先证后病"和"病证同塑"三种病证结合动物模型的造模方式进行横向比较，从而寻找各种模型的特点和共性，探索病和证在疾病发生发展中的作用，从而筛选出更符合人类疾病临床特点的动物模型。

7. 建立中医学病证结合模型

传统的中医诊疗模式强调病证结合，此处的"病"实则指中医学病名，如水肿、关格、癃闭、郁证、痫病等。而当前病证结合模式则是中医药现代化的创造性探索，但以西医学疾病替代中医学病名则过于牵强，并不完全符合中医学理论。因此，将中医学的"病"与"证"叠加，如水肿阳虚水泛证、关格浊毒壅塞证、眩晕肝阳上亢证、心悸心血瘀阻证等，是最能体现中医特色优势的造模思路。但这一思路目前只停留于理论构想阶段，此类模型的制备与评价尚不成熟，国内鲜有文献报道。今后研究重点应在促进"证"研究深入的同时，注重推动中医学"病"的现代化进程，以期建立中医学的病证结合模型。

综上，致力于科研与临床的研究者对不同病证结合的动物模型的造模方法仍在不断对比、筛选及优化。更有研究者致力于构建集系统性与严谨性于一体的病证结合的动物模型和评价体系。慢性肾脏病病证结合动物模型研究取得了一定的发展，但仍存在不足或者可探索之处。今后，国家应加大中医药行业研究领域人力、物力、财力的投入，如争取列入《国家中长期科学和技术发展规划纲要》、获得国家科技支撑项目等更多重大项目基金的支持；同时让更多西医同道加入病证结合动物模型研究的队伍中，并吸纳志同道合的国际学者，加强国内外的交流协作。我们要在中医药理论指导下，从疾病、病因、病机、证候等角度出发，借助现代科学技术、现代医学理论及实验动物科学知识，使慢性肾脏病病证结合动物模型得到不断探索、修正及实践检验。相信在不远的将来，可以成功构建既符合中医学理论和临床实际，又能充分体现中医证候实质的各类型的慢性肾脏病病证结合动物模型。同时，形成一批该领域拔尖的学术研究团队，构建病证结合动物模型科研平台，促进慢性肾脏病中西医结合学科更快发展。众多研究者期待随着现代医学对中医药研究的逐步完善与深刻挖掘，在现有研究成果的基础上，病证结合动物模型能够使中医药体系长足发展，在未来更上一层楼。

参考文献

[1] 孙安会，袁肇凯，夏世靖，等．中医证候系统生物学研究的

现状和展望 [J]. 中华中医药杂志, 2016, 31（1）：200–204.

[2] 刘运华, 张新雪, 郑鹏飞, 等. 慢性肾脏病肾阳虚证"病证结合"大鼠模型的对比研究 [J]. 世界科学技术—中医药现代化, 2021, 23（11）：3897–3906.

[3] 郑鹏飞, 张新雪, 赵宗江. 慢性肾脏病肾阳虚证动物模型的研究与思考 [J]. 世界科学技术—中医药现代化, 2020, 22（1）：47–52.

[4] 杨涛, 高坤, 焦婷婷, 等. 慢性肾脏病"肾阳虚"证候与生物学指标相关性研究 [J]. 世界科学技术—中医药现代化, 2020, 22（1）：63–68.

[5] 唐健元, 王忠, 申春悌. 中医证候现代研究理论与实践 [M]. 北京：人民卫生出版社, 2020.

[6] 彭紫凝, 邢玉凤, 庞欣欣, 等. 病证结合动物模型研究进展 [J]. 世界科学技术—中医药现代化, 2020, 22（7）：2211–2216.

[7] 钟森杰, 李静, 李琳, 等. 病证结合动物模型研究思路述评 [J]. 中国中医药信息杂志, 2021, 28（8）：141–144.

[8] 胡齐帅, 张晓艳. 病证结合动物模型研究进展 [J]. 中医学报, 2022, 37（2）：299–303.

[9] 张萌萌, 张新雪, 郑鹏飞, 等. 阿霉素联合雌二醇诱导慢性肾脏病肾阳虚证大鼠模型的建立与评价及真武汤干预作用研究 [J]. 世界科学技术—中医药现代化, 2021, 23（11）：3866–3877.

[10] 吴英杰, 张新雪, 郑鹏飞, 等. 阿霉素联合他巴唑诱导慢性肾脏病肾阳虚证大鼠模型的建立与评价及真武汤干预作用的研究 [J]. 世界科学技术—中医药现代化, 2021, 23（11）：3878–3886.

[11] 黄毅, 陈小野. 证候实质研究——汇通/结合的分野 [M].

北京 : 中医古籍出版社 , 2014.

[12] 申春悌 , 王忠 , 王海南 . 病证型结合中医诊疗新模式研究方法 [M]. 北京 : 人民卫生出版社 , 2021.

[13] 杨涛 . 阿霉素联合羟基脲诱导大鼠 CKD 肾阳虚证模型的建立与评价及真武汤干预机制研究 [D]. 北京 : 北京中医药大学 , 2020.

第五章 慢性肾脏病中医证候学的临床研究

第一节 慢性肾脏病中医证候生物学临床研究

　　2020年全球疾病负担研究数据显示，慢性肾脏病（CKD）全球患病率为9.1%，近十余年CKD的全年龄患病率增加了29.3%，全年龄死亡率增加了41.5%，该病具有患病率高、知晓率低、预后差、医疗负担重等特点，已成为全球公共卫生问题。目前，本病西医以基础治疗，保护肾功能，改善并发症，延缓进展为主，但疗效欠佳，甚至会引起严重副作用。近年来，大量研究表明中医药在CKD防治中逐渐发挥重要作用。CKD作为中医药优势病种之一，在三级预防及一体化治疗中具有一定优势。因此，开展中医临床研究对CKD的诊疗尤为重要。

　　辨证论治是中医药的特色与优势，证候研究是中医理论体系发展和临床实践的关键。1978年陈可冀院士首次提出了"中医整体观念与现代科学分子水平相结合"的学术观点。此后，沈自尹院士明确提出"微观辨证"和"辨证微观化"的概念，对中医证型进行生理、生化、免疫方面的客观征象检查和分析，以此阐明中医证候的内在机理，推进了中医辨证诊断的客观化。近年来，

CKD 中医临床诊疗研究不断开展，为探究 CKD 中医证候的生物学基础、中医诊疗的干预机制及疗效评价体系提供了越来越多的临床依据，这不仅丰富了 CKD 中医证候学理论基础及临床实践依据，也提高了 CKD 中西医结合诊疗水平，更完善了病证结合模式下的 CKD 辨证论治体系。

一、临床研究方法

传统医学以四诊合参为主，在收集病史资料及辨证论治的过程中较为主观。而随着循证医学的发展，为中医证候判断寻求了越来越多的科学依据。大量流行病学调查及横断面研究发现了某些生物标志物与 CKD 中医证候的关联性，揭示了 CKD 中医证候的规律，证明了不同中医证型之间的差异，促使辨证指标量化与客观化，为临床诊疗 CKD 带来理论依据和数据支撑。

（一）临床实验室指标检测

美国肾脏基金会 KDOQI（肾脏病预后质量倡议）工作组在 2002 年制定了关于 CKD 的定义及具体分期标准。2005 年国际肾脏病组织 KDIGO（改善全球肾脏病预后组织）又对 CKD 的定义和分期标准进行了修改，随后向世界各国推广，并且在 2012 年组织工作组制定了 CKD 临床实践指南。根据 KDIGO 标准，我国的 CKD 筛查防治指南诊断标准为①白蛋白尿 [AER ≥ 30mg/24h；ACR ≥ 30mg/g（或 ≥ 3mg/mmol）]。②尿沉渣异常。③肾小管相关病变。④组织学异常。⑤影像学所见结构异常。⑥肾移植病史，肾小球滤过率下降 [GFR < 60mL/（min·1.73m^2）]。因此，临床常用肾功能指标（尿蛋白、血清尿素、血肌酐等）评价病情状况。血肌酐（Scr）为人体肌肉代谢产物，其代谢主要通过不

可逆非酶脱水反应形成肌酐，后经肾小球滤过，肾小管内吸收较少，大部分随着产生的尿液排出体外。血清尿素氮（BUN）为人体蛋白质代谢产物，其在人体内代谢途径主要为肾小球滤过后随尿液排出体外，若肾功能下降，肾小球滤过率降低，血液中 BUN浓度增加。尿酸（UA）是体内嘌呤代谢的终末产物，主要经肾脏排泄，其中98%在近曲小管中段又被分泌到肾小球腔内，最终6%～10%尿酸排出体外。一般情况下尿液中不含或只含微量尿蛋白，若肾脏出现病变，蛋白质流经肾脏时会因肾脏滤过功能受损丢失。血 β_2 微球蛋白（ β_2-microglobulin， β_2-MG）是一种内源性低分子量蛋白，由淋巴细胞及大多数有核细胞分泌产生，在免疫应答中起重要作用，极易通过肾小球滤过膜，滤过后大部分被近曲小管重吸收和降解。综上，临床生化指标能够在一定程度上反映 CKD 的肾损伤严重程度，将 CKD 的实验室检查指标与中医证候相结合，能够从微观角度对 CKD 中医证候进行阐释。

（二）分子生物学技术

近年来，系统生物学研究不断发展，基因组学、转录组学、蛋白质组学、代谢组学从基因、蛋白质、代谢物等各个层面对疾病与证候进行研究，揭示疾病内在本质与证候内涵。基因组学在全基因层面阐明基因的结构、功能及不同基因之间的相互关系，具有整体性。同时，多个基因可能导致同一疾病发生，而相同基因的不同表达又可能导致不同疾病。转录组学作为后基因时代兴起的组学技术，基于整体水平探究生物体在特定生理条件下或某一特定阶段中某一特定细胞或组织中所有基因转录情况及基因调控规律。两者的整体性、动态性与致病特点与中医学的整体观和辨证论治相一致。蛋白组学能够动态揭示同一研究对象所处的不同时期的动态变化，能够从功能方面寻找物质根源，研究该功能基因与蛋白质之间的作用机制，有望阐明证候实质。代谢组学旨在定性或定量分析生物样品中所有相对分子质量不超过1000的小分子物质，以系统测量生物整体与动态代谢变化。近年来，通过代谢组学研究寻找疾病与中医证候的生物标志物研究已逐渐成为热点。

多组学研究是指至少对2种及以上的组学数据进行关联分析，探究在不同层面上各组学共有的调控通路和差异表达，探究在系统层面上机体整体动态变化规律，从而实现各组学之间的相互印证、相互补充及相互解释，使其能够从多维性、整体性、动态性探究生命活动的全过程及机制，与中医学"整体观""辨证观""动态观"相契合。由此，基于系统生物学的多组学研究可在一定程度上解决传统医学面临的科学技术手段缺乏和研究不足的问题，进一步阐释了中西医结合证候研究的内涵与实质，为阐释疾病机制与中医证候内涵提供了新途径。

二、临床研究现状

（一）临床实验室指标研究

1. 肾功能相关指标

李贞等对284例CKD患者进行回顾性研究发现，本虚兼邪实证的患者较单纯本虚证患者的蛋白尿、低蛋白血症及高脂血症更为严重，同时就肾功能受损程度来看，与其他证型相比脾肾阳虚证患者最重。曾洁等探究糖尿病肾病中医辨证分型与C肽、尿微量蛋白、β_2微球蛋白等实验室指标的相关性发现，本证中脾肾气虚证及阴阳两虚证的尿微量蛋白，血、尿β_2微球蛋白水平高于其他证型，而 C 肽水平低于其他证，标证中痰瘀证、瘀血证的尿微量蛋白、血、尿 β_2 微球蛋白水平高于湿证组，C 肽水平低于湿证组，认为 C 肽、尿微量蛋白与血、尿 β_2 微球蛋白水平可反映中医证型的动态变化，与中医主证标证之间存在一定的相关性。莫超等通过探究老年人原发性肾小球疾病中医证型与肾功能相关指标的关系，发现与其他证型患者相比，脾肾阳虚证患者 Scr、24h 尿蛋白定量、总胆固醇水平更高，而血浆 ALB 水平更低。赵万超探究老年 CKD 3～5 期患者中医证型分布规律发现，本虚证与血尿酸水平和血脂水平存在相关性。黄为钧等对 142 例糖尿病肾病患者的 24h 尿蛋白定量及证候之间的相关性进行研究，结果发现少量蛋白尿与气、阳、血虚呈正相关，与阴虚呈负相关。路晓光等收集了 350 例糖尿病肾病Ⅲ期至Ⅴ期患者的临床资料，对非阴阳两虚证与阴阳两虚证患者的实验室指标进行对比，发现后者的 Scr、BUN 更高。张茹等通过对糖尿病肾病患者进行观察，总结出随着阴虚燥热证、气阴两虚证、脾肾气虚证、阴阳两虚证的进展，ACR（尿微量白蛋白 / 肌酐）、Scr、UA 等呈递增趋势，GFR 呈递减趋势，实时反映了糖尿病肾病初期肾功能情况，认为 ACR、Scr、UA 等与阴虚燥热证、阴阳两虚证显著相关。苏保林等通过对 125 例糖尿病肾病患者分析发现，BUN、Scr、Cys-C（血清胱抑素 C）、24h 尿蛋白定量排序为阴虚燥热证＜气阴两虚证＜脾肾气虚证＜阴阳两虚证，而 eGFR、ALB 随着阴虚燥热、气阴两虚、脾肾气虚、阴阳两虚的疾病发展规律逐渐降低。李亚好等收集 391 例 CKD 3 期患者，探究肾虚证之间及兼夹证之间实验室指标的差异，研究显示随着肾虚程度加重，ALB 逐渐减少，中度肾虚患者较轻度肾虚患者 24h 尿蛋白定量、ACR、Scr、UA 皆有升高。杨丽平等收集350例糖尿病肾病Ⅲ期至Ⅳ期患者的临床资料，采用典型相关的方法探究了糖尿病肾病各期患者证候和实验室指标之间关系，结果显示Scr与阳虚证相关。嵇晓飞通过对糖尿病肾病Ⅳ期患者进行证候研究发现，在本虚证方面，气虚证与UA、24h尿蛋白排泄率水平有相关性，其中与24h尿蛋白排泄率具有显著关系；在标实证方面，血瘀证与β_2微球蛋白水平有相关性。由此可见，肾功能相关指标与中医证型具有一定相关性，可用于辅助诊断CKD中医证型。

2. 炎症因子

近年来，微炎症作为研究热点在国外文献中多次被报道。微炎症是由非病原微生物感染引起的，表现为全身循环中炎症相关细胞因子升高，机体出现非显性的炎症状态，具有持续性和相对隐匿性，实质是免疫性炎症。临床主要表现为细胞因子白细胞介素-1（IL-1）、白细胞介素-6（IL-6）、肿瘤坏死因子α（TNF-α）和血浆C反应蛋白（CRP）等升高，逐渐表现为非感染性炎症病变，导致机体病变而损伤器官功能。现代研究发现，微炎症病变在心血管和肾脏当中最为常见，由于肾脏的微炎症病变是最为多见的病变之一，进行肾脏微炎症的中医研究具有重要的现实意义。肾脏微炎症病变的中医病因主要为机体存在阴阳失和，外感六淫邪气侵袭机体引动体内宿根导致病变发生。正如《黄帝内经》所言："正气存内，邪不可干""邪之所凑，其气必虚"。结合肾炎微炎症病变的发生主要以微观表现为主，病情逐渐进展到一定程度才会出现明显的临床症状，按照中医理论进行辨证可能找到病变的端倪。例如，糖尿病肾病患者，早期缺乏肾脏病变的客观依据，但是从中医药理论的角度认识就比较容易。糖尿病中医称为"消渴",发病由于肺、脾、肾三脏失司,阴虚火旺导致,病机以阴虚为本,燥热为标,渐至瘀血、痰浊等病理产物形成,病位主要在三焦,特别以下焦肾脏损伤为主。因此,中医治疗始终贯穿了滋补肾阴和活血化瘀的治疗理念,从现代中药药理学相关研究看出中医药改善血液循环和抗氧化作用正是针对微炎症状态的基本病机进行治疗,可以使肾脏免受微炎症病变引起的损害。

现代医学认为,感染是肾病综合征反复发作的主要因素。侯安会指出肾炎肾病反复发作,迁延不愈的原因之一是感受外邪,同时各种感染病灶也是影响肾炎疗效的直接因素。临床研究显示,肾病中医证候与炎症因子存在相关性。龚蕾丽通过分析糖尿病肾病患者血清炎症因子 MCP-1(人单核细胞趋化蛋白 1)、CRP、IL-6、TNF-α 等发现,在本证中除阴虚燥热证外,其他证候中的 MCP-1、IL-6、TNF-α 水平具有统计学差异,在标证中寒湿证中的 MCP-1、IL-6 水平具有统计学差异,在湿热证、瘀证和痰瘀证中 MCP-1、CRP、IL-6、TNF-α 水平有显著统计学差异。同时,TNF-α 水平在阴阳两虚证和其他证候之间具有统计学差异。安至超等通过观察糖尿病肾病微量蛋白尿期与中医证候的相关性,发现糖尿病肾病 IL-6 水平较高,IL-18(白细胞介素 18)与湿热评分呈正相关,TNF-α 在湿热证与其他证候之间水平差异有统计学意义。宋利群等研究发现,肿瘤坏死样凋亡微弱诱导因子(TWEAK)已作为糖尿病肾病病情进展的指标,其中糖尿病肾病蛋白尿组和糖尿病肾病肾功能不全组的血、尿 TWEAK 均不同程度下降,阴虚燥热证中血、尿 TWEAK 水平明显高于气阴两虚证、脾肾气虚证和阴阳两虚证。王宏献等通过探究糖尿病肾病患者证候与 CRP 的相关性发现,在本虚证中阴虚燥热证的 CRP

最高，在标实证中湿热证的 CRP 水平最高。同时，有资料统计显示，在 90 例肾病综合征湿热证患者中，合并胆道感染、泌尿系感染、肺部感染及咽炎、扁桃体炎、中耳炎等的患者共计 79 例，占比 87.78％。同时，沈庆法指出在肾脏病过程中反复发作的主要因素是感染，诸如上呼吸道感染、肺部感染、口腔感染、皮肤感染、尿路感染、霉菌感染等，感染的患者中多数呈现不同程度的湿热证候表现。本病易反复感染，感染后病情加重，缠绵不愈，也恰好反映了湿热之邪缠绵难解的特点。由此可见，在炎症因子方面来看，MCP-1、CRP、IL-6、IL-18、TNF-α、TWEAK 等指标与肾病中医证候具有相关性，在本虚证中阴虚燥热证与炎性因子最具相关性，而标实证中湿热证与炎性因子最具相关性，对于 CKD 的辨证与治疗应重视湿热之邪。

3. 血清蛋白谱和尿蛋白谱

糖尿病是全身代谢性疾病，并发症较多，肾损伤是最常见的并发症之一，早期的肾损伤实验室指标就是尿液中各种成分微量蛋白的出现。随着病情的进展，肾小球基底膜滤孔变大，使肾小球对血浆蛋白的通透性增加。尿液中蛋白的质和量不断发生变化，排泄的蛋白质由小分子变成大分子，即选择性蛋白尿变为非选择性蛋白尿，从而影响了全身的蛋白合成和代谢。血清蛋白电泳检测是反映糖尿病肾病进展变化较好的指标。吴学兵等对 150 例糖尿病肾病患者血清蛋白成分进行检测，研究发现除气血两虚组外，前白蛋白和白蛋白均有降低，与正常组相比，α1、α2、γ球蛋白在气阴两虚、脾肾阳虚、肝肾阴虚组中增高。WAN 及其团队对 108 例糖尿病肾病Ⅲ期患者尿蛋白谱特征与中医证候的相关性进行回归分析，结果表明气阴两虚证患者 24h 尿蛋白定量、尿白蛋白、

尿视黄醇结合蛋白（URBP）、尿 N- 乙酰 - β -D- 氨基葡萄糖苷酶
（UNAG）等均升高；与非气阴两虚证组相比，气阴两虚证组的尿
白蛋白明显升高，尿白蛋白可以作为判断气阴两虚证的客观证素。
苏春燕研究了 120 例Ⅲ期至Ⅴ期糖尿病肾病患者的症状与 URBP
的相关性，研究结果显示Ⅲ期患者尿频与 URBP 呈正相关；Ⅳ期
患者下肢水肿与 URBP 呈正相关。万毅刚等对 199 例早期 CKD
患者进行尿蛋白与症状的相关性分析，研究结果发现尿白蛋白升
高与脾肾气虚证素"腰酸、食少纳呆"相关；尿 β - 半乳糖苷酶
（UGAL）升高与脾肾阳虚证素"腰酸、畏寒肢冷"相关；与肝肾
阴虚证、肺肾气虚证、脾肾阳虚证相比，脾肾气虚证患者尿白蛋
白、UNAG 异常升高。对于 CKD 患者而言，尿蛋白与肾、脾有关，
其基本病机是脾肾两虚，尿白蛋白与脾肾气虚证相关，可以作为
其微观证素之一，UNAG 也与脾肾气虚证有一定关系。可见，血
清蛋白谱和尿蛋白谱可以作为肾病中医证候辨证论治的客观依据。

4. 激素水平

CKD 进行性发展至慢性肾衰竭时，体内多种激素的分泌和代
谢均会受到影响，其中以甲状腺激素变化较常见。流行病学研究
显示，慢性肾衰竭患者甲减发生率为 2.7%，终末期肾脏病患者甲
减的发生率更是大于 9.5%，远高于一般人群的 0.5% ～ 1%。肾阳
又称元阳、真阳、命门之火，乃以肾精为源，肾气所分，对机体
有气化、温煦、推动、固摄和防御等作用。《景岳全书》称之为
"五脏之阳气，非此不能发"，即表明肾阳亏虚可出现一系列相应
的机能减退症状及表现，在现代医学中可表现为各种生物学指标
的变化。近年来，研究表明慢性肾衰竭患者的阳虚证程度与其甲
状腺激素水平相关。蓝健姿等测定肾阳虚型和肾阴虚型的慢性肾

小球肾炎患者血清总 T_3 和 T_4 含量，结果显示肾阳虚组的 T_3 和 T_4 含量明显低于肾阴虚组，认为血清 T_3 和 T_4 浓度的变化与中医阴阳本质有一定关系。郭宇英等同样发现脾肾阳虚型患者，T_3 和 T_4 浓度明显降低，湿郁化热证的患者，T_3 和 T_4 值与正常值相似或略高于正常值，该研究认为 T_3 和 T_4 可作为慢性肾小球肾炎辨证时的客观参考指标之一。熊宁宁等对慢性肾衰竭患者的阳虚证积分与皮质醇、甲状腺激素进行探究，研究结果显示甲状腺激素水平与阳虚证积分呈负相关，与 Scr、BUN 呈正相关，该研究认为慢性肾衰竭阳气虚证的病理基础是甲状腺功能低下，尤其表现为在体内起活性作用的 FT_3 随慢性肾衰竭程度的加重而降低。慢性肾衰竭患者的甲状腺激素变化是机体的一种保护性适应机制，这种低代谢症候群与肾功能减退相适应，有利于减少蛋白质消耗，因而甲状腺激素水平变化与慢性肾衰竭的严重程度相一致。丁建文等研究发现肾阳虚患者睾酮水平明显下降，雌二醇／睾酮显著升高，而肾阴虚患者雌二醇、雌二醇／睾酮均显著升高，提示肾小球疾病患者体内存在性激素内环境紊乱，主要表现在靶腺功能障碍。综上所述，CKD 与激素水平存在相关性，尤以甲状腺激素和性腺激素为主，其中肾阳虚证与甲状腺激素水平呈正相关，而肾阴虚证与甲状腺激素水平呈负相关。同时，对于性腺激素水平而言，肾阳虚证的睾酮下降与肾阴虚证的雌二醇升高可能是产生中医肾虚证不同临床表现的病理生理学基础之一。

5.肾脏病理

近年来，研究显示肾病中医证候与肾脏病理存在相关性。肖相如对慢性肾炎患者的中医证型与肾活检病理类型进行分析，表明气阴两虚证以增生性肾炎为多见。占永力等对伴肾小管间质纤维化特发性膜性肾病进行研究发现，本虚证中以肺肾气虚、气阴两虚型为主，而标实证中多见水湿、血瘀、湿热证。吴金玉等通过监测肾纤维化标志物，发现糖尿病肾病患者血清Ⅲ型胶原纤维、Ⅳ型胶原纤维、层黏连蛋白与气阴两虚及脾肾阳虚两种证型相关，并且各纤维化因子血清水平随着糖尿病肾病中医证型阴虚－气阴两虚－阳虚演变规律逐渐升高，对糖尿病肾病诊断及预判具有一定意义。刘雪玲等对 60 例慢性肾炎住院病人的超声图像与不同辨证情况进行研究，结果显示脾气虚证多见轻微病变，但与气虚证相比，脾肾阳虚证在膜性肾病与硬化性肾炎中的比例增高。肝肾阴虚证、气阴两虚证均以系膜性肾炎多见。可见，肾病中医证型与肾病病理组织改变存在相关性，今后应开展大样本、多中心、队列研究以进一步探究。

6. 其他

近年来，关于 CKD 中医证型相关的生物学指标也有诸多报道。郭金瑞等发现肾阴虚证患者红细胞变形指数明显低于肾阳虚证患者，严惠芳等研究同样发现，肾阴虚与肾阳虚两证患者的血红细胞变形指数均低于正常人，而肾阴虚证与肾阳虚证两组间比较，肾阴虚证血红细胞变形指数偏低，两项研究均表明血红细胞变形指数降低与肾阴虚证存在相关性。徐家云等通过观察肾小管间质病变患者尿中表皮生长因子水平发现，肺肾气虚证组＞气阴两虚证组＞肝肾阴虚证组＞脾肾阳虚证组＞正常人组，尿中表皮生长因子水平可以作为肾病的辨证依据。鲁欢等探讨血清抗 M型磷脂酶 A2 受体抗体与特发性膜性肾病脾肾阳虚证关联性，结果发现，脾肾阳虚组患者的年龄、血清抗磷脂酶 A2 抗体（anti-PLA2R）、血清球蛋白均显著高于非脾肾阳虚组，且脾肾阳虚组血清 anti-PLA2R 与血清球蛋白呈正相关。

此外，越来越多的肾性骨病及心脏病相关中医证候相关性的证据不断报道。杨海明等对 105 例 CKD 3～4 期伴矿物质和骨代谢紊乱患者的中医证候与血清骨代谢标记物之间的关系进行探究，研究结果发现脾肾阳虚证患者的全段甲状旁腺素（iPTH）、Ⅰ型前胶原氨基端原肽（PINP）异常升高；iPTH 的水平与腰膝酸软、倦怠乏力、畏寒肢冷有依存关系；PINP 的水平与畏寒喜暖、大便偏稀有依存关系；β 胶联降解产物（β-CTX）异常与腰膝冷痛有依存关系；Ca^{2+} 的水平与发脱齿摇、性功能减退有依存关系；P^{3+} 的水平与腰膝酸痛之间有依存关系；碱性磷酸酶（ALP）与大便溏泄之间有依存关系。孟宪杰通过观察 90 例 CKD 3～4 期伴骨质疏松患者，测定 ALP、抗酒石酸酸性磷酸酶 -5b（STRACP-5b）、PINP 等指标，结果发现 STRACP-5b、PINP、β-CTX 可以辨别 CKD 3～4 期分期，可作为 CKD 伴有骨质疏松患者气滞血瘀证与其他证型的客观指标。潘伟力等研究指出，CKD 3 期患者舒张功能减退和心脏结构改变已较普遍，阴阳两虚证的心脏损害程度比脾肾阳虚证和气阴两虚证高，兼夹实邪可进一步加重心脏损害程度，其中兼有血瘀证的心肌肥厚和心室、心房扩大程度均较严重。

可见，不断深入研究 CKD 中医证候的生物学指标可为 CKD 辨证施治提供更多的可能，后续应加以重视，开展大样本、多中心的队列研究，证实各种生物学指标与中医证型之间的关系与变化规律，遵循未病先防、既病防变的原则，以便更好地早期识别与诊断 CKD 并及时对其并发症进行干预，以延缓疾病进展，提高患者的生活质量。

（二）分子生物学指标研究

1. 基因与转录组学

研究发现，部分 microRNA 可以作为评估疾病进展的参考依据，可以借助这些指标了解肾病的病因病机，也可以协助判断患者所处的中医证候，为后续治疗提供方向性指导。母淑娟等对糖尿病肾病Ⅲ～Ⅴ期患者进行研究，观察不同中医证候与血清中miR-133、Scr、BUN、Cys-C 等的相关性，结果显示 2 型糖尿病患者主要表现为阴虚燥热和气阴两虚，糖尿病肾病Ⅲ期主要表现为脾肾气虚，糖尿病肾病Ⅳ期主要表现为脾肾气虚和阴阳两虚，糖尿病肾病Ⅴ期主要表现为阴阳两虚。气阴两虚、脾肾气虚和阴阳两虚患者血清中 Scr、BUN、Cys-C 及 CTGF（结缔组织生长因子）水平均显著高于阴虚燥热患者，miR-133 均低于阴虚燥热患者；脾肾气虚和阴阳两虚患者血清中 Scr、BUN、Cys-C 及 CTGF水平均显著高于气阴两虚患者，miR-133 低于气阴两虚患者；阴阳两虚患者血清中 Scr、BUN、Cys-C 及 CTGF 水平显著高于脾肾气虚患者，miR-133 均低于脾肾气虚患者。该研究指出，糖尿病肾病中医主证型转归顺序为阴虚燥热证→气阴两虚证→脾肾气虚证→阴阳两虚证，且中医主证型与患者血清中 Scr、BUN、Cys-C及 CTGF 呈正相关，与患者血清中 miR-133 呈负相关。苏保林等对 60 例糖尿病肾病患者血清 miRNA-21 水平进行检测，发现气阴两虚、脾肾气虚及阴阳两虚组均明显升高，血清 miRNA-21 在糖尿病肾病不同中医证候中表达差异明显，可为辨别不同证候提供参考。陆聆韵对 282 例糖尿病肾病患者进行研究发现，血清 miR-133、结缔组织生长因子在不同中医证候中的表达水平有所不同，其中脾肾气虚证血清 miR-133 水平高于结缔组织生长因子水平，阴阳两虚证血清 miR-133 水平低于结缔组织生长因子水平，表明血清 miR-133 和结缔组织生长因子均可以作为辨证的参考依据。林兰等探讨了 63 例早期糖尿病肾病患者亚甲基四氢叶酸还原酶基因突变与中医证型的关系，研究结果显示 CC 型基因的患者多为阴虚热盛证，而杂合子基因型 CT 的患者多为气阴两虚证，纯合子基因型 TT 则多为阴阳两虚证。王岚探究糖尿病肾病患者 Klotho 基因多态性与中医证候的相关性，认为 G-395A 位点的 GA、AA 基因型可能是糖尿病肾病脾肾阳虚证患者的易感基因型。

转录组学与 CKD 中医证型的研究逐渐成为新兴的热点。比如，严石林等对 3 种不同疾病（慢性肾炎、糖尿病肾病、阳痿病）的肾阳虚证进行转录组学特征分析，发现三者之间共同的信号通路总计 39 个，主要包括免疫系统、氨基酸代谢、脂类代谢、能量代谢等，从分子生物学水平为中医"异病同治"提供理论依据。

2. 代谢组学

代谢组学作为系统生物学技术之一，应用核磁共振、液相色谱-质谱联用、气相色谱-质谱联用等现代分析技术，定性定量地分析生物体体液中（包括血浆、尿液、组织液等）的内源性代谢产物，在代谢产物中获取生物标志物，从而可以对疾病与证候进行整体观测。代谢组学是借助代谢产物谱认识机体整体状态，既具有时相性、动态性，又具有整体性、系统性。中医证候与代谢组学的本质是外在时效性表现与内在物质基础相互呼应。如今，众多生物标志物已经在许多研究中证明了与中医证候的关联性。但是单一指标难以作为代表整体性中医体系的科学依据。因此，需要一种与注重"整体观"的中医学相似的系统研究方法来揭示其中的科学内涵。

汪晓娟等采用液相色谱－质谱联用方法对糖尿病肾病Ⅲ期气阴两虚证进行代谢组学检测，筛选出3种差异性代谢物分别为磷脂酰甘油、鞘磷脂和溶血磷脂酰乙醇胺，糖尿病肾病Ⅲ期气阴两虚证与无蛋白尿糖尿病肾病组进行对比，筛选出了包括磷脂酰甘油、磷脂酰胆碱在内的6种差异性代谢产物作为其潜在生物标志物。董飞侠等对CKD 3期肾阳虚证患者进行尿液代谢组学特征研究，认为丙氨酸、柠檬酸、马尿酸等是关键差异代谢物。夏丽等对腹膜透析脾肾气虚证与气阴两虚证患者的临床参数与血清氨基酸水平进探究，结果发现在实验室指标方面，与气阴两虚证组比较，脾肾气虚证组血红蛋白、白蛋白、血钙水平较高，红细胞分布宽度数值较低；在氨基酸水平方面，与气阴两虚证组比较，脾肾气虚证组丙氨酸水平较低，甘氨酸、谷氨酸、赖氨酸水平较高。可见，腹膜透析脾肾气虚证与气阴两虚证者存在明显的氨基酸分解代谢紊乱，且两种证型在氨基酸代谢上存在明显差异，可为中医辨证提供量化指标。卢嫣等探讨常见肾系疾病中肝肾阴虚证的血液代谢组学异同，从小分子代谢水平方面探讨"同证异病"的客观物质基础及其与病、证的关系，以慢性肾衰竭、慢性肾炎、慢性泌尿系感染、糖尿病肾病4种疾病中辨证为肝肾阴虚证的患者为研究对象，采用超高效液相色谱－质谱联用技术，结果显示肾系疾病肝肾阴虚证患者共有4个相同的代谢物不同于正常人，分别为2-（羟基亚氨基）-丙酸、L-同型半胱氨酸、十六酸和二鸟嘌呤核苷四磷酸，不同的特征代谢物共有57个，其中慢性肾衰竭18个、慢性肾炎16个、慢性泌尿系感染14个、糖尿病肾病9个，因此慢性肾系疾病中，中医同证异病的理论具有客观物质基础，相同证型有一致的物质基础，疾病不同，其对应的物质基础有差异，病、证对患者的物质代谢均有影响，在此基础上揭示中医证候的生物学基础，为传统医学的数据化、量化提供理论支撑。

3. 蛋白质组学

疾病是机体作为一个整体参与的病理变化过程，证候是从宏观整体角度认识这一动态过程，不同的证候可能是蛋白质在同一疾病不同阶段或在不同个体身上的功能蛋白质组中差异表达的结果。证的整体性特点要求我们用整体论、系统论的方法多层次把握它的实质。蛋白质组学技术的很多特征，如整体性、动态性、时空性、复杂性等与中医证候的特点十分吻合。近年来蛋白组学的技术得到了迅猛发展，从基于双向电泳的质谱技术，到蛋白芯片、磁珠联合的各种质谱技术，到最近发展的定量蛋白组学技术。因此，以蛋白质组为切入点，深入进行证候实质的研究，不仅有利于从微观的角度动态了解证候的物质基础，而且也可为中医证候诊断的客观化提供依据。

林夏鸿等用血清蛋白质组学对糖尿病慢性肾脏疾病致病因子和早期诊断指标进行探索，发现 MASP2（丝氨酸蛋白酶 2）、前凝血酶原、Ig α 1 链 C 区段等与 CKD 的发生发展有关，由此认为临床血清蛋白质组学可作为 CKD 诊断有效的研究手段。刘垠浩等通过观察 70 例糖尿病肾病 Ⅲ～Ⅴ期患者不同中医证型的血清差异蛋白，发现气阴两虚证、脾肾气虚证、血瘀证、湿热证之间血清蛋白表达存在差异，该差异或可作为相关临床诊断的标志物，对探究糖尿病肾病的发病机制具有重要的参考价值。郝一鸣等对慢性肾衰竭患者进行尿液蛋白研究，结果显示尿液中蛋白标志物能够在一定程度上反映出慢性肾衰竭不同证型之间各自的生物学特点。柴可夫等对 150 例早期糖尿病肾病患者的尿蛋白组学与证候间的关系进行研究，研究结果发现 Nogo 蛋白、单克隆抗体 IgM 蛋白在肝肾阴虚患者尿液中呈现高表达，而动力蛋白、转铁蛋白、IgKappa 链和两种白蛋白在气阴两虚证患者尿液中呈现高表达，白蛋白、转甲状腺素蛋白、α1-抗胰蛋白酶在脾肾阳虚患者的尿液中呈现高表达。刘希成等通过血清蛋白质组学分析表明，肾阳虚证与降钙素前体蛋白、GA 结合蛋白 α 链、脂蛋白、载脂蛋白等多种蛋白质差异表达密切相关，主要涉及糖皮质激素的分泌紊乱，免疫反应、脂质氧化等。卢洪梅等对 12 例早期糖尿病肾病肾阴虚患者的血浆和 12 例正常人的血浆进行荧光差异双向电泳（2D-DIGE）分析，以探究糖尿病肾病肾阴虚证敏感的血浆分子标志物，通过建立糖尿病肾病肾阴虚证和正常血浆的胶内差异双向凝胶电泳图谱并进行分析，共鉴定出 11 种差异蛋白质，包括尿苷酸合成酶亚型 J、巨球蛋白、人血清白蛋白、补体 C3、人免疫球蛋白、载脂蛋白 AI、HP 蛋白质、CD5 抗原、原肌球蛋白-3、凝溶胶同工酶 GT-B、人绒毛膜促性腺激素等，有可能为糖尿病肾病的早期诊断和中医证型的鉴别研究提供潜在的血浆分子标志物。

4. 脂质组学

脂质是生物体的基本组成物质之一，也是人体内极为重要的一类代谢产物。近年来，CKD 与脂质代谢的关系开始被广泛关注。研究表明，肾脏对物质的分解、合成和代谢功能与脂质代谢关系密切，在 CKD 疾病状态下机体会发生多种脂质代谢紊乱。脂质组学是利用分析化学的原理和技术对生物体内脂质进行研究的一门学科。随着质谱分析技术的不断革新，这一新兴学科发展迅速。脂质组学能够通过单个脂质的变化来研究细胞代谢，为研究疾病状态下的脂质代谢变化提供了强大的技术支持。脂类代谢物在

CKD 的诊断、治疗中的重要性逐渐受到关注。谢晨对 CKD 4 期不同证候及证候演变过程中脂质代谢物分析后得出结论，脾肾气虚兼湿浊瘀阻证与脾肾气虚、湿浊瘀阻兼湿热证的发展伴随 eGFR 降低，两组证候潜在脂质标志物主要是溶血性磷脂、磷脂和鞘脂。上述研究表明 CKD 中医证型与脂质组学存在相关性，但是相关脂质组学的研究较少，尚需进一步深入探讨。

三、典型案例

本研究选用董飞侠等"Ⅲ期慢性肾病肾阳虚证患者尿液代谢组学特征的研究"作为典型案例，为后续开展组学相关研究提供参考。

Ⅲ期慢性肾病肾阳虚证患者尿液代谢组学特征的研究。

1. 资料与方法

（1）研究对象

所有病例均来自 2006 年 9 月至 2007 年 9 月的住院患者。肾阳虚组选择符合 NKF–K/DOQI 诊断标准的慢性肾病Ⅲ期患者，且符合中医肾阳虚证诊断标准并未经温补肾阳中药治疗者共 30 例，其中男性 16 例，女性 14 例，平均年龄（57.80±3.52）岁。非肾阳虚证选择慢性肾病Ⅲ期患者 30 例作为对照组，其中男性 17 例，女性 13 例，平均年龄（57.90±3.51）岁。肾阳虚组和非肾阳虚组在性别、年龄、病程分布方面经齐性检验均具有可比性。来自正常体检者 30 例作为正常对照组，其中男性 15 例，女性 15 例，平均年龄（56.63±2.09）岁。

妊娠或哺乳期妇女；合并有心血管、肝和造血系统等严重原发性疾病及精神病的慢性肾病Ⅲ期患者均不符合纳入标准。

（2）研究方法

1）样品的采集及重要试剂设备：采集纳入研究的患者及健康对照者的空腹晨尿 10～15mL，放置于低温冰箱 –70℃冷冻保存待实验。

使用试剂及仪器：氯甲酸乙酯、氯仿、无水乙醇、吡啶、氢氧化钠、无水硫酸钠、L–2– 氯苯丙氨酸；气相色谱 – 质谱联用仪。

2）代谢组指纹谱获取：流程如下。

①样本处理。尿液的前处理，采用高速离心、超滤、固相萃取等方便快捷的处理技术。

②色谱分离分析条件优化。

③尿液全成分分析。在色谱操作条件优化的基础上，进行尿液中的全成分分析。

④多维色谱与质谱联用获取指纹谱。由于尿液代谢物的化学成分复杂，如果用一张指纹图谱难以全面表征代谢组，则采用 FIA/MS（流动注射分析质谱）、LC/MS（液相色谱质谱）、GC/MS（气相色谱质谱）、CE/MS（毛细管电泳质谱）或 CEC/MS（毛细管电色谱质谱），以及多维色谱与质谱联用等方法来获取指纹谱。

⑤重叠峰解析。运用化学计量学方法对指纹图谱中的重叠峰进行计算解析，充分提取谱图中提供的隐含化学信息。

⑥抽取化学指纹特征。运用多源信息融合处理技术，获得多源检测数据间的相关性，以抽取化学指纹综合特征，整体表达尿液代谢物复杂组分的特征指纹性。

3）GC–MS 分析条件

①色谱条件：色谱柱 DB–5MS，毛细管柱（5% 二苯基交联95% 二甲基聚硅氧烷：30m×250μm i.d.，0.25μm）；不分流进样，

进样量 1μL，进样口温度 260℃；离子源温度 200℃。程序升温起始温度 80℃；保持 2min，以 10℃/min 升至 140℃，以 4℃/min 升至 240℃，再以 10℃/min 升至 280℃，保持 3min。载气为氦气，载气流速 1mL/min。

②质谱条件：电离方式 EI，电子能量 70eV，质谱扫描范围 30 ~ 550m/z，全扫描方式。

4）数据分析方法：利用 DataBridge 软件将 GC-MS 分析后的原始数据转换为 CDF 格式，随后运用自定义的 Matlab 程序进行峰识别、匹配。将输出的三维数据包括变量名称、样本名称、归一化的峰面积导入多维统计软件 Simca-P 11.0 软件包（Umetrics，Umea，Sweden）对数据进行主成分分析（PCA），正交最小二乘法鉴别分析（OPLS-DA），从而直观地显示各组尿样的代谢物组信息。最后，对具有表达差异的色谱峰进行定性定量分析，利用仪器附带的 TurboMass ver4.1.1 软件和 NIST 质谱数据库对其进行化合物的解析。

5）统计学方法：采用单因素、多因素分析方法，分析统计肾阳虚证的关联指标。

2．结果

（1）主成分分析（Principal Component Analysis，PCA）

主成分分析方法是一种使用最广泛的数据降维算法。PCA 是一个统计学过程，它通过使用正交变换将一组可能存在相关性的变量的观测值转换为一组线性不相关的变量的值，转换后的变量就是所谓的主分量。PCA 作为一种无监督的多元统计分析方法，在代谢组学研究中能从总体上反映各组样本之间的总体差异和组内样本之间的变异度大小。本研究中，PCA 得分分布图上每一个点代表一个个体的尿液代谢组成成分中的主要成分的得分，定位于各空间的位点；正常组、慢性肾病Ⅲ期非肾阳虚证组、慢性肾病Ⅲ期肾阳虚证组，3 个主要成分代表整个代谢样本的理解解释率高达 80.7%，说明模型比较可信；在尿液代谢成分中有多个可随人体状态变化的物质成分变量，所有成分变量的全部累加是这个样本的全部信息。由于这些变量成分的复杂性，无法全部一一定位，这样才在主要组成成分变量中选定最主要的组分来反映整体的信息。研究结果显示，正常组、慢性肾病Ⅲ期非肾阳虚证组、慢性肾病Ⅲ期肾阳虚证组样本前 3 个可以代表整体信息的程度高达 80.7%，说明这些主成分能代表样本的状况。

（2）正交偏最小二乘法分析（Orthogonal Partial Least-Squares Discrimination Analysis，OPLS-DA）

OPLS 是一种新型的多元统计方法。近年来这种方法在理论和应用方面得到了迅速的发展，并在计量化学中有大量的应用。OPLS 是一种多因变量对多自变量的回归建模方法，其最大的特点是可以去除自变量 X 中与分类变量 Y 无关的数据变异，使分类信息主要集中在一个主成分中，从而使模型变得简单和易于解释，其判别效果及主成分得分图的可视化效果更加明显。OPLS-DA 是一种统计学方法，它结合了正交信号矫正和 PLS-DA 方法，能够将 X 矩阵分解成与 Y 相关和不相关的两类信息，通过去除不相关的差异来筛选差异变量。OPLS-DA 结果中每一个点代表一个个体全部代谢组分的信息，是样本点对自变量成分 t1 和 t2 贡献率值的空间定位。慢性肾病Ⅲ期组与正常组相比，研究结果显示，OPLS-

DA 得分分布图中一个预测成分、一个正交成分累计建模准确性 94.9%，预测性 78.7%，充分说明该研究模型准确、可信。研究结果显示，该方法能够很好地区别慢性肾病肾阳虚和非肾阳虚两组患者，R2Y=0.699＞0，但是建立的预测能力很弱，Q2Y=-0.607 ＜0，导致这种预测能力的下降能力也很弱，Q2Y=-0.607＜0 这种预测能力可能和肾阳虚和非肾阳虚两组患者患的都是慢性肾病有关。

（3）正交偏最小二乘法分析的 Variable Importance（VIP）值

VIP 值是（O）PLS-DA 模型变量的变量权重值，用来衡量各代谢物的表达模式对各组样本分类判别的影响强度和解释能力，发掘具有生物学意义的差异代谢物。VIP＞1 为常见的差异代谢物筛选标准。根据模型的 VIP 值（VIP＞1）排序，可得到 25 个差异代谢物。在前面 OPLS-DA 得出的结果的基础上，通过这步计算分析与模型相关程度 VIP 值大于 1 的主成分质量范围，得出慢性肾病Ⅲ期患者尿液代谢产物中有 25 个成分显示出明显的差异，经过标品鉴定差异性物质，将上述得到的差异性代谢物的质谱和保留时间与气质联用分析数据库 NIST 中的物质比较，初步定性后，采用购买的标准品进行结构确证。由此得到代谢物的名称、代谢物所在代谢生化通道及代谢物在各组间变化的方向，关键代谢物及其变化主要是丙氨酸、脯胺酸、马尿酸升高，氨基丙二酸二乙酯、柠檬酸、组胺降低，涉及的代谢途径主要是能量代谢、精胺酸和脯胺酸代谢、消化道微生物区、组胺酸代谢，其中能量代谢最为多见，见表 5-1。

表 5-1　关键代谢物的名称及其变化

编号	代谢物	变化方向	代谢途径
1	丙氨醛	↑	能量代谢
2	氨基丙二酸二乙酯	↓	能量代谢
3	脯胺酸	↑	精胺酸和脯胺酸代谢
4	柠檬酸	↓	能量代谢
5	马尿酸	↑	消化道微生物区
6	组胺	↓	组胺酸代谢

3.讨论

中医肾阳虚证本质的研究在过去一段时间多从单一的生化指标或者神经内分泌网络入手，随着分子遗传学的发展，运用基因组学、蛋白组学阐释包括肾阳虚证在内的中医证型的本质研究使得"证"的本质研究更上一个层次，然而仍然不能全面阐释证发生机制的实质。代谢组学是研究机体代谢产物谱变化的一种新的系统方法。代谢物组是蛋白质组、转录组和基因组总体表达的结果，直接反映组织的生化状态，能够较灵敏地反映生命体生理病理状态的变化，阐明中医"证"的复杂生理病理系统，最能反映中医"证"的概念。多指标、整体地分析证的实质比单个指标分析具有更多的优势，从生物样本中代谢物整体分析角度来评价人体状态（包括疾病状态）更为准确、全面。所以，应用代谢组学从宏观上大范围研究中医"证"本质内在的复杂生物现象是一个科学的过程。

本研究考虑到津液代谢主要依靠肾阳的温煦气化，以输送到全身，经过代谢后则化为尿液排出体外，因此，尿液中的代谢产物应能充分反映肾阳虚证的本质。本研究 PCA 结果显示，各个样本的代谢主成分得分值的空间分布表明肾阳虚、非肾阳虚和正常组有非常显著的差异，R2X=0.807＞0，充分说明从代谢水平上可以明显观察到慢性肾病Ⅲ期与正常样本的代谢模式差异。慢性肾病Ⅲ期组与正常组 OPLS-DA 结果显示，在 PC1 维上明显分离，R2Y=0.949＞0，Q2Y=0.787＞0，表明代谢水平上慢性肾病Ⅲ期与正常样本的代谢模式差异非常显著，建立的预测能力也很强。从慢性肾病Ⅲ期肾阳虚证组与慢性肾病Ⅲ期非肾阳虚证组的结果中可以看出，该模型能够很好地区别肾阳虚和非肾阳虚两组患者，R2Y=0.699＞0，但是建立的预测能力很弱，Q2Y＝-0.607＜0，导致这种预测能力下降可能和肾阳虚和非肾阳虚两组患者患的都是慢性肾病有关。VIP 结果显示 25 个差异代谢物排序后，经过标准品鉴定差异性物质的关键代谢成分（表 5-1）分别是丙胺酸、氨基丙二酸二乙酯、脯胺酸、柠檬酸、马尿酸和组胺等物质，并且明确其变化方向和代谢途径，能够很好地区分阳虚与非阳虚的差异性，是分析肾阳虚证的良好手段，对"证"的客观化具有重要意义。

　　在今后的研究中，应选择与肾阳虚严格对应的肾阴虚作为对照，扩大样本及注意性别的区别对待，同时要扩大监测变化的代谢物视窗，比如利用液质联用 LCMS 的方法来监测更多激素类物质的变化，以期获得肾阳虚与非肾阳虚的区别。如此将会更加充分地发挥代谢组学的作用，使研究各个中医证候、客观地描述中医"证"的本质有了更为广阔的前景。

第二节 慢性肾脏病中医证候观察性临床研究

一、诊断试验研究

（一）慢性肾脏病临床预测模型

临床预测模型是指通过数学算法预测某群体诊断为目标疾病或者出现某种结局相应的概率。既往国内外 CKD 危险因素研究大多集中在单因素的分析，但是考虑到 CKD 疾病因素复杂，构建多因素临床预测模型是 CKD 研究的热点和难点。为更好地提供临床依据，CKD 临床预测模型的研究不断开展，为快速准确识别、量化评判 CKD 的发生与发展提供了可能。

1. Logistic 回归模型

Logistic 回归模型是最常用的临床预测模型之一，主要对疾病危险因素与预后进行预测评估，以预测变量对分类结果的影响。Logistic 回归模型具有建立方法简单，预测准确性较高的特点，便于临床应用。Tangri 等前期开发了慢性肾衰竭风险方程（Kidney Failure Risk Equation，KFRE），根据人口学资料和实验室数据预测 CKD 进展为 ESDR（终末期肾病）的风险。31 个国家的队列研究采用 KFRE 方程对 CKD 进展情况进行评估，提示预测性能良好。Melanie L R Wyld 等使用线性混合效应回归模型对 CKD 分期、生活质量与 CKD 结局之间的关系进行分析表明，CKD 的阶段性进展与身体生活质量下降和更高的全因死亡风险及心血管死亡风险相关。Shih–Han Lai 等对台湾地区 24826 名成年受试者的体检结果进行分析，建立多因素 Logistic 回归模型，表明同型半胱氨酸水平较高的超重或者肥胖患者发生 CKD 的风险高于正常人群。

2. 机器学习模型

随着机器学习技术的不断发展，为更为准确地预测 CKD 提供了可能。与 CKD 预测模型相关的机器学习主要方法包括极限梯度提升、随机森林、决策树、支持向量机、卷积神经网络等方法。Xiao J 等利用尿蛋白定量评估 CKD 的严重程度，结果显示，敏感度最高的模型是弹性网络，特异度最高的模型是极限梯度提升，ALB、Scr、TG、LDL 和 eGFR 对模型的可预测性有重要影响。J.Qin 等采用六种分类器算法，包括 Logistic 回归、随机森林、支持向量机、K- 最近邻、朴素贝叶斯分类器和神经网络对模型诊断 CKD 的准确性进行研究，其中随机森林准确率最高。Vasquez–Morales 等开发了神经网络模型对 CKD 发展的风险进行预测，其模型准确率为 95%，神经网络在预测 CKD 方面表现出了优越性。上述机器学习算法在诊断、预测 CKD 方面有着较为良好表现，未来机器学习研究可围绕多中心预测、多模态预测，以及医学领域和数据融合驱动等方向进一步发展。

3. 模型评价

在临床决策中经常利用受试者工作特征曲线（Receiver Operator Characteristic Curve，ROC 曲线），通过曲线下面积（Areas Under Curve，AUC）来评价预测模型的优劣。Ibrahim Ali 等利用 AUC 值评估队列中糖尿病肾病、高血压肾病、肾小球肾炎等疾病的辨别和校准以评估临床效用，认为 KFRE 显示出比依靠 eGFR 指导 CKD 进一步管理更好的临床效用。决策曲线分析（Decision

Curve Analysis，DCA）用于评估诊断测试、预测模型和分子标记，将能够准确性测量的数学简单性（如灵敏度和特异性）与决策分析方法的临床适用性相结合。苏一奇等建立急性肾损伤模型，认为截断值＞0.398时患者存在急性肾损伤，截断值对应的点远离全阳线和全阴线，表明模型具有较好的临床适用性。

（二）慢性肾脏病中医证候临床预测模型进展

近些年，对于CKD危险因素与中医证候研究时有报道，为中西医结合临床预测模型建立提供了可能。目前，CKD相关中西医结合临床预测模型的研究多利用Logistic回归分析，基于机器学习方法建立的CKD中西医结合临床预测模型尚处于探索阶段。

1. 慢性肾脏病中医证候危险因素

CKD中医证型与年龄、体质量指数、疾病史、肾功能、血糖、血脂、生活方式，以及中医四诊信息、体质等影响因素相关。陈静等研究认为，糖尿病肾病气阴两虚证的危险因素主要有体质量指数、年龄、病程长、冠心病、高血压病、脉无力等；阴虚燥热证主要包括吸烟、TG高、UALB（尿微量白蛋白）高、舌红、苔黄等；脾肾气虚证包括苔白；瘀证主要包括TG高、UALB高、舌质紫暗等；痰瘀证主要包括苔黄燥、脉弦滑等；湿热证主要包括运动情况、TC含量高、LDL含量高、苔黄厚等。同时，廖凯明等对不同证型的ESDR患者病情进展影响因素进行分析显示，空腹血糖、Scr、糖化血红蛋白、TG是病情进展的潜在危险因素，肝肾阴虚证、气阴两虚证可能与病情进展存在相关性。

2. Logistic 回归模型

近年来，CKD中西医结合临床预测模型的研究多利用Logistic回归分析。南茜通过多因素Logistic回归分析，对2型糖尿病进展为糖尿病肾病的风险预测模型进行研究，筛选出胃肠实热证、脾肾阳虚证、高尿酸血症作为独立危险因素，建立中西医结合预测方程，为糖尿病肾病早期预防和诊疗提供参考依据。姜旻在中医证候要素的基础上，通过多因素 Logistic 回归分析将血压值、白蛋白、Scr、UA、阳虚证作为独立预测因子建立糖尿病肾病进展风险预测模型，结果表明中医证候与西医指标相结合的方法能够很好地预测糖尿病肾病进展概率，具有临床价值。柯应水基于临床科研信息共享系统，采用多中心、横断面调查对血透患者进行诊断模型研究，建立血透患者舌诊数据库，运用 DS-01B 舌面诊测信息采集系统实现舌诊信息的客观化采集，针对最常见的本虚证、标实证各一个证型，运用 Logistic 回归分析方法对本虚证、标实证中的中医四诊信息进行权重估计，得出本虚证、标实证中中医四诊信息的权重值，AUC 值确定诊断阈值，建立血液透析患者常见本虚证、标实证中医证候诊断模型，结果表明，血瘀证、气阴两虚证的诊断模型具有较高的灵敏度（分别为 95.7%、91.6%）和特异度（分别为 89.7%、94.1%），其具有一定的诊断性能，为进一步研究血液透析患者中医证候诊断的客观化奠定基础。

3. 机器学习模型

目前，数据挖掘技术中更为复杂的机器学习方法也逐渐开始应用于中医证候研究。夏庭伟利用决策树、随机森林、K 最近邻、梯度提升等多种机器学习方法对 2 型糖尿病进展为糖尿病肾病的风险进行评估，将临床数据、证型、舌象等中西医多模态特征融合，能够提高预测模型的性能。孙超通过数据挖掘，建立糖尿病肾病中医证候分类预测模型，识别性能评估结果表明，随机森林模型与支持向量机模型具有较高预测准确度。

二、队列研究

（一）队列研究特点概述

队列研究在因果关系的推断中起着非常重要的作用，是将尚未发生所研究疾病或结局的人群，按是否暴露于某研究因素（或接受某种治疗）分成暴露组（治疗组）和非暴露组（对照组），随访适当长的时间，比较两组之间所研究疾病的发生率或病死率的差异，以判断暴露因素与疾病之间关系的观察性研究方法。队列研究作为"由因至果"的前瞻性研究，可以验证病因假说。队列研究应用范围较广，凡欲研究某种可能的致病因素或某项处理措施对固定人群的影响，均可使用队列研究，如病因研究、药物不良反应监测、预防措施评价方面，以及预后因素研究等。该方法属于分析性流行病学的研究方法。

队列研究主要包括：

（1）研究人群的确立。队列研究中，暴露与非暴露是不受研究者控制的。所以，研究队列的选择需要注意以下几点：①有部分人群暴露于某一危险。②能提供可靠的暴露因素史，便于观察与追踪。③具有特殊暴露史的某些职业的人群。

（2）资料收集内容主要包括：①研究人群的特征，即收集暴露组、非暴露组与疾病发生无关的一些因素，以便两组间进行均衡性比较。②与研究病因假说有意义的暴露因素，暴露的定义要明确、特异，尽量记录有关暴露因素的资料或进行暴露水平分级。③与研究病因假说有意义的结果，结果的诊断或判断要准确无误。

（3）资料收集的方法主要包括：①从调查对象中获得，可以是面对面的调查或电话调查等。②监测一段时间的医学记录，从病历记录中获得需要的资料。③体格检查和实验室检查。④与暴露资料有关的记录。⑤与结果资料有关的记录。基于此，近年来关于CKD中医证候的队列研究逐渐开展。

（二）慢性肾脏病中医证候队列研究进展

队列研究为旨在探究疾病因果关系的前瞻性研究，近年来为探究CKD中医证候的相关性，队列研究不断开展。李姣洁开展对CKD患者中医证候与颈动脉内－中膜厚度进行相关性研究，结果表明CKD早期脾肾气虚和肝肾阴虚逐渐减少，而ESRD证候出现增多；从不同CKD分期的标实证候分布情况可以看到，随着病情的发展湿浊证逐渐减少，而ESRD患者血瘀证、湿热证、水气证证候出现增多，颈动脉内－中膜厚度异常组的邪实证型以湿浊证最多，其次依次为血瘀证、湿热证、水气证，浊毒证最少。该研究说明颈动脉内－中膜厚度变化在一定程度上可反映中医正虚邪实的证候变化规律。李欣航采用单中心、回顾性队列研究方法，对2006年1月～2019年6月在中国中医科学院广安门医院肾病科经肾穿刺活检确诊为特发性膜性肾病的303例患者，收集一般资料、中医证候资料、临床及肾脏病理资料，结果显示与血尿酸正常的IMN相比，伴有高尿酸血症IMN具有以下特征：中医证候的主要症状为水肿和泡沫尿，中医本虚证以脾肾气虚证为最多，标实证以湿热证常见；临床表现常伴有肾功能较差、高胆固醇血症，易出现严重高血压；肾脏病理可见肾小球球性硬化、节段硬化、间质纤维化、间质炎症细胞浸润及小动脉玻璃样变的发生率较高。肖翠霞以广东省中医院自2017年2月建立的队列为基础，开展CKD患者不同体力活动量状态下的体成分与中医证候相关研究。该研究通过收集患者的一般资料，如年龄、性别、CKD分期、合并症、中医证候诊断等，运用 GT3X 加速度器测量日常体力活动情况，并收集患者在入组前后 180 天内的人体组成成分分析仪测试数据。研究结果表明，患者性别差异、药物使用、查尔森合并症指数是影响体成分的重要因素，在临床上需要对 CKD 非透析期患者的合并症加以关注，并采取适当药物、措施进行治疗干预。同时 CKD 非透析人群的中医证候符合岭南地区人群体质特点，关注 CKD 非透析期患者的中医证候与体力活动的关系，有助于丰富中医辨证体系。

三、横断面研究

（一）横断面研究特点概述

横断面研究主要分为普查和抽样调查，其特点是在特定的时间同时调查某个集体的全体人员或具有代表性的一些人是否患病和具有某些因素或特征的情况，如年龄、性别、职业、吸烟习惯等。由于是在一特定时间进行调查的，故称横断面研究。又因是收集当时的流行病学信息，不是过去的暴露史，也不是随访以便获得将来发病的结果，故又称现况研究。由于是同时获得患病和有关因素的信息，故一般不进行因果联系的分析。

1. 普查

普查是指在特定时间对特定范围内的全部人群进行调查。特定时间应该较短，不宜太长，可以是 1～2 天或 1～2 周。特定范围是指某个地区或具有某种特征的人群。

普查的目的：①疾病的早期发现和治疗。②了解疾病的分布。③为了建立某些生理、生化指标的正常值。

普查的优点：①发现人群中全部病例使其能及时得到治疗。

②设计和实施均比较简单。③可同时调查数种疾病。④普查的过程也是普及医学知识的过程。

普查的缺点：①由于普查时调查数量大，时间短促，漏查是难免的。②工作量大，工作上难以做到细致。③要耗费大量的人力、物力和时间。④由于是在人群中进行调查，只能使用一些简单易行的诊断手段，致使诊断不够准确。⑤只能获得患病率而不能得到发病率的资料，因而普查一般适用于慢性病的调查。

2. 抽查

如果横断面调查的目的是为了查明患病情况或当前某病的流行程度，可不必调查某人群中所有的人，而用抽样的办法抽出一部分人加以调查即可，这称为抽样调查。

抽样调查可用于：①描述疾病的分布。②衡量一个国家或某地区的卫生水平及研究影响健康的因素等。由于抽样调查是以有代表性的一部分人群（统计学上称样本）来估计某地区全部人群的情况，所以要特别重视抽样调查的设计和实施。如在设计中要考虑使用哪种抽样方法，样本的数量，人群如何分组等，还要规定需要的准确性，即自样本获得的某种特征的观察值与全部人群特征的实际值之间的差异，还要考虑以样本估计总体的可靠性，即在相同条件下反复测验获得同样结果的稳定程度。为了保证抽样调查所抽中的样本有一定的代表性，要保证调查对象中的每一个体都有同等被抽中的机会，而要做到这一点，调查对象（或材料）必须均匀分布，有足够的数量，且抽样要随机。

抽样调查的优点：①节省人力、物力，节省时间。②调查对象数量小，调查工作较易做到细致。

抽样调查的缺点：①设计、实施和资料分析均较复杂。②不适用于变异过大的材料。③不适用于需要普查普治的工作。④不适用于发病率很低的病，因为小样本不能提供所需的资料。

（二）慢性肾脏病中医证候横断面研究进展

横断面研究是采用制定中西医临床信息采集表，以患者自填和或调查员填写形式，在特定时间段内对目标人群的健康状态、疾病及相关因素进行调查，其优势在于可在短时间内获取大量数据，为预防疾病、确立病因、选择指标及制定医疗决策等提供参考。目前，CKD中医证候的研究多基于数据挖掘技术，而采用横断面调查。申正日在广泛查阅文献的基础上，结合现阶段权威的慢性肾衰竭中医证候辨证参考标准，并征求专家意见，设计出"慢性肾衰竭中医证候调查表"，并通过流行病学横断面研究方法，收集患者中医证候四诊资料，建立370例慢性肾衰竭患者的原始资料数据库。临床数据库主要包括患者姓名、性别、年龄、导致慢性肾衰竭的原发病、临床症状、肾功能分期及相关检查数据等，综合分析慢性肾衰竭患者的临床症状特点，中医证型特征，本虚证与标实证的相关性，以及肾功能不同阶段、不同原发病与中医证型的相关性等。研究结果表明，慢性肾衰竭本虚证中以气阴两虚证与脾肾阳虚证最多见，标实证中以湿热证、血瘀证最多见，血瘀、湿热、气虚、阳虚、阴虚为慢性肾衰竭病机关键所在；随着肾功能的减退，本虚证中气阴两虚证出现频率逐渐减少，而脾肾阳虚证逐渐增多；标实证中血瘀证与湿浊证出现频率逐渐增多，湿热证逐渐减少；本虚证与标实证的相关研究中显示，气阴两虚证及脾肾气虚证中湿热证出现频率最多，脾肾阳虚及肝肾阴虚证中湿浊证出现率最高，阴阳两虚证中血瘀证出现频率最多，也有单纯表现为本虚证及标实证的患者，本虚证以气阴两虚证多见，标实证以湿热证多见，且多见于慢性肾衰竭病变的早期，随着病变发展多表现为虚实夹杂的证候。杨玉洁通过横断面研究方法，观察 IgA 肾病血瘀证与临床理化指标、病理改变尤其是血管病变和肾小球的缺血性硬化之间的关系，研究结果表明肾小球的缺血性硬化在肾脏病患者血瘀证诊断和判定瘀血程度时有着重要的临床意义，在制定肾脏病专科血瘀证诊断标准时应该考虑将其纳入标准。梁丽芸通过横断面研究方法，收集来自北京中医药大学东直门医院在内的北京市 14 家参研单位及东城区社区卫生服务中心管辖内 478 例糖尿病肾病患者，根据拟定的肾精亏虚证诊断标准将所有患者分为肾精亏虚（精亏）组 332 例和无肾精亏虚（无精亏）组 146 例，比较两组患者的一般情况、症状体征分布、兼夹证及实验室指标的差异，再根据 Mogensen 分期标准将肾精亏虚证患者分为Ⅲ期 164 例、Ⅳ期 168 例，比较两期患者的症状体征、兼夹证分布差异等，探究糖尿病肾病肾精亏虚证的中医证候学特点及相关影响因素。研究结果表明，肾精亏虚证普遍存在于Ⅲ、Ⅳ期糖尿病肾病患者中，随疾病进展，Ⅳ期肾精亏虚证比例较Ⅲ期升高，肾精虚损程度亦随之加重；糖尿病肾病肾精亏虚证患者以老年人为主，年龄与肾精亏虚呈正相关，症状表现以腰膝酸痛、倦怠乏力、耳鸣耳聋、性欲减退、咽燥口干、牙齿松动、脱发、视物模糊、健忘为主；糖尿病肾病中医证候学特点为虚实夹杂、愈虚愈实，相较于无肾精亏虚患者，肾精亏虚患者中单纯虚证比例较低，虚实夹杂的比例更高，且以同时兼夹三种以上实证为主，兼夹的虚证以气虚、阳虚、肾阴虚、肾阳虚为主，实证以气滞、湿热、血瘀、痰浊为主。随着病情进展，肾精亏虚程度加重，阳虚、肾阴虚、肾阳虚证比例升高，且虚损程度加重，水湿、血瘀证比例升高，程度亦更甚。肾精亏虚程度与 Scr、BUN、24h 尿蛋白定量呈正相关，与 eGFR 呈负相关。

综上，CKD 中医证候横断面调查可对 CKD 中医证候的分布规律、病机演变及与肾损害指标的相关性进行较好探究，进一步阐释了 CKD 的中医证候内涵。但是当前研究多为小样本、单中心研究，尚缺乏大样本、多中心的前瞻性研究，整体代表性有所欠缺，希望今后能开展大型、规范的横断面研究，以促使 CKD 中医辨证的标准化。

四、病例 – 对照研究

（一）病例 – 对照研究特点概述

病例 – 对照研究是由疾病的结果推断病因，即由果至因的一种回顾性研究。它是从要研究疾病的患者中按某种标准选择一组人作为病例组，从健康人群或与研究疾病无关的住院或门诊患者中选择另一组人作为对照组，然后比较两组过去暴露于某因素的频率差异，以分析暴露因素与疾病间是否存在联系及联系的性质和强度。

病例 – 对照研究具有如下优点：样本含量较前瞻性研究少，短时间内可得出结果，较少涉及医德方面的问题，节省人力、物力等。所以病例 – 对照研究在临床实践中易于进行，是一种适宜临床进行病因探讨、防治措施调查和疾病预后分析的研究方法。由于病例 – 对照研究是一种由果至因的回顾性研究，易产生多种偏倚，如回忆偏倚、选择偏倚等。同时，由于不能直接计算发病率或死亡率，故在病因研究中，对因果关系的论证强度较弱，一般情况下不能证实某因素与疾病间的因果关系，只能为二者间的因果联系提供重要线索。但是，对于罕见病或潜伏期长的疾病，在难以进行前瞻性研究的情况下，病例－对照研究也许是较为可靠的研究手段。

（二）慢性肾脏病中医证候病例－对照研究进展

病例－对照研究易于实施，根据结果从而推至原因，为疾病因果关系提供了重要依据。基于此，近年来有较多的病例－对照研究围绕CKD中医证候展开。莫超采用病例－对照研究对CKD患者进行中医辨证分型及舌象辨别，通过巴氏法染色方法制作舌苔脱落细胞的标本，显微镜下观察各个标本中的舌苔脱落细胞成熟指数、成熟价值，对中医证型、分期、舌象的实验研究进行分析。研究结果表明，慢性肾脏病脾肾阳虚证、气阴两虚证、湿热证、湿浊证黄苔或厚苔患者表层细胞的成熟指数、成熟价值较其他证型明显增高，其相应的中层细胞成熟指数较其他证型明显减少。林颖针对2型糖尿病肾病开展中医证候特点及风险因素的病例对照研究，结果表明糖尿病肾病均以气阴两虚为主，湿、瘀贯穿糖尿病肾病整个病程；糖尿病肾病临床常见证型为脾肾气虚证、痰湿瘀阻证、脾肾阳虚夹瘀证、气阴两虚证、湿热瘀阻证、肝肾阴虚证、阴阳两虚证、水湿瘀阻证；多种因素参与了糖尿病肾病的发生与进展，病程、BMI（身体质量指数）、收缩压、舒张压、高血压病史、TG、Scr、UA等与糖尿病肾病的发生发展相关，其中BMI、收缩压、舒张压、Scr、低密度脂蛋白、UA等是糖尿病肾病的风险因素。阴邱霞将IgA肾病（IgAN）患者的尿液足细胞与牛津病理分型及中医证型进行病例对照研究，结果表明，足细胞阳性组总风湿证型（包括风湿一联证、风湿二联证、风湿三联证、风湿四联证）所占比例最高，总风湿证的发生率高于足细胞阴性组证型；单独分析后发现足细胞阳性组风湿瘀痹证最多见，风湿瘀痹证＞风湿证＞肾虚瘀痹证，足细胞阴性组则以肾虚瘀痹证最多见，肾虚瘀痹证＞肾虚证＞风湿瘀痹证；与非风湿证组相比，风湿证组中毛细血管内皮细胞增生、节段粘连或硬化、间质纤维化或肾小管萎缩、动脉积分百分比升高。因此，认为尿足细胞阳性与 IgAN 风湿内扰证密切相关，风湿证 IgAN 患者的肾脏病理改变更重。可见，病例对照研究能够探究 CKD 中医证候的分布规律及其相关影响因素，同时对于病例对照研究可行性高的特点，可以进一步开展 CKD 中医证型特异性指标的研究，以明确证候实质，丰富证候内涵。

第三节　慢性肾脏病中医证候临床随机对照试验

一、临床随机对照试验

20 世纪 70 年代，以阿奇克·考奇瑞为代表的一批英国流行病学专家经过大量的调查工作，提出只有低于 20% 的临床诊疗措施被证明有效而非有害，并呼吁临床实践需要真实有效的证据。同时，阿奇克·考奇瑞在《疗效与效益：医疗保健中的随机对照试验》中首次提出医疗保健如何做到既有疗效，又有效益。流行病学专家们的工作使得大规模的临床随机对照研究（Randomized Con-trolled Trial，RCT）在 20 世纪 80 年代蓬勃开展起来，进而为

20世纪90年代循证医学的发展及其地位的确立奠定了基础。

随机化是临床科研的重要方法和基本原则之一。在科研设计中，随机化方法包括两种形式。第一，随机抽样，指被研究的对象从被研究的目标人群中选出，借助随机抽样的方法，使目标人群中的每一个体都有同样的机会被选择作为研究对象。第二，随机分组，将随机抽样的样本（或连续的非随机抽样的样本）应用随机化分组的方法，使其都有同等机会进入试验组或对照组接受相应的试验处理。这样就能使组间的若干已知的或未知的影响因素基本一致，使能被测量和不能被测量的因素基本相等，平衡了混杂因素，减少了偏倚的干扰，增强了组间的可比性。区分随机试验和观察研究很重要的一个特征是对治疗干预因素的评估。RCT是前瞻性研究，是检验某种假设最有力的方法。RCT是按随机分配方法将试验对象分为试验组与对照组，使非试验因素在组间尽可能保持均衡，对试验组施加某些治疗措施，但不给予对照组，两者在一致条件下，前瞻地观察、评价两组转归、结局的差异和效果。按照循证医学的要求，为了评价药物或非药物治疗的有效性和安全性，必须设计和进行包括主要预后指标为终点的前瞻性多中心、大样本人群的随机对照试验。设计和执行良好的RCT是获得可靠证据的"金标准"。

二、研究进展

在临床试验研究设计方案中，设计类型的选择是至关重要的，因为它决定了研究样本含量的估计、研究过程及其质量控制。因此，研究者应根据研究目的和研究条件的不同，选择不同的设计方案。为了得到可靠的证据，可在临床试验的设计中采用随机、双盲和安慰剂对照 RCT 研究。

近年来，关于 CKD 的平行 RCT 研究不断开展，为 CKD 中医证候诊疗研究提供了越来越多的临床依据。周静鑫依据随机对照双盲原则及《中药新药临床研究技术要求》，将来自于中国中医科学院广安门中医院的 48 例Ⅲ、Ⅳ期糖尿病肾病气阴两虚证、脉络瘀阻证患者分为芪卫颗粒试验组 36 例，安慰剂对照组 12 例，进行为期 12 周的临床观察，定期记录患者的生命体征、监测血糖、糖化血红蛋白及血常规、尿常规、便常规、肝功能、肾功能等指标，同时定期检测患者 24h 尿微量白蛋白及 24h 尿蛋白定量，观察中医证候疗效及肾功能，结果显示芪卫颗粒具有较好的疗效及安全性。黎志彬采用随机对照的研究方法，基于肠肾轴理论探讨升清降浊胶囊治疗 CKD 的疗效，结果明确了升清降浊胶囊有保护 CKD 患者肠道屏障功能、减轻微炎症反应的作用，为进一步推广使用提供了临床证据。此外，该研究还发现了粪便 sIgA 的量会随着 CKD 的进展越来越少。龙泓竹采用随机对照的方法，通过对早期糖尿病肾病气阴两虚证、瘀血阻络证患者的临床观察，评价益气养阴通络散结方治疗早期糖尿病肾病的临床疗效和安全性，结果表明益气养阴通络散结方可缓解早期糖尿病肾病患者的临床症状、改善糖脂代谢、减少 24 小时尿微量白蛋白定量，表明益气养阴通络散结方有较好的疗效。李成杰采用随机、对照设计，观察肾康丸治疗难治性肾病综合征气虚血瘀夹湿证的临床疗效，结果表明肾康丸联合西医基础治疗能显著减少 24h 尿蛋白定量，升高 ALB，改善高凝状态，降低血脂，明显缓解激素及免疫抑制剂的不良反应及主要临床症状，疗效确切，在一定程度上可延缓难治性肾病综合征的进展，优于单纯西医基础治疗。

第四节　慢性肾脏病中医证候临床研究的
疗效评价

　　中医学对疾病的认识是从症状开始的，传统的中医学观念认为改善或消除患者不适症状，即为有效地治疗或者治愈了疾病。但是，随着现代医学理论体系诊疗模式的不断开展及循证医学的深入人心，越来越多的中医学者逐渐认识到，如何使中医药疗效得到国内外的广泛认可，如何使传统的中医学理论体系及其独特的诊疗方法得到科学的验证，已成为中医学发展及走向世界的关键问题。临床疗效是指在临床实践中，运用不同的医学手段和治疗措施作用于患者机体所产生的生物－心理－社会属性的独立或综合效应。疗效评价是对临床治疗效应所产生的效能和效力，按照既定的标准进行定性、定量和综合判断的过程。临床疗效问题是临床医学的核心和关键问题。一直以来中医药的临床疗效评价侧重于个体症状的改善，缺乏相关疾病统一的、公认的疗效评价标准，不同研究之间结果也缺乏可比性。CKD 中医证候临床研究的疗效评价存在缺乏公认标准的问题，建立规范的、能够体现中医特色的、科学的中医药临床疗效评价体系，逐渐成为 CKD 中医药研究的重点。

一、有效性指标及选择

1．疗效评价指标决定疗效评价的方法

梁茂新等认为，中医疗效评价指标和方法中关键是评价指标。现代医学的不同疗效评价指标回答疗效的侧重点不同，量表适用于神经、精神疾病和慢性病。中医的"证"作为疗效评价指标，大致与量表的适用范围相同。梁茂新等人指出，课题研究不应以全面建立中医自己的疗效评价指标为目的，也不应以舍弃现代医学的疗效评价指标为指向，应根据评价指标和方法的客观性及科学性，合理取用各种疗效评价指标。在众多中医学者寻求建立完善、统一，能够反映中医特色的中医药临床疗效评价标准及体系的今天，能够科学、客观地对待中西医疗效评价指标和两者之间的关系，值得我们深思和学习。在把中医的证作为所有疾病疗效评价指标是否科学的问题上，梁茂新等还指出，不是所有疾病都适合用"证"来评价中医干预疗效的。疗效评价指标的选择也必须做到"因病制宜"。应在确定有关原则的基础上，对适合以"证"评价中医疗效的疾病、疾病分期、疾病分型等做出规范。未来建立的中医疗效评价指标和方法体系应当是科学的，可以通用于评价中医干预因素的疗效和现代医学干预方法的效能，这不仅可以评价中医药某一疗法为优，还可以判断中医药另一疗法为劣，这样才能得到医学界的普遍认可。

2．慢性肾脏病中医证候临床研究评价指标

（1）中医证候疗效标准

一般采用4级标准。根据主次症状的消失或减轻进行加权积分，参照制定的疗效评价标准，采用半定量等级计分评价方法，

按无、轻、中、重四个等级，分别于治疗前、治疗后进行积分登记，观察治疗前后积分变化。中医证候疗效评定标准，按尼莫地平法：积分比＝（治疗前总积分－治疗后总积分）/治疗前总积分×100%，将治疗后的临床病例分别归入治愈（控制）、显效、有效和无效 4 个等级，再进行统计学处理。如于欢等在中日友好医院开展多中心、随机、双盲、安慰剂平行对照研究设计，试验组在西医基础治疗的基础上给予中药配方颗粒糖肾方，在药物治疗 6 个月后进行疗效评价。研究结果表明，在中医证候疗效指标方面，糖肾方可以显著降低糖尿病肾病Ⅳ期患者的中医证候总分及阴虚证候积分；对于糖尿病肾病Ⅲ期患者，糖肾方治疗 6 个月后可以显著降低尿微量白蛋白、Scr 水平。总体来看，对糖尿病肾病Ⅲ期患者进行糖肾方治疗 6 个月后可以观察到临床疗效肯定。

（2）量表评价

证候体现了疾病发展过程中的连续性和相对阶段性，不是静止、孤立的，存在着量变的过程，因而不能简单以非此即彼的定性方法来区分，即中医辨证除了定性之外，还要依赖定量分析。通过量表法来评价临床疗效，更能体现以证候表现指标为主要证据的中医诊疗过程。量表法更多地应用在慢性疾病的证候疗效评价中。如牟新等通过对糖尿病肾病中医证候量表条目的初步选择、初筛和糖尿病肾病中医证候初步量表预调查及量表效度和信度的检测等步骤制定了糖尿病肾病证候学量表，探索性开展了糖尿病肾病中医证候评定标准规范化研究，亦为相关疾病中医证候评定标准规范化研究提供一种可借鉴的思路和方法。此外，病例报告表以其较为详尽和个性化的内容在目前的临床研究中得到了广泛使用，张丽芬等在开展中医辨证论治糖尿病肾病肾功能不全证候疗效评价研究时采用了慢性肾衰竭中医证候记分方法，为评估诊治前后的临床疗效提供了依据。

（3）实验室指标

在 CKD 的疗效评价中实验室指标一般选用尿蛋白、肾功能、血清蛋白、血脂、Cys-C，以及氧化应激指标、炎性因子等。王志君等人收集衡水市中医院内分泌肾病科门诊及病房就诊的脾肾气虚型特发性膜性肾病患者 100 例，根据随机数字表法将入组患者分为治疗组与对照组，每组 50 例。对照组给予糖皮质激素联合环磷酰胺治疗，治疗组在使用糖皮质激素联合环磷酰胺基础上加用芪苓益肾通络方，治疗周期均为 3 个月，观察芪苓益肾通络方在脾肾气虚型特发性膜性肾病中的应用效果及对肾功能、血脂水平的影响，并对治疗前后中医证候严重程度进行积分评价。研究结果显示，芪苓益肾通络方治疗后患者 24 小时尿总蛋白定量、ACR、GFR、Scr、BUN、ALB、TC、TG、Cys-C 的改善情况优于对照组，认为芪苓益肾通络方用于特发性膜性肾病中疗效良好，其在降低尿蛋白，改善肾功能、血脂，延缓疾病进展等方面的优势更显著。李红霞等以河北中医学院第二附属医院内分泌病科收治的 100 例脾肾阳虚兼血瘀证的糖尿病肾病患者为研究对象，采用随机数字表法将患者分为对照组和研究组，每组 50 例。两组患者均给予运动与饮食指导、西医常规治疗，在此基础上，对照组给予厄贝沙坦片口服，研究组在对照组基础上给予温脾补肾泄浊汤治疗，共治疗 2 个月。比较两组治疗后临床疗效，以及两组治疗前后中医证候积分、血糖、肾功能、24h 尿蛋白定量、氧化应激指标［SOD、MDA（丙二醛）］、炎性因子（IL-6、IL-8、TNF-α）及 CRP。治疗后，两组患者尿浊、神疲畏寒、小便清长或短少、舌下静脉迂曲积分、中医证候总积分、血糖、肾功能、24h 尿蛋白定量、MDA、IL-6、IL-8、TNF-α、CRP 分别低于同组治疗前，SOD 分别高于同组治疗前，且研究组尿浊、神疲畏寒、小便清长或短少、舌下静脉迂曲积分、中医证候总积分、血糖、肾功能、24h 尿蛋白定量、MDA、IL-6、IL-8、TNF-α、CRP 低于对照组，SOD 高于对照组。因此，采用温脾补肾泄浊汤联合厄贝沙坦治疗糖尿病肾病临床疗效确切，有利于缓解患者的不适症状，可显著改善患者血糖、肾功能、氧化应激指标，抑制炎性反应，临床应用价值较高。

对于 CKD 特定中医证型，疗效观察指标具有特异性。如 CKD 脾肾阳虚证会侧重于下丘脑－垂体－靶腺轴及免疫相关指标。袁小强等人以平顶山市第一人民医院收治的激素耐药型脾肾阳虚证原发性肾病综合征患者 94 例为研究对象，探讨大剂量环磷酰胺冲击疗法联合右归丸治疗激素耐药型脾肾阳虚证原发性肾病综合征的疗效。采用随机数字表法将患者分为观察组和对照组，每组 47 例。两组患者均给予降压、利尿、抗凝等基础治疗，在此基础上，对照组患者静脉滴注环磷酰胺 10mg/kg，每日 1 次，连续 2d，每隔 14d 重复 1 次，尿蛋白转阴后可 1～3 个月用药 1 次，累计最大剂量≤ 150mg/kg；观察组患者在对照组治疗基础上口服右归丸 9g，每日 3 次；所有患者治疗 12 个月。分别于治疗前和治疗 6 个月、12 个月后评估两组患者的中医证候，免疫功能指标（CD3+、CD4+ 水平及 CD4+/CD8+），肾功能指标，以及促肾上腺皮质激素（ACTH）、皮质醇（CORT）水平。结果显示，观察组和对照组患者治疗总有效率分别为 91.49%、76.60%，观察组患者的治疗总有效率显著高于对照组，治疗 6 个月、12 个月后，观察组患者全血 CD3$^+$、CD4$^+$ 水平及 CD4$^+$/CD8$^+$ 比值高于对照组；BUN、Scr、24h 尿蛋白定量、URBP 水平显著低于对照组，ALB 水平显著高于对照组；ACTH 水平低于对照组，CORT 水平高于对照组。因此，大剂量环磷酰胺冲击疗法联合右归丸治疗激素耐药型脾肾阳虚证原发性肾病综合征，能显著调节患者血清中 ACTH、CORT 水平，提高机体免疫功能，改善肾功能，缓解临床症状。

CKD 血瘀证与血液流变学、纤溶及血管内皮相关指标联系更为紧密。戴军有等采用多中心横断面调查，收集糖尿病肾病 182 例，其中辨证为血瘀证 104 例，非血瘀证 78 例，以 30 例健康人为正常对照，检测 ET、NO、t-PA、PAI-1、糖化血红蛋白、血脂及血液流变学指标，探索糖尿病肾病血瘀证与微观指标之间的关系，结果显示与非血瘀证组比较，血瘀证组 ET、NO、t-PA、PAI-1、HbA1c、TG、HDL、LDL、Fib、PV、TK 及 LSR 差异有统计学意义。因此，糖尿病肾病血瘀证患者存在血糖、血脂、血液流变学、纤溶及血管内皮系统异常，可为糖尿病肾病血瘀证客观化提供依据。伊春花等人为探究补阳还五汤治疗 2 型糖尿病肾病的临床疗效，将 160 例气虚血瘀证 2 型糖尿病肾病患者随机分为治疗组（80 例）和对照组（80 例），两组均常规糖尿病饮食，并配合运动、降糖及降压等疗法，治疗组在此基础上加补阳还五汤治疗（黄芪 30～50g，当归、赤芍、地龙各 12～15g，川芎、桃仁、红花各 10～12g，每日一剂，水煎两次取汁 300mL，分早晚两次口服，4 周为一疗程，共服 2 个疗程），结果显示，加用补阳还五汤治疗 8 周能明显降低尿微量白蛋白、24h 尿蛋白定量，改善甘油三酯、总胆固醇、血流变学指标（全血比黏度、切变率、血浆比黏度、纤维蛋白），降低血黏度，保护肾脏。

CKD 湿热证主要与血、尿 β_2-MG 和尿 NAG 酶、血流变相关。杨颖等对 65 例慢性肾炎湿热证患者的客观指标进行分析，结果显示湿热组较非湿热组肾功能损害的各项指标（血、尿 β_2-MG 和尿 NAG 酶及尿蛋白定量）明显升高，LPO（脂质过氧化物）升高，SOD 降低明显，说明湿热是慢性肾炎病变恶化的重要原因。余江毅等通过 87 例慢性肾炎的临床对比观察，亦发现肾炎湿热证组尿 NAG 酶含量明显高于非湿热证组。同时，有研究指出黄葵因其清热利湿的作用，能显著降低尿蛋白、尿 NAG，减轻肾小管间质损伤，保护肾功能，这也从侧面验证了尿蛋白、尿 NAG、肾小管间质损伤与慢性肾病湿热证相关。综上，可以认为血、尿 β_2-MG 和尿 NAG 酶可作为慢性肾炎湿热证的客观指标，尿蛋白及血尿的升高也提示着湿热证的可能性大。湿热易生瘀，并且湿热瘀易于胶结，相互影响。研究表明，慢性肾病湿热组较非湿热组血液流变学异常改变加重［全血黏度（高切）、全血黏度（低切）、血浆黏度、纤维蛋白原］，这也符合湿热致瘀的病理过程。

（4）系统生物学指标

在中医药整体观和系统论指导下，整合运用多种系统生物学技术，通过对病证诊疗方法和药物临床合理应用方法的创新研究来为临床服务，以提高临床诊治水平。基于临床经验，许多中药制剂对糖尿病肾病有较好的治疗效果，例如甘地胶囊、银杏叶提取物、黄芪山药汤等，利用代谢组学及网络药理学探究中药治疗机制并检测治疗有效性的试验已广泛展开。以糖尿病肾病中医证候疗效评价为例，于欢等建立了基于超高效液相色谱－飞行时间质谱（UPLC/TOFMS）分析技术的血浆代谢指纹谱，应用多元统计分析方法评价糖尿病肾病患者血浆代谢物变化差异及药物治疗糖尿病肾病Ⅲ期、Ⅳ期的效果，为糖尿病肾病的临床诊断和治疗提供依据。糖尿病肾病患者血浆中的小分子代谢物信息采用单因素方差分析，并应用不同的检验方法考察组间差异的显著性，以正常组、治疗前、对照组治疗终点、糖肾方组治疗终点分组，筛选出组间具有显著性差异者，获得包括磷脂、脂肪酸、氨基酸、嘧啶、固醇类等小分子化合物共19个。该研究观察这19种体内代谢产物在糖肾方治疗组与对照组患者的变化情况，发现采用糖肾方治疗6个月后较治疗前水平发生显著变化，且呈现向正常人接近的趋势，其中9种代谢物与对照组相比具有显著性差异。代谢组学研究展示了糖肾方在内源代谢物水平上的调节作用，将临床症状的变化与机体在药物干预作用下发生的炎症反应、免疫应答、膜脂质功能调节等联系起来，有助于更全面地阐释中药糖肾方干预对糖尿病肾病患者的作用机制。同时有研究通过蛋白质组学方法进行了系统范围的分析，以量化IgA肾病患者治疗前后血浆蛋白质组学特征的变化。研究通过计算基于治疗前后蛋白质组学量化的IgA肾病患者与正常人之间的差异，发现IgA肾病与正常人之间的差异与药物的疗效和长期预后密切相关。同时，类固醇治疗在免疫抑制中发挥作用，而中药治疗可以调节全身系统。研究表明STC（特异性靶向生物疗法）治疗比SA（单药）治疗能更显著地使蛋白质组学特征正常化。蛋白质组学可以帮助评估IgA肾病和其他复杂疾病患者的治疗结果并预测预后，为临床诊疗提供依据。

二、疗效指标观测方法

1. 中医界现有疗效评价方法

（1）病证相结合的疗效评价方法及选择标准

其包括以西医的病和中医的证相结合及中医的病和证相结合两种模式。

（2）系统评价的疗效评价方法及选择标准

这种方法需要大量的临床研究，纳入的数据也要进行严格质量评估，才能保证结果合理。

（3）证候的疗效评价方法及选择标准

如果从"治标"是改善症状体征，"治本"是消除病因、病理产物的角度看，该方法只适用于对疾病"标证"的疗效评价。

（4）生存质量的疗效评价方法及选择标准

在生物－心理－社会医学模式下，目前还没有公认的方法能客观评价中医整体调理的疗效，而对患者生存质量的评定能较好地体现这点，生存质量的评分表能提供反复使用的客观指标，便于长期监测，是未来中医临床及科研的有效方法。

（5）主证起效时间的疗效评价方法

这种方法可以从时效角度反映中医疗效。因此，中医疗效评价体系应该是多层次、多角度、多靶点的，但疗效评价标准既不能过于复杂，又当从不同角度对中医药治疗方法或方药进行评价。

2. 疗效指标观测方法

（1）RCT 研究

RCT 是评价医学干预措施有效性和安全性的最佳研究设计，在各种评价方法中是公认的评价疗效的金方法。RCT 研究中的受试者纳入经过随机分组，严格遵循纳入、排除标准纳入，且干预措施标准化。王杰等采用多中心、随机对照方法将 4 个中心 122 例 IgAN 患者纳入研究，随机分为治疗组（中药、西药）和对照组（中药模拟剂、西药），疗程 6 个月，观察两组患者治疗后 24h 尿蛋白定量、ACR、Scr、BUN、ALB、eGFR、Hb、IgAN 风险指数的变化，观察中医临床症状，治疗后评价中医证候疗效和临床疗效。结果显示，治疗组中医证候疗效及临床疗效总有效率分别为 90.00%、71.67%，显著高于对照组的 66.67%、38.33%；治疗组目睛干涩、视物模糊、头晕、目眩、耳鸣、腰膝酸痛、五心烦热、潮热盗汗、咽燥、口干症状得以改善的总有效率高于对照组。治疗组治疗 6 个月后 24h 尿蛋白定量、ACR、Scr、风险指数显著低于对照组，eGFR 显著高于对照组，表明中医辨证论治联合西药能够改善中医症状，提高临床治疗效果。路建饶等通过多中心前瞻性临床平行随机对照的方法，观察益肾泄浊方内服外用治疗Ⅳ期糖尿病肾病的有效性和安全性。研究选择糖尿病肾病Ⅳ期（脾肾气虚证、湿浊瘀阻证）患者 150 例，随机分为采用西医治疗的对照组和采用中西医结合内服外用药治疗的治疗组，进行为期 8 个月的临床治疗观察，研究结果表明，益肾泄浊方内服外用一体化治疗能明显改善Ⅳ期糖尿病肾病患者的中医证候，延缓慢性肾衰竭。

（2）病例对照研究

一般认为，年龄、性别可能会对疾病疗效评价产生影响，因此很多病例对照研究将年龄、性别作为匹配因素加以控制，能够消除年龄、性别的影响。王雅文随机选取 2018 年 9 月至 2019 年 12 月就诊于辽宁中医药大学附属医院王雪峰教授专家门诊的难治性肾病患儿共 40 例为试验组，同时期内与试验组患儿相匹配的难治性肾病患儿（同确诊医院、同病室诊治的性别、年龄、病程相匹配且未服用过中药者）共 40 例为对照组。记录两组患儿入组时、入组 6 个月后和入组 1 年后的体重、身高、身体质量指数及营养分级等相关数据，并参照肾脏疾病生活质量简表（KDQOL-SFTM-1.3）和儿童生存质量普适性核心量表（Peds QL4.0），依据中华健康状况量表的编制原则拟制生存质量调查表，通过问卷调查的方式对两组患儿入组前和入组 1 年后的生存质量进行评分，并同时记录患儿入组前后的复发次数及血清皮质醇水平，进一步探讨肾复康合剂对难治性肾病患儿生存质量及生长发育情况的影响。研究显示，肾复康综合治疗方案可有效提高 W/A（年龄别体重）、H/A（年龄别身高）的正常恢复率，改善难治性肾病患儿的营养状况，同时明显改善难治性肾病患儿 BMI 指数，并显著提高患儿身高增长量，改善生长发育迟缓状态；明显降低患儿的复发次数，提高血清皮质醇水平，保护肾上腺皮质功能；并且提升患儿的生理、心理、社会活动关系及自我情况得分，改善患儿整体生存质量。曾勤采用病例对照研究和自身前后对照研究的方法，在中国中医科学院西苑医院肾病科门诊及住院部纳入特发性膜性肾病脾肾气虚兼湿热证患者及健康受试者，试验组在常规基础性治疗基础上，给予健脾祛湿和络颗粒治疗 24 周。在治疗前和治疗 24 周后检测 Th（辅助性 T 淋巴细胞）1、Th2、Th17、Treg（调节性 T 细胞）细胞亚群比例，检测 IgG4、IL-4 和 IL-17 水平，结果显示，特发性膜性肾病患者存在外周血 CD4$^+$T 淋巴细胞亚群紊乱，炎症水平升高，主要表现为 Th1、Th1/Th2 和 Th1/Treg 显著升高，Th2 和 Treg 显著降低，IgG4、IL-4 和 IL-17 也显著升高，表明健脾祛湿和络方可有效减少患者蛋白尿，提高临床缓解率，其作用机制可能在于调节其 Th1、Th2、Th17、Treg，降低 IL-17 水平，从而发挥免疫抑制作用，降低外周血炎症水平，减少肾脏炎性细胞浸润，减轻肾脏损伤有关。

（3）队列研究

队列研究是将某治疗方法作为暴露因素，通过观察收集所需资料评价该暴露因素与发病结局间的关系。因此，当治疗作为一种暴露时，前瞻性队列研究完全可用于治疗性研究，并可以了解暴露因素对疾病的发展、转归、预后的影响，处理 RCT 不能解决的暴露因素与多种疾病相关结局的关系。队列研究最初是用于病因和危险因素研究，近年来开始引入防治措施的疗效评价。

选择队列研究的优点：①由于在观察性研究中，临床治疗被看为暴露因素，而不是将实践中的治疗作为研究的干预措施来看待，因此观察性研究更接近于临床实际。②前瞻性队列研究由于其设计不看人为施加的干预，更能体现中医特有的辨证论治特点，尤其适合长期随访结局的观察，因此有较好的可行性和较高的论证强度。③前瞻性队列研究的循证医学证据等级为 Ⅱ 级。④严格设计的队列研究采用多因素统计分析可最大限度地减少临床治疗中的干扰因素，且不会系统性地过度评估治疗效果。

夏欣欣采用多中心队列研究，按是否暴露于益肾保真方治疗将 198 例 CKD 3 ～ 4 期患者分为两组，其中治疗组 102 例，对照组 96 例。两组均给予基础治疗，在此基础上，治疗组加用益肾保真方治疗，对照组加用药用碳片治疗，疗程为 6 个月。观察两组患者治疗前后中医证候积分和血清胱抑素 C、尿素氮、肌酐及肾小球滤过率等肾功能指标的变化情况，并评价两组患者的安全性。结果显示，益肾保真方可以提高 CKD 3 ～ 4 期患者的临床疗效，改善患者临床症状，降低血清 Cys-C、Scr 水平，提高肾小球滤过率，具有一定的肾脏保护作用，同时无严重不良反应。郑时静等应用队列方法对吕仁和肾络癥瘕辨证方法的有效性和安全性进行研究。研究选取 2013 年 2 月至 2016 年 5 月在东直门医院肾病科门诊和病房就诊的原发性慢性肾小球肾炎患者 310 例，依据治疗方法确定暴露因素，形成肾络癥瘕辨证队列（1 组）：吕仁和教授及其传承人根据肾络癥瘕证辨证论治予以口服汤药治疗，常规辨证队列（2 组）：非吕仁和教授继承人按照常规的辨证论治方法给予口服汤药治疗，每 2 ~ 4 周微调中药及剂量，至少就诊 3 个诊次，疗程至少为 8 周，8 周后据情况给药，随访 1 年。研究结果表明，肾络癥瘕辨证队列第 8 周和第 12 个月肾小球滤过率增高值和增高率均高于常规辨证队列，采用协方差分析提示第 8 周和第 12 个月组间差异有统计学意义，肾络癥瘕辨证队列中医证候积分呈下降趋势；肾络癥瘕辨证队列肌酐水平第 8 周、第 12 个月均显著低于常规辨证队列；肾络癥瘕辨证队列尿素氮水平第 8 周和第 12 个月均显著低于常规辨证队列；肾络癥瘕辨证队列 24h 尿蛋白定量第 6 个月显著低于常规辨证队列。因此认为，吕仁和教授肾络癥瘕辨证方法对原发性慢性肾小球肾炎的疗效优于常规辨证方法。

（4）新兴系统生物学方法

系统生物学通过多种生物样本（体液、组织和细胞等）的采集整合，多种检测、分析技术的整合运用，多种数据处理方法的整合分析，阐述基因变异、蛋白表达和代谢扰动之间的内在联系，找出药物治疗相关的生物代谢标志物，开展药物治疗的安全性和有效性评价。以近年来开展的糖尿病肾病中医药临床系统生物学研究为例。基于横断面分析的临床系统生物学研究，分别建立了血浆样本代谢指纹谱分析、7 大类百余种磷脂定性与定量分析、15 种脂肪酸定量分析、21 种嘌呤嘧啶相关代谢物定量分析和 8 种硫醇氨基酸定量分析，以及 14 种糖尿病肾病相关基因 PCR 定量的方法学平台，并进行整合，具体如下：代谢指纹谱与定量代谢循环的整合，代谢组学与临床生化指标间整合，中医症状与代谢组学及临床生化指标间的整合，代谢与基因通路的整合。在此基础上，结合前瞻性的中医药干预临床试验，建立了一种基于系统生物学的中医药防治糖尿病肾病的疗效评价方法和模式。通过多中心、随机、对照、双盲临床研究（181 例），基于病证结合的诊断和治疗，证实糖肾方治疗气阴两虚夹瘀证 2 型糖尿病肾病患者对降低尿蛋白、改善肾功能具有良好的疗效。代谢组学研究证实肌苷、腺苷、S- 腺苷同型半胱氨酸和亚油酸含量是与糖尿病肾病患者疾病进展密切相关的敏感性指标。糖肾方治疗的不同阶段显著有效地调整了磷脂代谢、能量代谢及氨基酸代谢，从临床基本指标与系统生物学指标体系的多个层面证实了益气养阴、活血通络法治疗糖尿病肾病的有效性和安全性，为其推广应用提供了可靠的临床研究证据。

三、证候疗效与疾病疗效的相关性

CKD 中医证候研究中，证候疗效与疾病疗效呈正相关，经中药治疗后，证候改善，疾病减轻。吴思雨采用随机分组方法将 30 例气虚血瘀型老年原发性肾病综合征患者分为对照组和治疗组，对照组予西医基本治疗，治疗组在此基础上合用益气活血方加减，分析得出了中医证型与临床指标的相关性，采取自身前后对照和组间相互比较的方法评价治疗效果。结果显示，原发性肾病综合征患者以气虚证夹血瘀证最多见。本虚证从脾肾气虚至肺肾气虚、脾肾阳虚尿蛋白定量递增，血清白蛋白从脾肾气虚至脾肾阳虚、肺肾气虚递减。标实证血肌酐从血瘀证至水湿证、湿热证、湿浊证递增，总胆固醇从湿浊证至血瘀证、水湿证、湿热证递增。治疗24周与治疗前比较，两组尿蛋白定量均下降，且治疗组疗效更佳。治疗组在降低D-二聚体方面疗效较对照组更好。中医症状总积分、生活质量得分均不同程度改善，且治疗组优于对照组，益气活血方能早期显著改善临床症状、提高临床疗效、减少蛋白尿、维持肾功能稳定、改善高凝状态等方面有独特优势，为促进原发性肾病综合征中西医结合治疗提供了理论依据。证候与蛋白尿和血清蛋白存在相关性，经益气活血方治疗后，症状减轻，蛋白尿和血清蛋白趋近于正常，同样进一步说明症状与实验室指标具有相关性。杭依伦收集60例气阴两虚兼血瘀证糖尿病肾病Ⅲ期患者，随机分为治疗组30例和对照组30例，对照组给予生活方式干预、西医基础药物治疗及丹参注射液静脉治疗，观察组在对照组的治疗方案基础上加用益气养阴活血方，观察两组病例治疗前后中医证候改善情况、疾病临床疗效，以及双肾段动脉血流动力学变化、肾脏体积、尿蛋白相关指标、凝血功能等指标变化的情况。研究结果显示，治疗组的总有效率为80.0%，高于观察组的63.3%，中医证候疗效治疗组的总有效率为90.0%，高于观察组的66.7%，两者具有一致性。在症状方面，治疗组多食易饥、口渴喜饮、倦怠乏力、自汗、尿浊、尿频尿多、五心烦热、浮肿、肢体麻木及肌肤甲错等改善情况明显优于对照组。在肾血流动力学方面，治疗组的下降比例优于对照组，提示益气养阴活血方在增加肾脏段动脉血流速度、降低血流阻力方面作用更显著。在尿蛋白相关指标方面，治疗组 24h 尿蛋白定量及 ACR 下降幅度大于对照组，提示益气养阴活血方在减少尿蛋白排泄方面的疗效更佳。在凝血功能方面，治疗组在改善纤维蛋白原、D- 二聚体方面优于对照组，提示益气养阴活血方能改善肾小球微循环，从而减少肾小球硬化以延缓肾损伤的进展。此外，经丹参注射液治疗后，患者尿浊、水肿症状减轻，24h 尿蛋白定量及 ACR 下降，肢体麻木及肌肤甲错症状改善，血流速度和凝血功能异常减轻，表明中医证候与实验室指标相一致，经中医治疗后改善情况同样具有一致性。

参考文献

[1] 王悦芬，赵文景，孟元，等 . 慢性肾脏病中医诊疗现状及存在问题 [J]. 河北中医药学报，2016，31（4）：59-61.

[2] 陈可冀 . 病证结合治疗观与临床实践 [J]. 中国中西医结合杂志，2011，31（8）：1016-1017.

[3] 沈自尹 . 微观辨证和辨证微观化 [J]. 中医杂志，1986（2）：55-57.

[4] 苏保林，李敬，汤水福，等 . 糖尿病肾病患者的中医证型及其与实验室指标的相关性研究 [J]. 中国全科医学，2020，23（1）：70-74.

[5] 杨海明，孟宪杰，吴薇，等 .CKD-MBD 患者血清骨代谢标记物与中医证候特征的回归分析 [J]. 中国中药杂志，2017，42（20）：4027-4034.

[6] 赵铁，赵婷婷，李平 . 代谢组学与肾脏病的中西医结合研究 [J]. 中国中西医结合肾病杂志，2010，11（3）：260-263.

[7] 张茹，许筠，翟晓丽，等．糖尿病肾病中医证型与实验室指标的相关性研究 [J]．中国中西医结合肾病杂志，2018，19（3）：205-207．

[8] 邹和群，赖德源，张欣洲．实用临床肾病学 [M]．北京：中国医药科技出版社，2000．

[9] 曹家琪．临床医学研究方法学 [M]．北京：北京医科大学中国协和医科大学联合出版社，1993．

[10] 党诚学．临床试验设计 [M]．西安：西安交通大学出版社，2005．

[11] Webster AC, Nagler EV, Morton RL, et al.Chronic Kidney Disease[J].Lance, 2017, 389：1238-1252.

[12] Global, regional, and national burden of chronic kidney disease, 1990-2017：a systematic analysis for the Global Burden of Disease Study 2017[J].Lancet, 2020, 395：709-733.

[13] 上海慢性肾脏病早发现及规范化诊治与示范项目专家组，高翔，梅长林．慢性肾脏病筛查诊断及防治指南 [J]．中国实用内科杂志，2017，37（1）：28-34．

[14] 杨涛，高坤，焦婷婷，等．慢性肾脏病"肾阳虚"证候与生物学指标相关性研究 [J]．世界科学技术 – 中医药现代化，2020，22（1）：63-68．

[15] 张华，刘平．中医证候量化研究的思路与方法探析 [J]．中国中医基础医学杂志，2009，15（8）：574-575．

[16] 董飞侠，黄迪，何立群，等．Ⅲ期慢性肾病肾阳虚证患者尿液代谢组学特征的研究 [J]．中华中医药杂志，2008，（12）：1109-1113．

第六章 慢性肾脏病证候学临床研究的实践

第一节 慢性肾脏病"肾阳虚证"文献研究

辨证论治是中医学最具特色的思维方法，也是典型的个体化诊疗方法。近年来，国家相继出台了《"健康中国2030"规划纲要》《中医药发展"十三五"规划》《关于加快中医药特色发展若干政策措施的通知》等纲领性文件，将中医药发展和健康中国建设列为我国新时期的重大战略，针对个体化治疗而言，中医学诊疗模式能有效地解决现今健康需求不断扩大与医疗保健费用不断增加等矛盾。有关慢性肾脏病中医证候的研究发现，以肾阳虚衰为表现的证型在本虚证中占有较大比重，对慢性肾脏病患者随访3个月，肾阳虚证患者的比例上升1倍，值得我们深入研究与思考。文献研究有助于对慢性肾脏病"肾阳虚证"的源流、发展及研究情况有更为充分的了解，通过中国知网数据库及其他相关古今医学书籍文献研究，对慢性肾脏病"肾阳虚证"的临床表现特征及理法方药规律进行系统梳理，既为后期开展相关临床研究做好铺垫，也为慢性肾脏病"肾阳虚证"的证候类新药研发提供理论基础。

一、慢性肾脏病"肾阳虚证"证候研究

（一）病因病机

中医和西医由于文化背景、思维模式的不同，衍生出对人类疾病规律研究的两种不同方式。中医学注重整体观，从宏观角度对疾病进行诊断与治疗，西医学则更注重微观和局部，运用先进的技术进行疾病的诊断与治疗。正是由于中医与西医的不同属性和特点，在实践过程中，两者相辅相成，密不可分，形成了现阶段中西医结合临床诊疗所采用的最为广泛的模式——病证结合，以期得到优化的临床疗效，同时充分体现了中医与西医两大不同医学模式的应用特点，这也是中西医结合的重要成果，更是中医应用于现代临床的必然需求。

中医对疾病发展过程中的"病""证"有独特认识，由于"证"只概括疾病过程中的某一阶段，为了从整体上把握疾病规律，应采取辨证论治与辨病论治相结合的诊疗模式。现阶段，大力推广与普遍应用的病证结合模式大致可分为以下两种：第一种是中医辨病结合辨证模式，这种模式是以传统中医理论为纲的辨中医之病与辨中医之证相结合。第二种是利用现代医学诊断疾病与中医辨证论治相结合，各取所长，优势互补。由于西医对疾病的诊断相较于中医疾病诊断明确，故此种病证结合模式为临床上运用最多的模式，也更符合医学发展的需要。慢性肾脏病肾阳虚证的研究是在病证结合理论的指导下进行的，即采用西医的疾病诊断标准结合中医辨证标准，集现代技术对疾病的精确诊断与中医对证候的针对性论治的优点。

中医学认为藏象学说不仅是生理解剖的基础，而且是疾病的

生理病理、诊断、治疗的理论基础。要揭示任何一脏的病变规律，都不可忽视该脏生理病理动态变化过程。而在这个发生、发展、变化的过程中，病因特性、脏腑经络的传变规律，以及病理特点等方面，都是把握病变规律的重要环节。掌握这些规律，就可以在临床上分清主次、标本、缓急，从而有条不紊地进行辨证论治。慢性肾脏病病机错综复杂，证型变化多端，本虚标实、虚实夹杂之证贯穿始终。临床基本上不会出现单纯典型的某一证型，抓主证是治疗关键，证型表现上也较为繁杂。《伤寒集注》曰："肾中真阳，禀于先天，乃奉化生身之主。内则赖以腐化水谷转运神机，外则用以温肌壮表，流通荣卫。耳目得之而能视听，手足得之而能持行，所以为人身之至宝也。"《景岳全书》曰："凡自生而长，自长而壮，无非阳气为之主。"程昭寰教授在《肾病证治概要》中提出阴阳失调是肾病的根本矛盾，水火既济是肾病的基本矛盾，而肾病又以虚证为多，肾虚不固，继而虚脱，多为阳虚之变。肾阳亏虚，日久不愈，会加重慢性肾脏病进程，二者互为因果，相互影响。肾阳为阳气之基，肾阳虚，以虚寒表现为主，肌表失于温煦，则出现畏寒肢冷，阳虚阴盛于下且肾主骨，为腰之府，膝为下肢气血关窍所在，加之阳虚不达四末，故四肢以下肢为主出现膝软乏力、腰膝冷甚，甚则阳虚寒凝，血脉瘀滞，寒主收引，不通则痛，出现腰膝冷痛，同时舌象暗淡甚至紫暗，病位较深，寒凝其中，鼓动无力，脉象以沉、细、弱多见，寒邪凝滞脉络可显现弦脉。肾主水司二阴，司开阖，主封藏，肾之病主要出现排尿及水肿问题，肾与膀胱相表里，膀胱气化赖于肾阳蒸腾，浓缩水液，维持水液平衡，肾阳亏虚水液代谢障碍，膀胱失约，气化失司，蒸腾无力，开阖失司，水湿泛溢，故多见水肿、小便清长，夜间阳气内敛尿频症状加重。水停于内出现水停诸症，水聚成湿，反映于舌苔上可见腻苔、厚苔，湿从热化也可见红舌或黄苔，脉象可见滑脉、弦脉等，湿盛气虚凝滞亦可见濡脉。肾可通脑，生髓化血营养心神，命火又可温煦心神，肾阳虚机体功能减退，肢体上出现头晕头痛，同时可有精神萎靡、性欲减退等表现，而虽然阳虚以抑制压抑为主，但气机不畅也会气郁，慢性肾脏病患者病情较长会严重影响情绪，出现烦躁易怒。脾肾共持水液，呈先后天之势，而水液积聚而犯胃，扰乱气机，也可致胃不和卧不安，肠胃症状明显，肾阳虚无以养脾阳，水谷运化失常，气机升降失司，则便溏泄泻、胃胀。五更为阴阳交汇之时，阳衰更显，故多五更泄泻。而泛酸、烧心多体现的脾胃阴虚气逆和大便干结、胸闷相结合可能存在气虚、气机不利，壅滞于中，病机或阳损及阴或阴液输布障碍出现阴虚表现。心肾水火既济，精神互用，患者心悸、入睡困难、眠浅易醒，一派心神不宁之象，是为心神失养，水火失衡。张炳厚教授认为慢性肾脏病病因病机复杂，既有正气损耗，又有实邪阻遏，此病属本虚标实、虚实夹杂之证，以虚证为主，此外，他还认为肾病多存在肾之阴阳两虚，不过轻重不同而已，主要为肾阳虚证和肾阴虚证。戴恩来教授认为慢性肾衰竭的主要病机为肾阳虚衰，治疗以温补肾气为主，以减缓肾功能恶化、提高患者生活质量为目的。

（二）中医辨证和微观辨证

肾阳虚证是中医学经典证型，现代医学显示该证型是慢性肾脏病患者重要证型更是重症者常见证型。分析慢性肾脏病肾阳虚证证候特点的同时探索肾阳虚证与生物学指标的相关性，中医辨证诊断和西医指标诊断共同研究，以此更好地协助中西医临床精准辨证，挖掘证候与临床指标相关性，揭示中医整体证候与人体微观指标蕴含的内在联系，从而构建"病"与"证"及"中"与"西"之间的桥梁。许多临床指标如蛋白尿、血肌酐升高，其发生与严重程度和传统中医辨证得出的证候结论并无明确相关性，对这些指标进行研究有助于我们理解疾病的本质，提高疗效。如蛋白尿，属于精微物质，不该出现而出现在尿中，我们可以理解为各种原因（包括外感、内伤等）引起的肾失封藏，因而金樱子、芡实等固精之品往往可以取得较好疗效。血肌酐升高代表肾脏排出代谢废物的功能下降，患者往往有口中氨味、吐逆、皮肤瘙痒、舌苔厚浊等表现，可以理解为浊毒内停，或客于肠胃，或泛溢肌肤，甚至生风动血变生他证，因此芳香化浊之品如藿香、佩兰，通腑泄浊之品如大黄，和胃化浊之品如蚕砂等皆有效验。一方面阳虚者功能减退，使得残肾的正常滤过、吸收及排泄功能下降，肾功能指标异常，一方面阳虚生水饮痰湿浊毒，实为肾脏的代谢废物堆积，水液代谢障碍出现水液潴留，肌酐、尿素氮等生化指标升高。中医的水饮痰湿等实邪现代医学上多理解为体内代谢废物或影响机体正常运营的物质，反映到指标上也出现一定指导征象。功能减退同样会出现指标变化，症状也会相应改变。水液循环障碍和电解质的紊乱致使水出脉外，泛溢肌表出现水肿、面色㿠白，膀胱的储水能力减弱而见夜尿频多，水湿积聚反映到舌脉可见腻苔、厚苔、胖大舌、齿痕舌及滑缓之脉，同时毒素的积聚会导致肠胃功能紊乱出现胃胀、泄泻、泛酸、大便干结等，心肾水火既济，君相安位，而现代研究证实慢性肾脏病对心血管系统的影响不容小觑，影响心肌血供、脉管收缩，而肾阳亏虚致心阳不足，心脉瘀滞，患者易出现心悸、胸闷等诸多表现。其他研究，如李贞等纳入 284 例慢性肾脏病患者资料，同样发现脾肾阳虚证肾功能受损最重。张家珍发现肝肾阴虚证、脾肾阳虚证组血肌酐、尿素氮水平明显高于其他证型。

经由肾脏排泄的代谢废物众多，其中肌酐是其中主要的一种，机体每日所产生的肌酐量相对恒定，血尿素氮是蛋白质代谢所产生的终末产物，两者均由肾小球滤过排出体外，滤过降低，清浊不分，浊毒内滞，血液中该指标增长，以此来衡量肾功能的下降程度。肾阳虚御敌无力，风邪夹湿、热、寒等邪入侵，体内气血阴阳紊乱，破坏肾脏球－管平衡，电解质紊乱，代谢废物及免疫蛋白堆积，影响正常滤过吸收，气化失司，枢机不利、水道失衡，水湿凝滞，久病之下，入经入络，入脏入腑，蕴生湿浊毒邪，瘀毒庞杂，承制失常，邪盛留驻，阳虚寒凝，血脉滞涩，血瘀湿浊更甚，致使代谢的废物、毒素滞留，更进一步破坏肾脏正常功能运转。有学者采用"病证结合"研究方法，选取 IgA 肾病肾阴虚证或肾阳虚证患者作为研究对象，将基因芯片技术运用到肾阳虚证与肾阴虚证基因表达谱的研究中，通过基因芯片杂交，而后进行扫描分析，发现于肾阳虚证患者中检测出的差异表达基因与肾阴虚证患者存在诸多不同，具体差异数目高达 145 条，在一定程度上为中医辨证分型提供科学依据。许多慢性肾脏疾病患者不仅表现为肾小球滤过功能下降，肾小管浓缩功能也有影响。尿渗透压是检测肾功能状况灵敏而简易的实验室指标。因而，研究尿渗透压与慢性肾脏疾病的中医证型之间的关系，对指导临床、治疗有一定的作用。多项对慢性肾脏病患者尿渗透压与肾阴虚、肾阳虚的辨证关系的研究发现，慢性肾脏病患者尿渗透压检测结果与中医症状积分呈显著相关，即在肾阳虚患者中，中医症状积分越高，尿渗透压结果越低，肾阴虚则与之相反。此外，现代研究表明，肾阳虚证与下丘脑－垂体－靶腺体轴功能密切相关，能够影响机体的性激素、甲状腺激素水平，肾阳虚证更易导致性激素水平下降，出现倦怠、情绪低落等甲减表现。

二、慢性肾脏病"肾阳虚证"证候特点

慢性肾脏病肾阳虚证是在中西医结合与病证结合思想指导下发展起来的，主要分为中医辨病结合辨证论治和现代医学诊断疾病结合辨证论治。随着现代医学的发展，现在以西医辨病与中医辨证的病证结合模式为临床上运用最多的模式。慢性肾脏病肾阳虚证的发病病机中，慢性肾脏病与肾阳亏虚相互影响，慢性肾脏病的持续存在可能会导致肾脏虚损，阳气亏虚；而先天或后天因素导致的肾阳虚证，也会影响慢性肾脏病的发生与发展。在中医辨证与微观辨证的研究中发现，甲状腺激素水平、尿渗透压等现代医学实验室指标应用于肾阳虚证的辨证，为病证结合研究提供了临床实践基础。此外，基因表达图谱的使用更是从基因层面为肾阳虚证的辨证提供科学可靠的依据。

三、慢性肾脏病"肾阳虚证"研究进展

（一）证候研究

虽然认为肾阳虚是慢性肾脏病的主要病机，但是目前缺乏慢性肾脏病肾阳虚证的统一辨证标准，其核心病机、证候要素和演变规律有待进一步探究。近年来，关于慢性肾脏病肾阳虚证的辨证要点研究多集中在不同医家或学者的临床经验总结和采用先进的统计方法等方面。

　　何立群教授采用中医四诊仪测试的方法，收集100例上海中医药大学附属曙光医院CKD 5期患者的中医四诊资料及生化报告资料，其中血液透析患者60例，非透析患者40例。经中医四诊仪记录患者主诉症状按频数分布由高到低前5位分别是：腰酸乏力，心悸胸闷，多梦不寐，小便不通，畏寒肢冷。分析后表明CKD 5期患者可表现为心气虚证，脾气虚证，肾阳虚证及肺气虚证、瘀阻心脉证等诸多证型，并且证型分布具有一定规律，肾阳虚和心气虚最常见，其中肾阳虚占35%，心气虚占33%，且透析组与非透析组各证型之间比较差异有统计学意义。巴元明在研究保肾巴布剂穴位贴敷对慢性肾脏病患者生存质量的影响时，对肾阳虚证的辨证标准定义：主症为腰膝冷痛，畏寒肢冷，夜尿增多；次症为面色白，大便稀溏，面浮肢肿，男子阳痿、滑精，女子宫寒、白带清稀；舌淡苔白，脉沉细无力。李氏在慢性肾脏病肾虚证患者尿液渗透压状况分析的研究中，将肾阳虚中医辨证进行定义，主证：腰酸腿软，肢疲乏力，浮肿，畏寒喜暖，脉沉细；次证：肢冷，大便溏，夜尿清长；苔白滑。此外，有研究通过肾阳虚证候评分量表，对300例肾阳虚证患者的症状进行筛选，以此对较高频率的辨证因子进行聚类分析，结果认为畏寒、腰背发冷、肢冷、腰膝酸痛为其主症，使肾阳虚证辨证更为客观，也更为细化。总体来看，各医家或学者对慢性肾脏病肾阳虚证的辨证标准存在一定程度的不同，大多认为主症多见畏寒怕冷、腰膝酸痛，次症多见夜尿增多、下肢浮肿，舌脉多见舌淡苔白，脉沉迟无力。但目前来看，慢性肾脏病肾阳虚证在标准化方面存在欠缺，须进一步深入研究，明确证候，便于临床诊疗。

　　随着科学技术的不断进步，在医学研究中，代谢组学、基因组学和蛋白质组学起到了十分重要的作用，扩大了对疾病的研究范围。董飞侠对慢性肾病 3 期肾阳虚证患者代谢物质进行分析，建立肾阳虚证预测模型，张绍杰对比脾肾阳虚型狼疮性肾炎血浆外泌体 microRNA 表达谱与健康志愿者的差异，筛选出差异表达的 microRNA 分子。董氏在慢性肾病 3 期肾阳虚证患者尿液代谢组学特征的研究中发现，将 25 个存在差异性的代谢物质进行统计分析，与标准品相比之后，认为丙氨酸、脯氨酸、马尿酸等为差异物质的重要成分，以此为基础，可以将阳虚与非阳虚区分开来，为我们进行慢性肾脏病肾阳虚证特异性指标的筛选提供了思路。此外，基因表达谱的应用在中医证候本质研究中发挥了重要作用，魏氏在研究中发现，肾阳虚组和正常组两者间差异基因表达存在特征图谱，差异表达的基因数目共计 75 条，将其按功能进行分类，主要体现在免疫应答机制、细胞信号转导、细胞凋亡、细胞运动过程、离子通道、DNA 结合、蛋白质合成等方面。刘氏采用多元统计方法，探讨慢性肾小球肾炎证候分布特点，结果显示，病位证素为肾、脾、肝，病性证素主要是气虚、阴虚、阳虚，"虚"为本病的第一病性总要素，同时得出阳虚程度与中性粒细胞百分比呈负相关，可能作为临床辨证的参考依据之一，采用统计分析方法中的降维思想研究中医证候，更有利于客观证据与专业技术相结合，弥补传统辨证方法中主观性缺陷，为证候规范化研究提供思路。

（二）临床研究

肾阳虚证是目前慢性肾脏病常见的临床证型，由于肾阳亏虚，失于温煦，表现为一派虚寒证候，最常见腰膝酸冷、四肢不温等症。肾阳不足则肾的气化功能减退，临床表现为小便清长或夜尿频多、尿渗透压降低等尿液浓缩功能障碍，其为早期肾功能减退的显著特征。治病必求于本，目前临床研究针对畏寒怕冷、腰膝酸痛、下肢浮肿、夜尿增多，舌淡苔白，脉沉等肾阳虚证的表现，以温补肾阳为主要治法。

真武汤为温阳化气利水名方，刘氏将辨病与辨证相结合，认为津液代谢异常主要责之于肾，肾阳虚患者凡见水饮内停，大多可在真武汤基础上加减治疗，是以附子为君，重在温补命门、化气利水，白术、茯苓为臣，责之健脾利水，白芍、生姜为佐，白芍佐制附子温燥之性而益阴，生姜佐助附子水液下行，全方温阳散寒、化气行水，现代临床可广泛应用于糖尿病肾病，慢性肾衰竭阳虚水泛。杨氏等认为慢性肾脏病多见肾阳虚，常采用温补肾阳法，多以附子组方治疗，具体用药为附子、淫羊藿、杜仲等。现代药理研究表明，附子能够扩张肾脏血管，以此增加肾血流量，缓解临床症状。此外，杨氏等对于肾阳虚证兼见瘀血阻滞、痰浊湿热等，强调重用附子配伍活血化瘀、清热利湿等药物，标本兼治，温肾祛邪。曾氏等将慢性肾盂肾炎肾阳虚患者随机分为治疗组33例给予鹿茸补涩丸加减，对照组30例给予抗生素治疗，结果显示治疗组总有效率优于对照组。该组方以附子、肉桂、鹿茸为君药，温肾益精；补骨脂、菟丝子补益肝肾助阳，人参、黄芪、山药同补肺、脾、肾，共为臣药；佐以桑螵蛸补肾涩精。诸药合用，提高机体免疫力，改善血液循环，减少复发。由此可见，慢性肾脏病肾阳虚衰多以温补肾阳为主，同时兼顾其标，水饮内停则化气利水，瘀血阻滞则活血化瘀，痰浊湿热则清热化痰祛浊，标本兼治，虚实同调。刘育军将80例肾阳虚型慢性肾脏病2～3期患者随机分为治疗组和对照组，40例对照组予西医一体化治疗，

40 例治疗组在对照组的基础上加用右归丸，发现右归丸可有效改善肾阳虚型慢性肾脏病 2～3 期患者中医证候积分及肾功能，降低 24 小时尿蛋白定量，具有肾脏保护作用。朱军军对 100 例老年慢性肾脏病肾阳虚证患者进行研究，对照组进行常规治疗，观察组在常规治疗上加苁蓉益肾颗粒，本研究结果显示，观察组疗效优于对照组，尿素氮、血肌酐、24 小时尿蛋白定量水平均低于对照组，肾小球滤过率高于对照组，慢性肾脏病生命质量测定量表心理功能、生理功能和治疗情况 3 个因子的评分均高于对照组，提示了加用苁蓉益肾颗粒可有效改善慢性肾脏病肾阳虚证患者的肾功能，减轻蛋白尿，提高患者的生活质量。经过 3 个月的随访，观察组疾病累积进展率低于对照组，可见苁蓉益肾颗粒的使用有助于稳定老年慢性肾脏病肾阳虚证患者的病情，延缓疾病进展。庄旭煌研究肾气五苓散联合西药治疗慢性肾炎肾功能不全肾阳虚证的临床疗效，结果显示，联合用药疗效更为显著，肾功能恢复情况更明显。吴瑞艳研究肾康宁胶囊联合用药治疗肾阳虚证患者的临床疗效和安全性，该研究数据显示，对照组、联合用药组、葡萄糖酸锌组在治疗 4 周后、治疗 8 周后，其夜尿、尿失禁、尿频、尿急评分较用药前明显降低，差异有统计学意义。在治疗 4 周后、治疗 8 周后其中医证候总分与治疗前比较有所下降，且联合用药组下降较对照组明显。此结果说明，通过中药温肾助阳能有效改善患者的不适症状，提高患者生命质量及临床治疗效果，值得临床推广使用。孙伟教授对 98 例患有慢性肾小球肾炎或糖尿病的肾阳虚证、肾阴虚证、肾气虚证患者进行研究，运用随机数字表法分为观察组及对照组。对照组选择合适的西药进行治疗干预，观察组在采取相同西药治疗的基础上基于固肾延衰理论辅以中药汤药治疗，肾阳虚证患者治疗后3个月畏寒肢冷、性欲减退或腰酸膝软、脉沉迟、尺脉无力、舌质淡苔白、精神痿软、动则气促、下肢浮肿、发稿齿摇或夜尿频多等肾阳虚症状积分均低于治疗前，同时可以降低炎症因子水平，提高机体免疫水平，且药物安全性较高。李氏将62例2～3期慢性肾脏疾病肾阳虚证患者随机分成治疗组和对照组，每组31例。在常规疗法的基础上，治疗组加用温阳益气方，对照组加用金匮肾气片治疗，周期均为8周。观察温阳益气方治疗慢性肾脏疾病肾阳虚证的临床疗效。温阳益气方与金匮肾气片治疗慢性肾脏疾病肾阳虚证均具有较好的疗效，但两方对肾阳虚证不同症状的改善各具优势，金匮肾气片对夜尿频多、下肢浮肿症状的疗效更佳，而温阳益气方改善性欲低下症状的疗效较金匮肾气片显著。

（三）疗效评价

慢性肾脏病的中医临床研究除了慢性肾脏病的诊断与治疗外，针对疾病进行治疗后的疗效评价在整个系统研究中也占有重要地位。目前，对于慢性肾脏病肾阳虚的疗效评价多是通过治疗后症状积分 [多参照《中药新药临床研究指导原则》（试行）] 来衡量是否显效，结合肾小球滤过率、肌酐、尿素氮、尿蛋白等指标的改善情况。但其存在一部分问题，比如缺乏统一标准的证候评价量表，实际操作性差、主观性强，评价指标降低但症状不缓解等问题，导致对治疗药物、治疗手段的效果不能进行准确评估。近年来，部分医家在不断拓展疗效评价体系。巴氏采用保肾巴布剂穴位贴敷干预慢性肾脏病，临床观察表明保肾巴布剂穴位敷贴治疗肾阳虚证、肾阴虚证有较好的疗效，在评价疗效时，将两组治疗前后生存质量分析纳入结果的统计中，拓展了中医治疗疾病疗效评价的内涵。同时，周氏认为，现有的评价指标如肌酐等，已经不能满足我们对肾脏疾病的评价，进而对胱抑素C、中性粒细胞明胶酶相关脂质运载蛋白、肾损伤分子–1等展开研究，为进一步深入评价肾功能提供可能。谭氏通过建立右归丸治疗肾阳虚证疗效相关的7个差异表达蛋白相互作用网络发现，经右归丸治疗的肾阳虚证患者，C3、C5均出现差异表达，且与上述网络中多个蛋白发生作用，参与执行多个功能，提示右归丸治疗肾阳虚证主要从补体激活、体液水平调节等多个方面调控，其中对补体系统的相关调控可能是其促进机体免疫平衡的重要机制，该研究为我们寻找肾阳虚证新型疗效评价指标提供了思路。许氏等在前期拟定的肾阳虚差异表达基因谱的基础上，对17例肾阳虚患者给予右归丸治疗4周，采用半定量诊断标准进行肾阳虚证疗效评价，同时对患者干预前后的相关免疫基因表达进行定量检测，在说明肾阳虚与免疫系统相关性的同时，也为从基因表达方面评价肾阳虚证疗效提供了可能。此外，已有学者认识到社会学指标的重要性，建议生物学指标与社会学指标要结合起来应用。

总之，目前对于慢性肾脏病肾阳虚证的评价方法多集中在病证结合方面，即客观检查指标和中医证候积分法联合，在客观检查指标方面，除肾小球滤过率、尿蛋白等常用指标外，研究者不断拓展新兴研究指标。同时，尚有部分学者通过纳入生存质量量表甚至社会学指标进行疗效评价，使疗效评价方法更多元、更准确。

第二节　慢性肾脏病"肾阳虚证"诊断量表

量化诊断是近三十年来发展起来的一门边缘学科，它以统计学概率论等为理论，并以其作为诊断和鉴别诊断的重要依据，并可用以判断病情的发展趋势，评价治疗效果，做出预后诊断。目前的中医证候诊断标准多以定性的诊断模式为主，仅仅体现为对症状体征的罗列。这种诊断模式主观性强，所以不同医师依据同一标准可能做出的证候诊断不尽相同，这样就阻碍了其在临床和科研中的广泛应用。因此建立统一的证候诊断标准是我们亟待解决的问题。对于如何量化中医四诊指标，国际上公认的各种医学量表为我们提供了标准化、规范化的研究工具。肾阳虚证作为慢性肾脏病的重要证候，目前临床上辨证标准不一，肾阳虚证与肾气虚证的辨别较为混乱，导致临床医生用药不规范。因此，探寻慢性肾脏病肾阳虚证的核心病机、证候要素和演变规律，具有重要意义。制定慢性肾脏病"肾阳虚证"相关疾病临床流行病学调查量表，经过标准效度、信度验证，形成慢性肾脏病"肾阳虚证"诊断量表。

诊断量表研究方法

（一）建立"肾阳虚证"量表制定研究组

"肾阳虚证"量表制定研究组包括议题小组和核心小组。议题小组成员为中医临床医生、中医基础理论专家、临床流行病学和医学统计学专家、"肾阳虚证"的患者及家属，共计11人，主要任务是提出及筛选辨证诊断条目。核心小组成员为课题组成员，共计7人，主要任务是拟定量表主体、咨询专家、整理和分析专家建议、讨论筛选指标的取舍等。

（二）构建肾阳虚证量表条目和维度

证型是由多个证素相互组合而构成，中医辨证量表要以辨别不同的证素为主要目标。所谓"证素"，就是通过对症状、体征等病理信息的辨识而确定的病位和病性，是构成证名和辨证的基本要素。在前期国家973计划建立的肾阳虚证临床流行病学调查信息表的基础上，构建肾阳虚证量表条目和维度。

辨识要点：①与肾精亏虚证、肾阴虚证、肾气虚证的辨识要点。②与心阳虚证、脾阳虚证的辨识要点。③与心肾阳虚证、脾肾阳虚证的辨识要点。

（三）量表条目的量化

症状条目采用被心理学领域量表广泛运用的Likert五点评分法。用数字分值1～5分别代表：1——根本没有；2——有，较轻；3——有，一般；4——比较严重；5——很严重。对难以量化的舌脉体征条目采取二项分类化处理，即分为"无"和"有"两个选项，为了与症状条目的计分相呼应，使总的量表条目赋权及积分统计更加合理，分别计为1分、3分。

（四）构建备选条目池

在前述文献研究基础上构建备选条目池。重点是病机、病候、证素、病传、辨识、证治、方药等相关条目池。

1. 文献整理

采用手工检索与网络检索相结合的方法，系统查阅古今名医医案、论著及公开发行的医学教材、专著、期刊论文，以及国家和行业制定的有关诊断标准，抽提其中涉及"水肿""虚劳""血尿""关格"等内容的四诊资料，建立慢性肾脏病肾阳虚证四诊信息库。

（1）历代医案检索

医案可以客观地反映医家的临床辨证和客观实践，主要通过其中大量的症状和舌脉等体征信息的真实描述。

（2）相关诊断标准检索

参考《中医诊断学》《中药新药临床研究指导原则（2002 年版本）》及《中医证候鉴别诊断学》中肾阳虚证诊断标准。

2. 条目的规范化整理

中医学对症状的描述呈现多元化，其中不少为模糊性语言，所以在制定量表前，首先应对四诊词条进行规范化整理。参照《中国中医药学主题词表》《中医临床诊疗术语·证候部分》《中医症状鉴别诊断学》等对数据库中的四诊条目进行了归并、拆分等规范化整理。

（五）条目初筛和量表初建

量表的检测是依靠在临床上的实践应用不断完善的，因此收集一定数量的受调查者，用量表进行调查测试，对量表条目进行筛选，选择那些独立性强、代表性好、敏感性高的条目，是量表信度和效度的保证。研究应遵循流行病学调查的方法和原则，并运用多种统计学分析方法，实施条目筛选。

1. 核心小组初筛

根据量表编制策略，首先由课题组的核心小组成员对备选条目池中的四诊条目进行讨论研究，根据中医基础理论和临床医生经验，保留肾阳虚证的主要症状条目，区分肾精亏虚证、肾阴虚证、肾气虚证，鉴别心阳虚证、脾阳虚证、心肾阳虚证及脾肾阳虚证等兼杂证，删除不必要条目，保留条目进入下一轮专家问卷调查。

2. 专家问卷调查

根据德尔菲法专家问卷咨询（Delphi）法，选择长期从事中医或中西医结合临床一线的各省级名中医专家 30 位，采用面呈、函寄和电子邮件等方式，由专家根据其知识积累和临床经验判断条目的重要程度及需要补充调整的条目，对保留的"肾阳虚证"宏观诊断备选条目提出修改意见。通过三轮专家论证，进一步完善"肾阳虚证"诊断辨识标准的规范化量表。

3. 小样本预调查

初步编制好量表后，为考察各条目在实际应用中的可操作性及各条目阐述方式的合适性，对辽宁、湖南、上海各 100 名"肾阳虚证"门诊患者进行预调查。根据预调查结果和反馈意见，对量表中一些表述过于术语化、易产生误解的条目进行修改，使之更易于理解和操作。

（六）大样本量表测试和条目完善

采用统计学方法对量表条目进行筛选是编制量表的一个重要步骤。不同方法筛选条目的角度和侧重点各异，综合运用可以起到互补效果。常用的对条目的客观筛选有以下 6 种方法：

1. 离散趋势法，此法是从敏感性角度挑选条目。条目的离散程度低，辨证时区别能力就差，因此应选离散趋势较大的条目。

2. 区分度分析法，此法是从区分性和重要性的角度筛选条目。

3. 相关系数法，此法通过计算各条目与各维度得分的皮尔逊

（Pearson）相关系数，可以从代表性和独立性两个角度对条目进行筛选。若某条目得分与本维度得分的相关系数的绝对值较大（一般认为大于0.4），且有统计学意义，说明代表性较好；若该条目与其他维度得分的相关系数的绝对值较小，或无统计学意义，则说明独立性较强。

4.克朗巴赫系数法，通过计算克朗巴赫（Cronbach）系数，比较去除某一项目后克朗巴赫系数的变化，从内部一致性的角度对项目进行筛选。如果发现某一项被删除后，克朗巴赫系数增大了，则说明该条目有降低该方面内部一致性的作用，应予以删除。

5.因子分析法，从代表性角度筛选指标。它是一种从分析多个原始指标的相关关系入手，找出支配这种相关关系的有限个不可观测的潜在变量，并用这些潜在变量来解释原始指标之间的相关性或协方差关系的多元统计分析方法。因子分析既可以很好地消除变量间的多元共线性，达到降低变量维度的目的，又可以将相关的因子进行组合合并，对变量进行分类，同时因子载荷矩阵又进一步突出了有代表性的因子，这一技术在量表的筛选变量和结构效度评价中得到了广泛应用。

6.系统聚类分析，是数据挖掘的一个功能，而系统聚类又是最常用的一种聚类方法。其中的R型聚类，又称指标（变量）聚类，是将m个指标（变量）中相似的归为同一类，使同类的内部差别小，而类与类之间的差别大，其目的是将指标降维从而选择有代表性的指标。

依据循证医学、临床流行病学和医学统计学的方法，以慢性肾脏病"肾阳虚证"代表性疾病为例，收集临床病例，评价量表的信度、效度。信度评价指标有重测信度、分半信度和克朗巴赫系数等；效度评价指标有内容效度和结构效度。在保证"肾阳虚证"诊断辨识标准的规范化量表的信度和效度基础上，进一步完善条目，以便在临床实践中大范围推广和应用。

（七）"肾阳虚证"诊断辨识规范化量表网络版

为便于项目研究的整体性、一致性，构建"肾阳虚证"诊断辨识规范化量表网络版，具有各分中心的相对保密性设置、质量监控设置、导出数据设置、SPSS统计设置等，提供各分中心填报数据、质量监控等需要。

第三节　慢性肾脏病"肾阳虚证"病证结合队列研究

队列研究是将某一特定人群按是否暴露于某可疑因素或暴露程度分为不同的亚组，追踪观察两组或多组结局指标的发生情况，比较各组之间结局发生率的差异，从而判定这些因素与该结局之间有无关联及关联程度的一种观察性研究方法。本研究项目获得国家科学技术部重点研发计划支持，首次对慢性肾脏病"肾阳虚证"开展队列研究，应用"肾阳虚证"相关疾病临床流行病学调查量表，对"肾阳虚证"进行评估，从而观察和分析"肾阳虚证""肾阳虚型慢性肾脏病"发生发展的演变规律，采用频数分析、因子分析及聚类分析的数据挖掘手段来纵向分析探索慢性肾脏病肾阳虚证证候特征，包括高频症状、病位和病性要素，帮助中西医在临床上更好地辨识该证型，做出精准的中医诊断，再将证型与各种常见生物学指标相结合，联合西医诊断指标提高辨证准确性及实用性，提升微观横向把握度，最后寻找影响慢性肾脏病肾阳虚证的危险因素，为探寻慢性肾脏病"肾阳虚证"的核心病机、证候要素和演变规律提供数据支持。研究案例如下：

一、队列研究目标

（一）构建慢性肾脏病分型标准

根据"病证结合"自然人群队列建设技术规范，建立 3000 例自然人群队列，运用频数统计、因子分析、聚类分析、Logistic 回归分析、关联规则分析等数据挖掘手段分析慢性肾脏病人群的证候分布及演变规律。

（二）研究证候与生物学指标相关性

探索中医证候与临床常用生物学指标之间的相关性，为中医辨证微观化、标准化和规范化提供客观的数据支持。利用代谢组学技术探寻慢性肾脏病"肾阳虚证"特征性代谢产物，探寻其背后的生物学基础，使得对慢性肾脏病肾阳虚证的辨识具有客观性、准确性及可重复性，能够由物质基础深入地评价证候的实质。

（三）构建慢性肾脏病"肾阳虚证"风险预测模型

利用机器学习技术构建慢性肾脏病"肾阳虚证"风险预测模型，阐释慢性肾脏病"肾阳虚证"核心病因病机，为慢性肾脏病的防治提供技术支持。

（四）构建慢性肾脏病"肾阳虚证"辨识标准

综合以上研究数据，构建慢性肾脏病"肾阳虚证"辨识标准。

二、队列研究人群

接受调查的 3000 例人群来自北京市朝阳区王四营社区服务中心及下属各分社区，在受试者签署知情同意书的基础上填写 3000 例"病证结合"自然人群队列研究报告登记表（RRF）和慢性肾脏病肾阳虚中医证候评分表，于 2020 年对 3000 例人群开展首次访视，2021 年开展随访。

（一）纳入标准

①自愿参与本队列研究，并签署知情同意书。②愿意配合填写信息采集相关量表及接受研究所需生物学检查者。③年龄 18 ～ 85 周岁。

（二）排除标准

①患有严重传染性疾病、严重肢体残疾、精神疾患，或不能进行正常交流者。②近 3 个月内出现活动性消化道出血、严重血小板减少、凝血功能异常等血液系统疾病。③生命体征不稳，严重电解质紊乱。④妊娠期妇女、哺乳期妇女或近期有怀孕计划的女性。⑤近 3 个月内参加过或者正在参加其他临床试验。

（三）量表制定

采用数字化检索与手工检索相结合的方法，系统查阅古今名医论著、古典医籍、名家医案，以及国内外公开发行发表的医学教材、专著、期刊论文、学术团体与国家和行业制定的有关诊断标准，抽取其中符合"肾阳虚证"的四诊资料，构建"肾阳虚证"的诊断量表条目信息库，参考《中国中医药学主题词表》，《中医临床诊疗术语·证候部分》《中医症状鉴别诊断学》《中医药学名词》，筛选"肾阳虚证"最具有学术价值的病机、病候、证素、病传、辨识、证治、方药等，规范其内涵与外延，经过专家论证、预调查和信度与效度评价后，形成"肾阳虚证"辨证诊断规范化量表。

（四）队列建设

通过调查问卷收集的信息，结合临床生化指标，从 3000 例人群中筛选出正常人群、慢性肾脏病肾阳虚证人群和慢性肾脏病其他证型人群。

1. 诊断标准

慢性肾脏病诊断标准参照 2012 年版《KDIGO 慢性肾脏病评价及管理临床实践指南》。

2. 肾阳虚证诊断标准

根据 RRF 表中的肾阳虚证辨识自评量表中 16～27 题判定，每题 5 个选项，分值为 0、1、2、3、4，总分值 10 分以下辨识为无肾阳虚证，总分值在 11～20 分辨识为可能有肾阳虚证，总分值在 21 分以上辨识为肾阳虚证。

（五）观察指标

1. 人口学特征，生活习惯、疾病史、家族史、用药史。

2. 慢性肾脏病肾阳虚证候人群及其他人群四诊信息、证候要素分布情况。

3. 慢性肾脏病人群血常规、尿常规、肾功能指标。

4. 正常人群、慢性肾脏病肾阳虚证人群和慢性肾脏病肾气虚证人群的代谢组学数据。

三、队列研究结果分析

（一）慢性肾脏病肾阳虚证候的证候特征

1. 慢性肾脏病肾阳虚证症状频数分布

在本次调查的 225 例慢性肾脏病患者中，符合中医诊断和量表要求的肾阳虚证组 99 例，非肾阳虚证组 126 例，共有男性 115 例（51.11%），女性 110 例（48.89%），比例为 1.05 ∶ 1，在 41 例正常对照组中男性 21 例，女性 20 例，比例为 1.05 ∶ 1。正常组平均年龄（63.88±1.63）岁，非肾阳虚证组平均年龄（64.44±10.49）岁，肾阳虚证组平均年龄（66.61±10.72）岁，年龄经非参数检验，χ^2=3.015，P=0.221 > 0.05，性别进行卡方检验，P=0.017 > 0.05。各组间年龄及性别比较无统计学差异，具有可比性。通过年龄分层调查可以发现，两组患者主要集中于 61 ～ 70 岁年龄段，肾阳虚证组 60 岁以上占比 78.78%，而非肾阳虚证组仅为 69.84%。《素问·上古天真论》揭示了人体肾气的生长发育规律，女子七七之年则"天癸竭，地道不通"，男子八八之年则"精少，肾脏衰"，随着年龄增长肾气逐渐衰竭，阳气的推动、温煦作用降低，机体机能减退，肾阳虚证也逐渐加重。

除了年龄，各类基础疾病对慢性肾脏病及慢性肾脏病肾阳虚证均有所影响。225 例慢性肾脏病患者的基础疾病情况包括高血压、糖尿病、血脂异常、心血管疾病（冠心病、心律不齐等）、高尿酸血症、脑血管疾病（中风、癫痫）、甲状腺疾病、胃病（反流性食管炎、慢性胃炎等）、肿瘤、前列腺疾病（前列腺炎、前列腺肥大等）和手术史（肛瘘术后、腿膝关节置换术等）等进行了统计。高血压病一般认为病位在心、肝、肾，阳虚寒生，寒主收引，致使气滞血凝，络脉失养，可促进血压上升，反之，血压的增高致使经络逆乱，虚风内动，影响气机运行，机体本身阳气不足鼓动无力，难以温煦肢体官窍，如此则致气血运行不畅，阳气不得舒张。血糖、血脂原本是人体生存必要的精微物质，一旦过量反成身体负担的"浊毒"，同尿酸一样成为肾脏代谢的负担，耗竭肾气，累及脾阳，运化障碍，湿浊毒瘀损伤阳气，阻滞气血脉络，肾阳虚更甚。肾阳来自肾气肾精，根之于肾，慢性肾脏病患者营养状况不良，肾阳无所化，后天的营养摄入不足又难养先天，故而患者的营养状况与肾阳息息相关。营养状态反映的是患者整体和各类基础疾病，如心血管疾病、肿瘤及躯体其他疾病等都能够影响慢性肾脏病患者的整体状态，脏腑的功能减弱会反过来耗散肾阳，加重阳虚。所以对于慢性肾脏病患者而言积极治疗基础疾病对延缓慢性肾脏病肾阳虚证进展具有重要意义。此外，本次疾病调查显示肾阳虚证患者中慢性肾脏病知晓率为39.39%，非肾阳虚证为19.84%，两组知晓率均处于较低水平。

要想诊治肾阳虚证，首先需明辨肾阳虚证证型特征。本次研究以41例健康人群作为正常对照组，对225例慢性肾脏病患者的人群分布进行统计分析，在所纳入的99例慢性肾脏病肾阳虚证患者症状中，剔除出现频率≤5%的症状及相似症状，共获得症状34种，频数居前十位的为腰部酸痛、畏寒喜暖、精神萎靡、腰膝畏寒、不寐、夜尿频多、形寒肢冷、性欲减退、水肿、膝软乏力。脉象中，频数居前五位的为沉脉、细脉、弱脉、弦脉、滑脉。舌象中，频数居前五位的为白苔、暗淡舌、薄苔、腻苔、厚苔。常见兼证证候要素中频率≥10%的包括气虚、饮停、寒湿、血瘀、湿浊、津亏。

2. 慢性肾脏病肾阳虚证症状因子分析

现代研究因子和聚类分析最常用来探索疾病的证候分布，本质是归纳病位和病性进行整合，而我们针对特定证型，归纳的是该证型下病位和病性的表现规律。对 37 个症状因子进行适应性检验，Kaiser–Meyer–Olkin（KMO）检验结果为 0.451，Bartlett（巴特利特）球形检验近似卡方值为 843.171，P=0.000 < 0.001，符合因子分析条件。选用主成分分析法提取公因子，以满足特征值 > 1 的原则，选择综合累积贡献率较大因子，综合解释的总方差表及碎石图共筛选出 14 个公因子，累计方差贡献率共计为 70.129%。对公因子建立载荷矩阵，选择最大方差法进行因子旋转，按照载荷系数 > 0.3 获得旋转后的因子载荷矩阵可提取各公因子所含变量条目，对 14 个公因子进行分类总结，因子 F11 载荷系数均小于 0.3，载荷系数过小不能概括因子内涵经讨论后放弃，故最终获得 13 个公因子，分析其所体现主要病位、病性并进行分类。公因子分析分为 5 类，主要病位以四肢的下肢为主，还有心胸、膀胱、肌表和胃部，主要病性是虚寒、气虚、水饮及血瘀等。

3. 慢性肾脏病肾阳虚证证候聚类分析

为再次验证研究慢性肾脏病肾阳虚证患者的症状特征，舌脉二分类不适用于因子分析，将症状及舌脉进行聚类分析，选择组间联接法，以平方欧式距离作为临近矩阵，进行系统聚类，探索肾阳虚证患者所展现的症状群所蕴含的内部症状特征。结合中医基础和诊断理论知识及临床经验分析，通过聚类分析树状图提示的症状、舌脉相关性，将症状分为了 11 类。A1 主要症状在脾胃、肌表，以虚寒性及水液代谢障碍症状表现为主。A2 是以耳窍、精神和舌脉表现为主，以阳虚精气不得上承，气虚气滞及寒性收引所导致的症状为主。A3、A5 及 A10 以舌脉表现为主。A3 反映阳气虚，气血运行无力，血瘀凝滞，A5 则是津液不得上承，饮停于内，血滞于脉的病性表现，A10 症状出现是由于阳虚不得化气行水，水湿泛溢及气血亏虚。A4 是舌脉、膀胱和心神表现，展现湿浊、气滞、气虚的病性。A6、A11 则集中表现了阳虚水液代谢障碍、泛溢肌表、沉积下焦的症状。A7 的症状有类似阴虚表现可能是阳损及阴出现阴阳俱损，同时也是阳虚影响气机运行形成气虚气逆病机。A8 以头部症状为主，阳虚者精不化气，髓海空虚，命火不足无以养神故可见头晕头痛。A9 主要症状在下肢、心、肌表，以腿痛、腰部酸痛、膝软乏力、心悸、多汗为主要症状，舌脉为裂纹舌、尺脉弱。

结合数据分析患者症状，基本吻合中医肾生理功能体现的病位，同时多表现出虚寒水湿血瘀表现。总体而言症状累及五脏六腑，病性涉及阴、阳、寒、热、虚、实、气、血、痰、湿等多方面，也证明慢性肾脏病肾阳虚证本质是一种全身性的疾病。

（二）慢性肾脏病肾阳虚证证型与临床指标相关性研究

在慢性肾脏病分期方面，对 225 例慢性肾脏病患者的人群分布进行统计分析，慢性肾脏病肾阳虚证及非肾阳虚证人群均集中在 CKD 1～3 期，但肾阳虚证受试者中晚期即 CKD 3～5 期构成比明显高于慢性肾脏病非肾阳虚受试者，两组间 CKD 分期差异具有统计学意义（$P < 0.05$），可推测相较于慢性肾脏病非肾阳虚证受试者，肾阳虚证患者病情程度相对更重，病程进展更快（见表 6-1）。

表 6-1 各组患者 CKD 分期比较

分组	例数	平均年龄	性别（男：女）	CKD 分期					Z 值	P 值
				1	2	3	4	5		
正常对照组	41	63.88±10.43	21：20	—	—	—	—	—		
非肾阳虚证组	126	64.44±10.49	75：51	41（32.54%）	42（33.33%）	39（30.95%）	4（3.17%）	0（0.00%）	-3.289	0.000
肾阳虚证组	99	66.61±10.72	40：59	22（22.22%）	22（22.22%）	41（41.41%）	12（12.12%）	2（2.02%）		

在肾功能相关指标中，肌酐、尿素氮及肾小球滤过率值在三组间存在统计学差异（$P < 0.05$）。与正常对照组相比，非肾阳虚证组及肾阳虚证组的肌酐、尿素氮及肾小球滤过率值均有明显增高，差异有统计学意义（$P < 0.05$），但肾阳虚证组与非肾阳虚证组之间肌酐值未见统计学差异（$P > 0.05$），肾阳虚证组尿素氮水平显著高于非肾阳虚证组，肾小球滤过率显著低于非肾阳虚证，差异有统计学意义（$P < 0.05$）。通过尿常规检测可发现，肾阳虚证组患者尿蛋白定性等级高于非肾阳虚证组，差异具有统计学意义（$P < 0.05$），提示肾阳虚证患者尿蛋白的严重程度高于非肾阳虚证患者。尿葡萄糖水平在一定程度上反映糖尿病病情，两组间尿葡萄糖水平未见明显差异。血常规检测可发现，与正常对照组及非肾阳虚证组相较而言，肾阳虚证组的血红蛋白、红细胞计数值均明显降低，差异有统计学意义（$P < 0.05$），且肾阳虚证组与非肾阳虚证组组间差异更为显著。血红蛋白及红细胞计数是贫血诊断的重要指标，提示慢性肾脏病肾阳虚证患者贫血发生率更高。

肾脏分泌促红细胞生成素，调控骨髓红系祖细胞增殖、分化和成熟，促进红细胞生成，该激素缺乏也是慢性肾脏病患者贫血的重要原因，阳虚这种促进作用也相应减弱，肾主骨生髓化血，机能减退，生血乏源，生成缓慢，阳虚推行无力，湿浊瘀毒留滞，血脉瘀滞，久病入络。反映在舌脉上可见因气血亏虚不能充盈舌体，脉道空虚乏力，出现暗淡舌、淡白舌，脉象沉细濡弱，尺脉弱甚，同时因缺乏气血滋养骨骼肌肉出现膝软乏力、精神萎靡，血不上荣而面色㿠白、头晕目眩等。同样是激素，血清铁调素会因炎症刺激而过度分泌，导致铁潴留，影响铁吸收。同时还有包括多胺、甲旁素等在内的尿毒症毒素异常分泌潴留体内，类似中医所言浊毒瘀滞未得到及时清除，抑制促红细胞生成素作用，诱导红细胞凋亡。铁稳态破坏、毒素抑制等因素及慢性肾脏病患者存在血尿情况会进一步加剧血红蛋白和红细胞计数的降低。肾性贫血是慢性肾脏病的常见并发症，随着肾功能损伤加剧，贫血也更加严重。而本次研究的患者主要集中在 CKD 1～3 期，贫血状况尚可，知晓率较低，采取长期规范贫血治疗的患者仅有 6 位，集中在肾阳虚证组，主要采用的治疗药物是琥珀酸亚铁、叶酸和生血宝，一定程度上提升了患者的血红蛋白和红细胞计数水平，但所收集的指标显示这些患者的血红蛋白和红细胞计数仍低于该组平均水平，如果患者能够及早积极采用纠正贫血治疗也许就能够很好地改善贫血状态，得到不一样的结果。现代研究数据显示，目前国内对于肾性贫血的意识和控制依旧不容乐观，这也提示我们对于符合指标要求的慢性肾脏病患者早期积极有效选择纠正贫血方案是应该得到重视的。

中医认为，血液和蛋白均是精微物质，肾本有封藏之能，位居下焦，下则固摄精气，开阖有度，上则由肾阳助脾之运化升清，统摄血液，肾阳亏虚，封藏不能，精关不固，则精微不能内守，慢性肾脏病患者的尿蛋白等同精微外泄，加上肾阳亏虚累及脾阳，运化减弱，中焦气机不畅，易出现纳差腹胀，后天生化乏源，也有研究表明慢性肾脏病患者易食欲减退，营养摄入不足。在先天之精缺损的情况下后天之精未能得以补充，肾虚败精流注，患者日渐低迷。本次研究中也发现肾阳虚证组患者尿蛋白定性等级高于非肾阳虚证组，尿蛋白情况相对更为严峻。蛋白等精微的流失使得耳窍、脑窍、髓海失养，阳气原可催精化气上荣，温润心神，肾阳虚证患者便更易出现耳鸣、耳背、头晕及情绪低落和倦怠乏力。精气血的缺损反使有限的气血流通滞碍，经络不容，出现紫暗瘀点舌、舌脉瘀滞。《医门棒喝》曰："脾胃之生化，实为肾阳之鼓舞。脾失健运，致精微失常，后升清失司，致精微下注"，指出蛋白尿与肾阳息息相关。一般蛋白尿分为肾小球性、肾小管性、溢出性、组织性蛋白尿。肾小球性蛋白尿最多见，主要源于由内皮细胞、基底膜、足细胞等多层复杂结构构成的半透膜性质的肾小球率过膜屏障的破坏，包括电荷屏障和分子屏障，成因复杂，最终导致血浆蛋白的通透性增高和（或）肾小管重吸收障碍，从而出现尿蛋白。生理状态下，近曲小管也能够重吸收几乎所有滤过的小分子蛋白质，一旦因免疫、炎症等因素致其受损则产生蛋白尿，有医家将这种外邪因素称风邪，"肾风"导致病情反复，而免疫维持是肾阳功能的重要体现，肾阳衰弱卫外无力更易受邪内伐。此外，尿蛋白本身也是肾功能减退的一种独立恶化因素，多预示着不良的临床预后，肾阳亏虚，精微下泄，糟粕内停，滞留的蛋白成为血瘀浊毒积聚于肾小管引起纤维化，加速肾小球硬化，加重肾损。

（三）慢性肾脏病肾阳虚证危险因素回归分析

将慢性肾脏病肾阳虚证作为因变量（0＝否，1＝是），以慢性肾脏病患者的一般临床资料包括一般情况（吸烟史、饮酒史、过敏史、BMI 等）、个人生活行为习惯（饮食喜好、运动频率）、疾病史等相关因素为自变量，探讨相关危险因素对于形成慢性肾脏病肾阳虚证的影响。结果显示性别、饮食偏好、运动习惯可能会影响慢性肾脏病肾阳虚证形成，女性患者可能更易出现肾阳虚证表现，不运动或很少运动也可能是慢性肾脏病肾阳虚证产生的独立影响因素。中医学强调"治未病"理念，上工治未病，诊疗之外预防更重，通过各种生活习惯、养生保健上的积极处理能够起到早期干预和病势截流的作用，防患于未然，遏病于初始，危险因素的探索可协助早期有效干预。我们通过比较分析肾阳虚证组与非肾阳虚证组的吸烟史、饮酒史、过敏史、BMI、疾病史等多重相关因素发现，女性、有饮食偏好及运动量少者慢性肾脏病肾阳虚证出现率更高。女子因阴气为盛，阳气不足，更易受到损伤，受雌激素影响及绝经期后激素变动都可影响肾功能。此外，女性泌尿系统感染概率高，临床上大量运用抗生素或清热解毒药物损及肾阳现象屡见不鲜。《景岳全书·传忠录》有言"性动而走者为阳，性静而守者为阴"，运动是体内活力的一种体现，阳气的一种特性，从研究结果来看，运动量过少对于肾阳虚证的形成起到加速作用，而适当运动可以振奋阳气，促进阳气的升发和流通，指导患者进行合理安全的体育运动能够缓解慢性肾脏病肾阳虚证进展，改善患者症状。饮食偏嗜对于慢性肾脏病肾阳虚证有影响，可推测生冷咸寒之品入肾，多食之损肾阳，对于肾阳虚证的患者，我们提倡少食甚者不食生冷苦寒之品，以固护脾肾之阳，对于女性患者而言更需要注意固护阳气。

（四）慢性肾脏病肾阳虚证风险预测模型

利用 Logistic 回归分析和机器学习技术分析慢性肾脏病肾阳虚证的风险预测因子，并进一步研发了慢性肾脏病肾阳虚证临床预测系统，现对本预测系统进行简要介绍。页面分为 Logistic 预测页面、决策树预测页面和模型综合结果解读三个页面，操作人员使用浏览器打开慢性肾脏病肾阳虚证预测系统（https://zhaozongjiang.shinyapps.io/kidneyyangdeiciencysyndromeofchronickidneydiseaselogistic/），具体操作如下。

1．Logistic 预测

进入预测系统后，点击右侧页面中的 Logistic Predict Result，操作人员在左侧操作界面上依次输入患者的中医症状与体征及西医理化指标结果。根据患者的中医症状选择腰膝畏寒（是 =1，否 =0），面色㿠白（是 =1，否 =0）。西医理化指标：血红蛋白（g/L）输入具体数值，肾小球滤过率 $[\mathrm{mL/}（\min \cdot 1.73\mathrm{m}^2）]$ 按照 CKD-EPI 公式计算后输入具体数值。中医体征选择舌质（0= 舌质淡红，1= 舌质暗淡，2= 舌质紫暗，3= 舌质红）。输入上述 5 个特征后，点击 Predict 按钮，右侧的 Logistic Predict Result 页面显示当前患者的预测记录。记录包含了用户的输入数据和慢性肾脏病肾阳虚证的患病概率。该界面具有可视化展示患病概率的功能，页面中 Prediction 对应的数值即为患病概率（图 6-1）。

2．决策树预测

点击右侧页面中的 Decision Tree Predict Result，操作人员在左侧操作界面上依次输入患者的中医症状与体征及西医理化指标结果。根据患者的中医症状选择腰膝畏寒（是 =1，否 =0），面色㿠白（是 =1，否 =0）。中医体征选择舌质（0= 舌质淡红，1= 舌质暗淡，2= 舌质紫暗，3= 舌质红）。西医理化指标：尿蛋白质输入对应的具体数值（0，1=1+，2=2+，3=3+ ～ 4+），Scr（μmol/L）输入具体的数值。输入上述 5 个特征后，点击 Predict 按钮，右侧 Decision Tree Predict Result 页面即显示当前患者的预测记录，记录包含了用户的输入数据和慢性肾脏病肾阳虚证的患病概率。该界面具有可视化展示患病概率的功能，可以直观观察到患者患病的概率（图 6-2）。

注：Logistic 回归模型注重各变量危险程度和独立危险因素。但是 Logistic 回归对于各变量之间的相互作用有所忽视，并且 Logistic 模型存在共线性的问题。决策树模型的优势是对预测因子的联合效应的定量解释和稳定性优于 Logistic 模型，能够体现各预测因子及其与慢性肾脏病肾阳虚证之间的关联性，决策树模型注重对预测因子之间的交互作用，能够将预测因子分层展示，解释了不同层级预测因子状态下的慢性肾脏病肾阳虚证的患病风险。

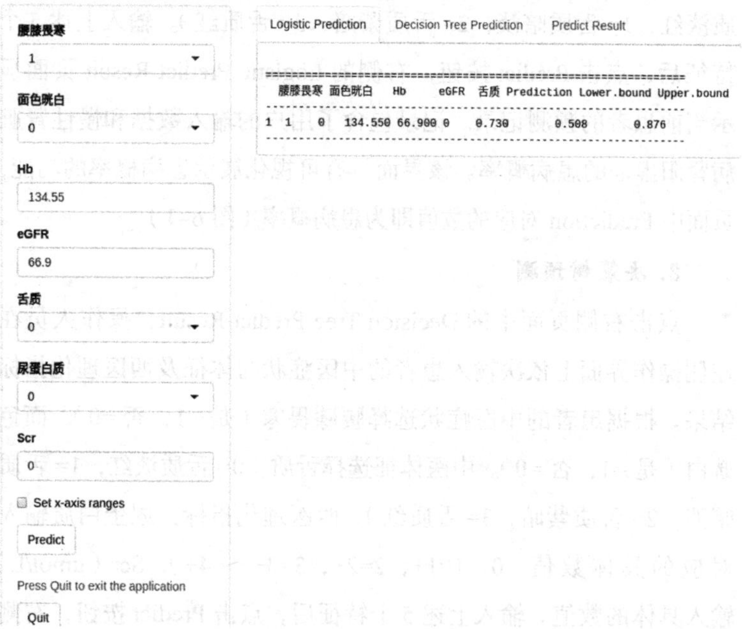

图 6-1　慢性肾脏病肾阳虚证临床预测系统（1）

腰膝畏寒

1　　　　　▼

面色㿠白

0　　　　　▼

Hb

134.55

eGFR

66.9

舌质

0　　　　　▼

尿蛋白质

0　　　　　▼

Scr

0

☐ Set x-axis ranges

Predict

Press Quit to exit the application

Quit

Logistic Prediction　　Decision Tree Prediction　　Predict Result

腰膝畏寒	面色㿠白	舌质	尿蛋白质	Scr	患病概率
1	0	0	0	0	80.95%

图 6-2　慢性肾脏病肾阳虚证临床预测系统（2）

3. 预测模型综合分析

慢性肾脏病肾阳虚证临床预测系统中总共包含 7 个预测因子，包括 2 种中医症状（腰膝畏寒、面色㿠白），1 项中医体征（舌质）和 4 项西医理化指标（血红蛋白、尿蛋白、血肌酐和肾小球滤过率），综合运用 Logistic 模型和决策树模型对患者的预测因子情况进行综合评判，从而得出最终的预测结果。点击右侧 Predict Result 页面后，显示两种预测模型的综合分析结果。具体评判标准如下：当 Logistic 预测结果中的患病概率 ≥ 60%，并且决策树预测患病概率 ≥ 60% 则判定为慢性肾脏病肾阳虚证，否则判定为慢性肾脏病非肾阳虚证。预测结果以"慢性肾脏病肾阳虚证"或"慢性肾脏病非肾阳虚证"的中文形式呈现（图6-3）。

　　注：预测系统体现了 Logistic 模型中对慢性肾脏病肾阳虚证独立危险因素的定量解释，决策树模型能够充分解释在不同层级预测因子的联合作用下发生慢性肾脏病肾阳虚证的风险，使预测结果比以往传统的单一 Logistic 预测模型或机器学习方法构建的模型可信度更高，更加真实准确。

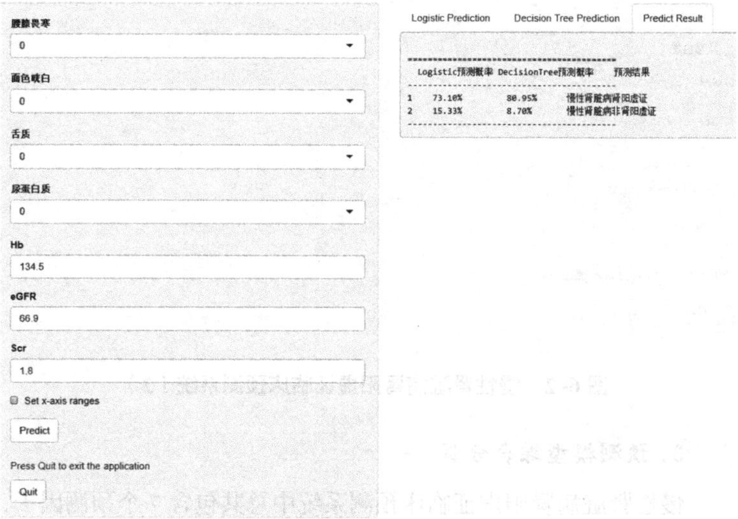

图6-3　慢性肾脏病肾阳虚证临床预测系统（3）

4.慢性肾脏病肾阳虚证候代谢组学特征

　　代谢组学是对小分子代谢物进行鉴定和定量分析的组学，它反映了生物体内实时的病理生理状态，具有高通量、覆盖面广、稳定性高等特点，慢性肾脏病肾阳虚证发生发展会受到生物体内外多种因素的影响，与机体代谢异常密切相关，本研究利用代谢组学技术，对正常人群、慢性肾脏病肾气虚证人群和慢性肾脏病肾阳虚证人群的代谢特征进行差异分析比较，总结出了慢性肾脏病肾阳虚证的特征性代谢物，揭示了慢性肾脏病肾阳虚证的物质基础，为慢性肾脏病的中西医结合诊断技术提供了新的研究思路与方向。

5. 慢性肾脏病肾阳虚证辨识标准的建立

通过临床队列建设工作，本课题研究团队建立了庞大的慢性肾脏病肾阳虚证临床信息数据库，利用数据挖掘技术和多种生物检测手段，对慢性肾脏病肾阳虚证进行了全面且深入的探索和分析，在全国范围内率先建立了系统性的慢性肾脏病肾阳虚证辨识标准，引领了病证结合研究新范式的创立。

第四节　肾阳虚型慢性肾脏病的临床随机对照试验研究

在临床科研中，随机对照试验是评价干预效果较为科学的研究方法，其结果可以提供可靠的决策依据。慢性肾脏病肾阳虚证患病率逐年上升，目前西医治疗原则为延缓慢性肾脏病的进展为主，阶段用药多为对症治疗，病情控制存在不足。综合评估中医与西医对慢性肾脏病的疗效，发现中医药在延缓慢性肾衰竭的进展、降低蛋白尿水平、延长非透析治疗时间、减轻患者临床症状、提高患者生存质量等方面具有独特的优势。但限于多种中医药处方临床疗效证据不足，中医药的大范围推广使用仍存在挑战，而运用随机对照研究的方法能为中医药的疗效和安全性评价提供高质量的临床证据。

温肾阳方来源于上海中医药大学附属龙华医院王拥军教授团队，既往临床研究和基础研究显示，温肾阳方能够明显改善肾功能和肾阳虚证，且安全性良好，该方是在温补肾阳治疗大法的指导下，选取肉苁蓉、淫羊藿、骨碎补三味药为组方，其有效组分包括骨碎补总黄酮、淫羊藿苷等。本研究在病证结合理论的指导下，围绕慢性肾脏病肾阳虚证进行，选用温肾阳方，开展多中心、随机双盲研究，以评价温肾阳方的临床疗效，阐释温肾阳方的作用机理，并通过对实验室检查数据和分子生物学的研究，为建立慢性肾脏病肾阳虚证辨证标准提供可靠的临床依据。研究方案如下：

一、临床研究目标

评价温肾阳方治疗慢性肾脏病肾阳虚证的有效性和安全性，为建立慢性肾脏病肾阳虚证辨证标准提供一定临床依据。

二、临床研究受试人群

西医诊断为慢性肾脏病，中医辨证为肾阳虚证，年龄 18 ～ 75 岁，病例来源于北京中医药大学东直门医院、东方医院、第三附属医院、房山医院，以及中日友好医院。

1. 慢性肾脏病诊断标准

参照 2012 年版《KDIGO 慢性肾脏病评价与管理临床实践指南》。

2．中医诊断标准

参考 2002 年中国医药科技出版社出版的《中药新药临床研究指导原则》、研究团队前期的肾阳虚证自评量表，并经专家论证后制定：①主证：畏寒肢冷、腰膝冷痛、水肿、夜尿频多、面色㿠白。②次证：腰膝酸软、小便清长、便溏、精神萎靡、性欲减退。③舌脉：舌质淡、苔白，脉沉细或沉迟无力。

注：具备主证两项、次证两项，结合舌脉即可诊断。

3．纳入标准

（1）自愿参与本临床研究试验，并签署知情同意书。

（2）符合慢性肾脏病诊断标准。

（3）符合肾病综合征、慢性肾炎综合征、糖尿病肾病、IgA 肾病、膜性肾病、局灶节段硬化性肾小球肾炎等。

（4）慢性肾脏病（CKD）分期为 1 ～ 3 期，GFR > 29 mL/（min · 1.73m^2）。

（5）中医辨证为肾阳虚证。

（6）年龄 18 ～ 75 周岁，性别不限。

4．排除标准

（1）近 1 个月内发生过急性肾损伤。

（2）合并急性感染性疾病、慢性乙肝活动期或迁延期、肝硬化失代偿期、活动性结核病。

（3）合并严重心脑血管疾病，肺、肝脏系统疾病等原发性疾病，或合并精神疾病。

（4）生命体征不稳，严重电解质紊乱，或已行肾脏替代治疗。

（5）近 3 个月内出现活动性消化道出血、严重血小板减少、凝血功能异常等血液系统疾病。

（6）合并其他疾病需要长期服用其他中药制剂≥4周以上。

（7）天门冬氨酸氨基转移酶、丙氨酸氨基转移酶高于正常值1.5倍以上。

（8）妊娠期妇女、哺乳期妇女或近期有怀孕计划的妇女。

（9）属于过敏体质，已知或怀疑对试验用药及其辅料过敏。

（10）近3个月内参加过或者正在参加其他临床试验。

（11）研究者认为不适宜参加本临床试验。

5. 退出标准

（1）研究者决定的退出

①受试者出现以下情形：GFR较基线下降≥25%；疾病进展至G5或需进行肾脏替代治疗；出现其他严重并发症；需要采用本研究禁用治疗，如其他治疗慢性肾脏疾病功效的中医疗法等，研究者认为不宜再继续参加临床试验。②出现过敏反应或严重不良事件，研究者认为应停止试验。③各种原因导致中途破盲。

（2）受试者自行退出

受试者明确提出退出试验；受试者未明确提出退出试验，但不再按照方案进行用药和检查而失访。

注：任何退出试验，尤其是因安全性原因退出试验的受试者，应继续随访监测和记录受试者的转归情况。所有退出病例，均应填写研究总结表，并注明退出原因，保留原始医疗和研究记录。

6. 试验中止

试验中止指的是临床试验尚未按方案结束，研究者综合多方面因素，中途停止受试者继续试验。试验中止的目的主要是为了保护受试者权益，保证试验质量，避免不必要的经济损失。

当发生以下情况时，应中止进行临床试验：

（1）试验中发生严重安全性问题，研究者认为受试者权益可能受到损害时，应及时中止试验。

（2）试验中发现临床试验方案有重大失误，或实施中发生重要偏差，难以评价药物疗效和 / 或安全性。

（3）申办者提出中止（如经费原因、管理原因等）。

7. 病例剔除标准

（1）未签署知情同意书。

（2）已签署知情同意书，进入临床试验，但在试验过程中或试验后发现不符合纳入、排除标准。

（3）在随机化之后没有任何数据用以评价有效性和安全性等。

（4）未按照方案标准执行，依从性差（用药率＜ 80%，或＞ 120%），中途自行停药，换药等。

（5）在治疗期和随访期，受试者确诊为其他疾病，难以对试验的有效性及安全性做出准确评价。

（6）在治疗期及随访期服用了其他损害肾功能的药物或食物，如环孢素，含有肾毒性药物如氨基糖苷类抗生素、马兜铃、关木通等，非甾体抗炎药等；对比剂，如含碘对比剂；工业有毒制剂，如除草剂、杀虫剂、甲醇等；重金属盐类如铅、汞等。

三、临床研究方案实施

（一）临床研究分组方案

1. 本量估算

本研究为多中心、随机、双盲对照试验，两组分别为安慰剂组与温肾阳组，以研究对象的血肌酐（μmol/L）变化为观测指标，利用 PASS15 软件，采用 Two-Sample T-Tests AllowingUnequal Variance

的方法，具体公式为n=（Z_α+Z_β）^{2}*2σ^2/δ^2，σ 代表均值，δ 代表方差，预计治疗后，血肌酐的降低的均数分别为 −8.29、31.07，各组的标准差分别为 5.37、35.06，设 α=0.05，检验效能 1−β=0.8，计算得到温肾阳方组样本量 N1=94，温肾阳方组样本量 N2=94 例，总计 188 例，考虑到失访及拒访等情况，脱落率按照 20% 计算，总样本量 N=188×1.25=235≈240 例研究对象，每组 120 例。

2. 对照组设置

根据公认、可比原则，同时为了客观评价温肾阳方对慢性肾脏病肾阳虚证受试者的有效性和安全性，采用模拟剂对照。

3. 随机序列

采用区组随机化方法。选取合适的区组长度，根据给定随机种子数，借助 SAS 统计软件，按照 1：1 比例产生 240 例受试者所接受治疗组（干预组、对照组）的随机序列，列出分配药物编号（001～240），即随机编码表。研究者按受试者入组次序依次分配药物编号。

4. 盲法的实施

（1）模拟剂

模拟剂在外观、形状、颜色、气味、味道、质感等特征方面与试验药物相似，使临床试验受试者难以区分。

（2）药物包装

温肾阳方、温肾阳方模拟剂在规格、外观、包装、标签、标识等方面一致，并标明为临床试验专用。

（3）药物编号

由与临床观察、监查、统计分析等不相关的人员，根据已形成的随机序列对干预药物和对照药进行编号，将相应的药物编号贴在药物外部包装的醒目位置。

（4）应急信件

①密闭不透光信封外印有"应急信件""药物编号"和"紧急情况揭盲规定"等。②信封内印有该受试者的用药信息。应急信件随试验药物发往研究单位，在试验结束后统一收回。

（5）编盲记录

药物编码过程由负责编盲人员进行记录，作为临床试验的文件进行保存。内容包括：药物的包装，用法，储存要求，发放办法，随机序列的产生，应急信件，盲底保存，揭盲规定等。

（6）盲底的保存

随机编码表密封后，一式三份分别由申办方、合作单位主要研究者保存，任何人不得私自保存盲底信件和应急信件，如果随意拆阅盲底信件，可视为此次临床试验失败，如果无故拆阅应急信件，受试者按照脱落病例处理，并进行记录。

（7）紧急揭盲

除外因受试者要进行医学治疗而必须知晓分组信息，否则不应进行紧急揭盲。如果受试者发生医学紧急情况，应立即明确受试者服用的试验药物，应在揭盲前尽可能先通知申办者和主要研究者的相关人员，再进行紧急揭盲获取受试者分组信息。如果破盲前未能与申办相关人员联系上，必须在紧急揭盲后 24 小时内与申办者联系，研究者需记录紧急揭盲的时间、地点及原因。

（8）揭盲规定

一级盲底为药物编号对应的 A 组、B 组，二级盲底为 A 组、B 组所对应的干预组和对照组组别。一级盲底在数据锁定后揭盲，二级盲底在总结会结束时揭盲。

（二）临床治疗方案

1.基础治疗

参考 2012 年改善全球肾脏病预后组织发布的《KDIGO 慢性肾脏病评价与管理临床实践指南》、2016 年中国中西医结合学会肾脏疾病专业委员会发布的《中国肾性高血压管理指南》、中华医学会糖尿病学分会发布的《中国 2 型糖尿病防治指南（2017 年版）》、2015 年中国中西医结合学会肾脏疾病专业委员会发布的《慢性肾衰竭中西医结合诊疗指南》、中国医师协会内分泌代谢分会颁布的 2019 年更新版《2 型糖尿病合并慢性肾脏病患者口服降糖药用药原则中国专家共识》、中国成人血脂异常防治指南修订联合委员会发布的《中国成人血脂异常防治指南（2016 年修订版）》和 2018 年中华人民共和国国家卫生和计划生育委员会发布的《慢性肾脏病患者膳食指导》，以上述指南为标准指导临床治疗，在治疗期和随访期进行基础治疗和健康知识教育，强调改变生活方式的重要性。

（1）调整生活方式

戒烟。适度能够耐受的锻炼（每周至少 5 次，每次约 30min）。控制体重，建议 BMI 维持在 18.5～24.0。目标体重参考国际推荐适用于东方人的标准体重计算方法：（男性）标准体重＝［身高数（以厘米计算）-100］×0.9（kg）；（女性）标准体重＝［身高数（以厘米计算）-100］×0.9（kg）-2.5（kg）。作息规律，避免劳累。

（2）控制饮食

低盐饮食，每日钠摄入＜2g（相当于盐＜5g）；低蛋白饮食，CKD 1～2 期，蛋白质摄入推荐量为 0.8～1.0 g/（kg·d），CKD 3 期蛋白质摄入推荐量为 0.6～0.8g/（kg·d），补充复方 α-酮酸制剂 0.075 ～ 0.12 g/（kg·d）；保证足够的热量，CKD 1 ～ 3 期，能量摄入以达到和维持目标体重为准，并结合体重、年龄、饮食史、合并疾病及应激状况等适当调整。

（3）控制高血压

血压控制的总体目标值＜ 140/90mmHg，60 岁以上受试者血压目标值＜ 150/90mmHg，如能耐受可以控制在 140/90mmHg 以下，当尿白蛋白≥ 30mg/24h 时，血压控制在≤ 130/80mmHg。优先选用 ACEI（血管紧张素转化酶抑制剂）类，贝那普利、依那普利，ARB（血管紧张素受体拮抗剂）类，缬沙坦、氯沙坦、厄贝沙坦，CKD 3 期谨慎使用，监测血钾、血肌酐变化。两药联合降压治疗方案包括 ACEI 或 ARB ＋二氢吡啶类 CCB（钙通道阻断药），如硝苯地平片或苯磺酸氨氯地平片。

（4）控制血糖

糖化血红蛋白（HbA1c）＜ 7%，对于老年人、情绪抑郁或低血糖倾向的受试者，适当放宽至 7% ～ 8%，口服药物单药治疗，GFR ≥ 45mL/（min·1.73m^2）时，且 HbA1c ＜ 8.5%，首选二甲双胍，当 GFR ＜ 45mL/（min·1.73m^2）时，禁用；在 GFR 为 30 ～ 44mL/（min·1.73m^2），HbA1c ＜ 8.5%，采用 α- 糖苷酶抑制剂阿卡波糖、磺脲类药物格列喹酮，不能耐受或禁忌者，采用非磺脲类胰岛素促泌剂药物瑞格列奈；口服药物联合治疗，以二甲双胍为基础，采用二甲双胍联合格列喹酮，如二甲双胍不能耐受或禁忌者，采用阿卡波糖、瑞格列奈，也可采用胰岛素治疗。

（5）调节血脂

采用他汀类药物，阿托伐他汀、辛伐他汀等降低胆固醇、低密度脂蛋白，采用非诺贝特降低甘油三酯水平，血脂控制的目标值，对于 LDL–C，极高危者＜1.8mmol/L，高危者＜2.6mmol/L，中危和低危者＜3.4mmol/L，TC＜5.2mmol/L，TG＜1.7mmol/L。

2. 试验药物给药方案

①治疗期：90 天。干预组：基础治疗＋温肾阳方（肉苁蓉12克、淫羊藿9克、骨碎补9克），每日1剂，分2次，口服。对照组：基础治疗＋温肾阳方模拟剂，每日1剂，分2次，口服。访视时间：第30天、第60天、第90天。②随访期：90天。访视时间：治疗结束后第30天、第90天。

3. 合并治疗

（1）允许合并治疗

①受试者如果同时患有其他疾病，需要继续接受其他药物或疗法，可以继续使用对本临床试验有效性和安全性评价无影响的治疗。②如果受试者出现心血管疾病、酸中毒、感染、水电解质紊乱等并发症，根据临床诊疗指南进行治疗。③试验期间如果发生不良事件，应根据受试者病情进行积极治疗。

试验期间接受的其他治疗，均应将治疗措施或药物名称、使用原因、使用频次及用量、使用时间等记录在慢性肾衰竭表中。

（2）禁止合并治疗

除本临床试验允许的治疗外，试验期间禁止使用其他治疗慢性肾脏病或者可能影响疗效和安全性评价的治疗，主要包括：其他具有治疗慢性肾脏疾病功效的中医治疗，中药汤剂、免煎颗粒剂、中成药等药物，或中药灌肠、离子导入、中药药（足）浴、针灸等中医外治疗法。

注：研究者对受试者进行临床评估，以最大限度保障受试者权益为原则，如果受试者需要采用本研究方案指出的禁止合并治

疗，可退出临床试验，以此保障受试者的利益。

（三）观察指标及观察时点

1. 疗效观察指标及观察时点

（1）疗效评价指标

①肾小球滤过率（GFR）的变化。②血肌酐（Scr）的变化。③血尿素氮（BUN）的变化。④血尿酸（UA）的变化。⑤尿白蛋白肌酐比值（ACR）的变化。⑥24h尿蛋白定量的变化。⑦慢性肾脏病肾阳虚证中医证候评分表的变化。⑧总蛋白（TP）、白蛋白（ALB）的变化。⑨血红蛋白（HGB）的变化。⑩水肿评价的变化。⑪终点事件：GFR下降≥25%，进行肾替代治疗，死亡等发生率和发生时间。①②⑤⑥⑦为主要疗效指标，其余为次要疗效指标。

注：水肿评价的变化只针对水肿受试者进行观察，轻度为足踝水肿，中度为膝以下水肿，重度为全身水肿。

（2）观察时点

①②观察时点：筛选期、基线、访视3、访视5。③④观察时点：基线、访视3。⑤观察时点：筛选期、基线、访视3。⑥观察时点：基线、访视3、访视5。⑦观察时点：筛选期、基线、访视1～5。⑧～⑩观察时点：基线、访视3。⑪观察时点：终点事件发生时及时记录。

2. 安全性评价指标和观察时点

（1）安全性评价指标

①不良事件。②基础生命体征：体温、心率、呼吸、血压。③血常规。④尿常规。⑤肝功能［ALT、AST、GGT（谷氨酰转移酶）］。⑥十二导联心电图。

（2）观察时点

①观察时点：不良事件发生时及时记录。②观察时点：筛选期、基线、访视1～5。③～⑥观察时点：基线、访视3。

3．其他指标和观察时点

①肾阳虚证辨识自评量表，观察时点：筛选期、基线、访视3、访视5。②访视3，选取典型病例进行非靶标代谢组学检测。

（四）试验流程

1．筛选期（基线期前3天内）

①签署知情同意书。②收集人口学信息。③既往病史及治疗史。④慢性肾脏病诊断和分期。⑤中医证型辨证。⑥合并疾病和治疗记录。⑦生命体征。⑧肾功能：Scr、GFR。⑨尿蛋白：ACR。⑩慢性肾脏病肾阳虚证中医证候评分表。⑪肾阳虚证辨识自评量表。⑫审核纳入/排除标准。

2．基线（随机入组前3天内）

①合并疾病和治疗记录。②留存血标本。③留存尿标本。④肾功能：Scr、GFR、BUN、UA。⑤尿蛋白：24h尿蛋白定量、ACR。⑥慢性肾脏病肾阳虚证中医证候评分表。⑦肾阳虚证辨识自评量表。⑧TP、ALB。⑨水肿评分。⑩记录不良事件。⑪生命体征。⑫血常规。⑬尿常规。⑭肝功能：ALT、AST、GGT。⑮十二导联心电图。⑯审核纳入/排除标准，符合入组条件者，随机化入组。

注：如果筛选期与基线期间隔不超过14天，基线期不再进行Scr、ACR检测，不再填写慢性肾脏病肾阳虚证中医证候评分表、肾阳虚证辨识自评量表，以筛选期为准。

3. 访视1（用药第30天 ±3天）

①合并疾病及治疗记录。②慢性肾脏病肾阳虚证中医证候评分表。③记录不良事件。④生命体征。

4. 访视2（用药第60天 ±3天）

①合并疾病及治疗记录。②慢性肾脏病肾阳虚证中医证候评分表。③记录不良事件。④生命体征。

5. 访视3（用药第90天 ±3 天）

①合并疾病和治疗记录。②留存血标本。③留存尿标本。④肾功能：Scr、GFR、BUN、UA。⑤尿蛋白：24h 尿蛋白定量、ACR。⑥慢性肾脏病肾阳虚证中医证候评分表。⑦肾阳虚证辨识自评量表。⑧TP、ALB。⑨水肿评分。⑩记录不良事件。⑪生命体征。⑫血常规。⑬尿常规。⑭肝功能：ALT、AST、GGT。⑮十二导联心电图。⑯非靶标代谢组学检测。

注：⑯选取典型病例进行检测。

6. 访视4（随访第30天 ±3天）

①合并疾病及治疗记录。②慢性肾脏病肾阳虚证中医证候评分表。③记录不良事件。④生命体征。

7. 访视5（随访第90天 ±3天）

①合并疾病及治疗记录。②留存血标本。③留存尿标本。④肾功能：Scr、GFR。⑤尿蛋白：24h 尿蛋白定量。⑥慢性肾脏病肾阳虚证中医证候评分表。⑦肾阳虚证辨识自评量表。⑧记录不良事件。⑨生命体征。⑩研究总结。

注：试验期间，受试者发生终点事件时，应停止治疗，完善各项检查后退出试验；退出研究后研究者根据受试者的具体病情制定治疗方案。

（五）疗效评价

1. 疗效评价方法

（1）比较治疗前、治疗后第 90 天，随访第 90 天，干预组、对照组 GFR、Scr、24h 尿蛋白定量相对于基线的变化。

（2）比较治疗前、治疗后第 90 天，干预组、对照组 BUN、UA、ACR、TP、ALB，HGB、水肿评分相对于基线的变化。

（3）比较治疗第 30 天、第 60 天、第 90 天，治疗结束后随访第 30 天、第 90 天，干预组、对照组慢性肾脏病肾阳虚证中医证候评分表相对于基线的变化。

（4）研究结束后，比较干预组、对照组终点事件发生率和发生时间，终点事件包括：①GFR 较基线下降 ≥ 25%。②进展至 G5 期。③进行肾替代治疗。④死亡。

2. 疾病疗效评定标准

参照《中药新药临床研究指导原则》制定：①显效：临床症状消失或基本消失；GFR 增加 ≥ 20%，血肌酐降低 ≥ 20%。②有效：临床症状明显改善；GFR 增加 ≥ 10%，血肌酐降低 ≥ 10%，治疗前后以血肌酐的对数或倒数，用直线回归方程分析，其斜率有明显意义。③稳定：临床症状有所改善；GFR 无降低，或增加 ＜ 10%；血肌酐无增加，或降低 ＜ 10%。④无效：临床症状无改善或加重；GFR 降低，血肌酐增加。

3. 中医证候疗效评定标准

参照《中药新药临床研究指导原则》制定：①临床痊愈：中医临床症状、体征消失或基本消失，证候积分减少 ≥ 95%。②显效：中医临床症状、体征明显改善，证候积分减少 ≥ 70%。③有效：中医临床症状、体征均有好转，证候积分减少 ≥ 30%。④无效：中医临床症状、体征均无明显改善，证候积分减少＜30%。

注：疗效指数计算公式（尼莫地平法）：疗效指数＝（治疗前积分－治疗后积分）/治疗前积分×100%。

（六）安全性评价

1. 定义

（1）不良事件（Adverse Event，AE）

不良事件指临床试验受试者接受试验用药品后出现的所有不良医学事件，可以表现为症状体征、疾病或实验室检查异常，但不一定能推论出与试验用药品有明确的因果关系。本临床试验中与慢性肾脏病相关的有临床意义的异常实验室检查结果或其他异常，除非研究者判定较所预料的受试者的病情更为严重，否则不包括在不良事件或严重不良事件中；在临床试验开始时就已经存在但未加重的异常实验室检查结果或其他异常，也不包括在不良事件和严重不良事件中。由研究者来决定异常实验室检查结果或其他异常是否具有临床意义。

（2）严重不良事件（Serious Adverse Event，SAE）

严重不良事件指因使用任何剂量的试验用药品发生的、任何引起人体损害的不利医学事件。包括导致死亡；危及生命；受试者需要住院治疗或延长住院时间；导致永久的或严重的残疾或功能丧失；或者先天性异常、出生缺陷。作为 SAE 报告的"住院"不包括以下情况：①受试者仅是在门诊过夜留观、急诊处理或门诊治疗。对于这种情况如果受试者的状况满足 SAE 的其他标准，需要作为严重不良事件报告。②在参加临床试验前已计划进行入院治疗的情况，如计划好进行的外科小手术等。

2.不良事件严重程度的判断

①轻度：受试者可以忍受，不影响继续治疗，不需要特别处理，对受试者康复无影响。②中度：受试者难以忍受，需要停药或做特殊处理，对受试者康复有直接影响。③重度：危及受试者生命，致残或致死，需立即停药或做紧急处理。

3.与药物因果关系判断

根据《中药新药临床研究一般原则》，按照以下标准判断不良事件与药物的因果关系：

①开始用药的时间与不良事件/不良反应出现的时间有无合理的先后关系。②可疑 ADR（临床试验药品不良反应）是否符合该药品已知 ADR 类型。③所怀疑的 ADR 是否可以用受试者的病理情况、合并用药、合并治疗方法或曾用治疗方法来解释。④停药或降低剂量可疑的 ADR 是否减轻或消失。⑤再次使用可疑药品后是否再次出现同样反应。

关联性评价：依据以上五条原则将关联性评价分为"肯定""很可能""可能""可疑""无关"5级。因果判定标准：根据以上 5 条判断指标顺序判定。

4.不良事件的发现、处理和随访

（1）不良事件发现方法

不良事件通过受试者主动报告、研究者口头提问、合并用药审核等方式获悉并记录于受试者文件夹和慢性肾衰竭不良事件页。研究者或指定人员每次询问不良事件时应使用相同的问题，以免造成受试者间的差异。

（2）不良事件处理

发生不良事件，例如受试者的主观不适或实验室检测异常，均需认真对待，仔细分析，立即采取相应的措施保护受试者的安全。判断为严重不良事件时，根据临床表现按照临床诊疗规范立即采取相应的治疗或抢救措施。

院外受试者被判断为 SAE 而又无法前来就诊时，受试者可及时赴就近医院就诊，同时立即通告研究者，获得进一步处理意见；受试者在其他医院就诊时，研究者应与接诊医生取得联系，了解具体情况，给予治疗建议，必要时携带揭盲信封，前往救治或接回本院救治。

研究者应将不良事件及时、详细记录于受试者文件夹及慢性肾衰竭不良事件页中，并根据情况及时对受试者进行检查或复查。

（3）不良事件追踪和随访

所有不良事件都应当追踪，直到得到妥善解决或病情稳定。

（4）不良事件的报告

临床试验过程中应该根据《药物临床试验期间安全性数据快速报告标准和程序》和《药物临床试验质量管理规范》要求报告不良事件。严重不良事件报告：研究者应在获知严重不良事件后 24 小时内向申办者报告，随后应及时提供详尽、书面的随访报告。可疑非预期严重不良反应报告：研究者应在获知可疑非预期严重不良反应后立即向申办者报告，并在 24 小时内上报伦理委员会。申办者应当将可疑非预期严重不良反应快速报告给所有参加临床试验的研究者及临床试验机构、伦理委员会；申办者应当按要求将获知的可疑非预期严重不良反应向药品监督管理部门和卫生行政部门报告，死亡和危及生命情况不得超过首次获知的 7 日，并在随后的 8 日内报告完整信息；其他情况不得超过 15 日。申办者应当定期汇总临床试验安全性信息，评估临床试验风险与收益，通报给所有参加临床试验的研究者及临床试验机构、伦理委员会。定期评估报告至少一年一次，或按伦理委员会要求及时报告。

（5）妊娠事件

如果获知从首次给药至末次给药后1个月内接受了至少一次试验药物的女性受试者或男性受试者的伴侣有妊娠情况，研究者应收集相应的妊娠记录并报告给伦理委员会和申办方。试验过程中，女性受试者发生妊娠后，需立即退出试验，男性受试者的伴侣发生妊娠后，不要求男性受试者退出试验。应记录并报告预产期或妊娠终止日期、末次月经日期、估计受孕时间、妊娠结果及新生儿数据等。研究者在得知受试者或其配偶怀孕后，需在24h内报至申办方及伦理委员会（报告途径同SAE报告途径），并随访至妊娠结局（如：妊娠终止或分娩），同时完善临床试验妊娠结果报告流程。妊娠本身不作为AE或SAE，但妊娠过程中出现的任何一种复杂情况或由于医疗原因选择终止妊娠的情况将按照方案中"不良事件"或"严重不良事件"的规定，进行记录、上报、随访。如果妊娠的结果符合SAE的标准，如自然流产（包括先兆流产、难免流产、不全流产、完全流产、稽留流产等）、死产、新生儿死亡或先天性畸形等，研究者应按SAE的报告程序进行报告。所有出生一个月内发生的新生儿死亡，不管死因如何，都应作为SAE报告。另外，对于任何出生一个月后的婴儿死亡，只要研究者认为该死亡可能与试验药物有关，也应报告。

（七）参试者管理制度

1.临床研究开始前，所有受试者必须签署书面的知情同意。

2.临床研究开始前，研究人员需要根据纳入、排除标准对参加研究的受试者进行核对，如不符合要求，则不能入组。

3.临床研究开始前，对受试者进行健康宣教和本研究方案讲解，使受试者明确本次研究的目的，分组情况，具体的治疗方法、持续的时间，随访期限，获益与风险等。

4.受试者应向研究者如实说明现病史、既往史、药物过敏史、药物应用史等；严格执行临床研究方案流程及要求，不应该自行加药、减药、停药，如果需要进行其他检查和治疗，应事先征询研究者意见；受试者如有不适，应及时向研究者说明，在研究者的指导下进行检查和治疗。

5.研究者对受试者所用治疗以外的药物进行记录，每次访视详细询问受试者是否进行过或者正在进行其他影响研究疗效性和安全性评价的治疗，按照临床研究方案规定的访视观察点进行访视，记录参试者药物剩余量，对受试者依从性进行评估。

6.在试验前、试验过程中、试验后都对受试者进行安全性观察，对临床研究期间发生的不良事件及时处理与记录并追踪，直至得到妥善解决或病情稳定，最大限度地保证受试者的安全。

7.注意保护受试者的隐私。

（八）药物管理

1.试验用药物和来源

干预组为温肾阳方。对照组为温肾阳方模拟剂。所有试验用药均应检验合格。

2.试验用药包装和标签

受试者药物包装盒上粘贴或印有"仅供临床研究用"字样标签，标签内容应包括药物编号、用法用量、规格、贮藏、批号、有效期、药物供应单位等信息。

3.药物的储藏

试验药和对照药需在室温条件下于通风干燥处保存。

4.试验前管理

（1）在临床试验开始前，由申办者准备试验药物和对照药。

（2）申办者将药物交付于各中心，由各中心临床试验机构及参研科室协商，指定专人负责药物及相关文件的接收、清点、检验，做好相关记录。

5.试验期管理

（1）试验期药物储存

在临床试验开展期间，建立试验药物管理制度，每个研究中心指定专门的药物管理员负责药物管理。药物需室温条件下通风干燥保存。建立专用的温肾阳方临床试验药物使用记录表，记录试验药物发放日期、药物编号、受试者姓名（拼音缩写）、使用药物数量、药物回收数量及回收日期，由药物管理员签字。

（2）药物的分配与回收

筛选合格的受试者，按照1∶1的比例随机进入干预组、对照组，研究者按照受试者就诊的先后顺序和药物编号大小，不得选择药物，药物编号在试验期间保持不变。研究单位将提供每位受试者同一编号的研究药物。研究者应翔实记录受试者服用和归还的药物数量，用以判断受试者服药的依从性。

（3）标本管理制度

1）标本采集：参试者采血为清晨空腹采血，筛选期、基线期、访视1、访视3采血量为10mL，访视5采血量为5mL；24h尿液记录总量，充分混匀，在基线期、访视3、访视5留取尿液量10mL；ACR在筛选期、基线期、访视3留取尿液量为10mL；尿常规在基线期、访视 3 留取尿液量为 10mL；非靶标代谢组学尿液在访视 3 留取尿液量为 10mL。女性尿液留取为月经干净后，具体实施人员核对样本容器与受试者一致性，告知受试者标本采集的目的和配合方法，按照无菌操作原则进行标本采集，按照《医疗废物管理条例》处置用物并记录。

2）标本保存：不能及时检验的标本，按检验项目要求保存，并随时能在具体实施人员的监控下，保证标本保存的安全性并记录。

3）非靶标代谢组学生物学样本送检与检测：需要送外检进行非靶标代谢组学检测的生物标本为尿液 10mL（5mL 检测，5mL 备用），委托具有检测资质的公司进行非靶标代谢组学检测，按照检验项目要求送检，进行记录，本研究采用非靶标代谢通过液相质谱色谱联用技术检测生物体受外界刺激前后体内大多数小分子代谢物（分子量 1500 以下，包括氨基酸、脂肪酸、有机酸、脂类、胺类、神经递质类等）的动态变化。受试者的身份将通过对生物标本（尿液）进行安全性编码，省略可识别受试者个体身份的信息，签署保密协议，明确保密条款，所有关于代谢检测流程都应遵守保密义务。

4）样本销毁：非靶标代谢组学样本检测完毕，按照《中华人民共和国固体废物污染环境防治法》，对废物进行安全处理及销毁，整个处理过程严格保密。尿液样本经处理后属于废液，实验废液的危险成分与比例为甲醇 20%，乙腈 30%，乙醇 5%，乙酸乙酯 1%，氯仿 1%，甲基叔丁基醚 1%，水 42%，处理方式为焚烧。在操作过程中必须遵守国家的相关法规，依据国家和地方的危险废物有关规定进行工作，履行环境保护职责，严防二次污染。

6. 试验后管理

临床试验结束后，由药物管理员负责将剩余药物回收、清点，并集中返还给申办者。

（九）质量控制

1. 临床监查的质量控制

申办者制定项目整体监查计划及质量控制计划，监查员根据质量控制体系及监查计划进行监查。监查员将在试验监查访视记录表上记录监查日期，此登记表将保存在研究单位。为了核对慢性肾衰竭中填写的数据与原始记录是否相符，须允许监查员直接查阅所需的所有原始数据。需确认原始文件的性质及存放地点，以保证申办者和研究人员知晓填写慢性肾衰竭所需的所有原始数据的出处，以及监查员能够查阅这些数据以进行核对。监查员将核对慢性肾衰竭中数据与源文件中数据的一致性。监查员将与研究人员讨论并解决其在核对慢性肾衰竭中数据与原始记录的过程中发现的问题。

2. 方案修改与偏离控制

无论是研究者还是申办者都不能在未征得对方同意的情况下修改试验方案。所有的方案修改须由申办者发布，由研究者签字并标注日期。在没有得到伦理委员会批准前不能实施。

研究实施过程中应该严格按照试验方案执行，但在具体过程中，可能会出现方案偏离，需记录方案偏离的原因及偏离内容，方案偏离报告将与慢性肾衰竭一同分别保存在研究单位和申办者处。

3. 主观症状评价的质量控制

研究中涉及症状量表评价，鉴于本研究为多中心临床研究，为保证不同研究者对量表评价的一致性，应在临床试验实施前制定统一的评价标准，对所有研究者进行统一培训，包括主要研究者、研究者等。

4. 实验室检查指标的质量控制

参与临床试验的医疗机构临床检查实验室应当建立质量管理标准和标准操作规范，以保证检测、诊断数据及结果的准确可靠。

5. 原始数据采集的质量控制

临床试验中所有观察结果和发现均应加以核实，以确保数据的可靠性，确保临床试验中各项结论均来源于原始数据。

（1）基线数据的获得

临床试验筛选时，应保留相关筛选记录，包括受试者的人口学信息、生命体征、病史、病程，以及治疗、伴随疾病及伴随治疗、实验室检查化验单、重要的疾病诊断依据等，核实受试者筛选的纳入/排除标准，并记录在慢性肾衰竭数据中，保证所纳入人群符合本研究的要求。

（2）缺失数据的追踪

临床试验数据可能因受试者拒绝继续参加试验、发生不良事件、失访等原因导致数据缺失。而过多的缺失数据既影响有效性和安全性评价、干预组与对照组之间的可比性，也会影响所纳入目标适应证人群特征的代表性。因此，在临床试验过程中，应尽量避免上述情况的发生，如果出现类似情况，应尽量联系受试者完成最后一次访视，追踪和记录所有临床试验数据的信息，以便进行药物的有效性或安全性评价。

（3）合并治疗记录

在临床试验实施过程中，受试者接受的所有治疗均应如实详细记录在慢性肾衰竭数据中，并客观评估其对有效性和安全性的影响。

（十）源数据和源文件

1. 源数据、源文件的定义

源数据（Source Data）指临床试验中的原始记录或者其复印件（核证副本）上记载的所有信息，包括临床发现、观测结果，以及用于重建和评价临床试验所需要的其他相关活动记录。源文件（Source Documents）指临床试验中产生的原始记录、文件和数据，包括医院病历、医学图像、实验室记录、发药记录、仪器自动记录的数据、缩微胶片、照相底片、磁介质、X光片、受试者文件，以及药房、实验室和医技部门保存的临床试验相关的文件和记录，包括核证副本等。源文件包括了源数据，可以以纸质或者电子等形式的载体存在。

2. 源数据、源文件的查阅

研究者、临床试验机构等所有参加临床试验的相关单位许可申办者对临床试验进行现场监查或稽查，许可药品监督管理部门对临床试验进行现场检查，可直接查阅源数据、源文件和报告。

3. 数据管理

本研究采用病例记录表（Case Record Form，CRF）。

CRF表填写：由受过培训的固定研究人员填写，所有步骤的数据信息等需要完成研究人员自查，资料记录按医疗文件的行业惯例应由完成研究人员签字并注明日期，记录更正应由进行更正的研究员签字并注明日期，CRF表上记录的信息和数据，均应出自原始资料。按照受试者病例号或受试者编号，找到相应的CRF表，分别记录受试者的基本信息、观测指标、随访信息，应逐项、准确、完整、真实、规范、详细记录，并与受试者签字的知情同意书一起保存。

CRF 表数据采集：①一般资料，包括姓名、年龄、联系方式、职业、民族、住址等。②生命体征、病史，伴随用药，包括使用原因、起止日期，试验过程中的改变也应再次记录。③生物指标数据。所有的检查报告单数据逐项登记在 CRF 表相应的项目中，包括执行的日期和结果，如果某项检查未能实施，应注明原因，标本检测如有异常，须记录，所有记录均应字迹清楚，CRF 记录修改均应依据原始数据。④药品应用记录。⑤任何不良事件。⑥与临床相关的其他信息。

CRF 表管理：①原始数据和 CRF 表由专人保存和管理。②研究人员根据 CRF 表，录入数据，直至随访结束为止。③数据监查员对数据进行监查，对有疑问的 CRF 表，要求研究者进行数据审核，经审核确认后录入，更改或修正应依据原始数据。④数据保密。一切有关受试者的信息，包括身份、医疗史、病情、体检及实验室检查结果等，都将在法律允许的范围内得到严格保密。研究者、申办方委派的监查员、伦理委员会及国家食品药品监督管理部门被允许查阅与本研究相关的医疗记录，以证实本研究所收集资料的真实性和准确性，但不涉及受试者的个人详细资料。受试者的姓名不会出现在任何与此项研究相关的公开资料或报告中。

（十一）统计分析

采用 SPSS 23.0 软件进行统计分析。统计分析计划在研究开始后开始制定，并于数据库锁定前确定。该计划可提供所有统计学分析涉及的内容，包括用于分析的数据集的定义和不同指标采用的统计学描述及分析方法等。

1. 统计分析假设

对于评价指标的假设检验：

H0：$\mu Ti - \mu Pi \leq 0$

H1：$\mu Ti - \mu Pi > 0$

其中，i 为 GFR、Scr、BUN、UA、24h 尿蛋白定量、ACR 较基线的变化；TP、ALB，HGB 较基线的变化；慢性肾脏病肾阳虚证中医证候评分表、水肿评价较基线的变化。μTi、μPi 分别代表干预组和对照组的均值。如果在末次访视其 95% 置信区间的下限大于 0，那么干预组将优于对照组。

2. 统计分析人群

（1）全分析集（Full Analysis Set，FAS）

全分析集指尽可能按意向性治疗原则的理想的受试者集，在所有随机化入组的受试者中，以合理的方法尽可能少地剔除受试者。

（2）符合方案集（Per Protocol Set，PPS）

符合方案集指符合临床试验方案，主要变量可以测定，基线变量没有缺失，没有对试验方案的重大违反。如不符合纳入或排除标准，但被随机入组；随机错误；未服用药物，或者依从性差，试验药物数量 < 80% 或 > 120%；使用本研究禁用药物。

（3）安全集（Safety Analysis Set，SS）

安全集指所有随机化后至少接受一次药物治疗的受试者。

主要变量和疗效分析分别选用全分析集和符合方案集；基本情况和其他基线特征选用全分析集；安全性评价选用安全集。

3. 一般原则

采用 SPSS 23.0 统计软件，所有的统计检验均采用双侧检验，

依据 $P < 0.05$ 判定具有统计学意义。对于连续变量，将列出例数、均数、标准差、中位数、最小值、最大值。对于离散变量，将以频数和百分数形式列出。基线定义为本临床研究用药前的最后一次非缺失观测数据。

4. 病例入组及完成情况

总结各中心入组及完成病例数，各分析集病例分布情况，对脱落原因和未进入 PPS 原因分别进行分类汇总，并分别列出脱落受试者清单和未进入 PPS 受试者清单。

5. 受试者特征

在 FAS 中进行。对受试者的人口学资料、生命体征、病史及其他特征值等进行描述性统计。

6. 治疗和干预情况

在 FAS 中进行。

①试验药物暴露量：对实际用药总数量进行描述性统计。②治疗时间：对治疗时间进行描述性统计，治疗时间（天）＝（末次用药日期－首次用药日期）+1 天。③用药依从性：按＜ 80%、80% ～ 120%、＞ 120% 计算例数及百分数，并列表描述依从性不在 80% ～ 120% 的受试者。用药依从性＝（实际用药数量 / 理论用药数量）×100%。④合并用药情况：对治疗期合并用药按照以下方法进行汇总描述，对系统名称和标准名称进行归纳总结（计算例数、例次和发生率）并列表描述合并用药的用法用量、使用时间及统计分析人群归属等。

7. 有效性分析

（1）基线

对有效性评价的基础背景进行描述性统计。

（2）疗效评价

中医证候疗效指的是对中医证候疗效［临床痊愈、显效、有效、无效、愈显率（临床痊愈率＋显效率）］及总有效率（临床痊愈率＋显效率＋有效率）进行描述性统计，列出频数和百分数，分别采用考虑中心因素的 CMH（分层卡方检验）2 比较组间差别，计算组间愈显率差和总有效率差的 95% 可信区间。除中医证候外，对其他疗效指标治疗前后的变化进行统计描述。除终点事件发生率和发生时间、中医证候外，对其他评价指标治疗后的组间比较，采用协方差分析模型，干预组和对照组为自变量，基线为协变量，同时考虑中心因素。

8. 安全性分析

（1）不良事件

对全部不良事件、与临床试验相关的不良事件、严重不良事件、导致脱落的不良事件分别进行归纳总结（计算例数、例次和发生率）。对全部不良事件和相关不良事件按严重程度分为轻、中、重，分别进行汇总并列出清单。

（2）安全性指标

按照是否正常分类，分别描述干预组和对照组治疗前后正常和异常的例数。

①实验室检查，以治疗前后交叉表（根据临床意义判断）的形式列出所有完成的检查项目，并分别以指标为主线和以受试者为主线列出治疗后异常的检查项目。②心电图检查，以治疗前后交叉表（根据临床意义判断）的形式列出，并列出治疗后异常者清单。③生命体征，体温、心率、呼吸、血压治疗前后的变化，列出例数、均数、标准差、中位数、最小值、最大值，并列出治

疗后异常者清单。

9．其他

通过选取典型病例，对访视 3 典型病例差异性代谢物进行分析，进一步探索其机制。

（十二）伦理学

1．伦理准则

本次研究将根据赫尔辛基宣言道德原则进行，并遵循药物临床试验质量管理规范及法规要求。

2．研究实施过程中的伦理学要求

（1）伦理委员会审查

临床试验方案由临床试验负责单位伦理委员会审批，经各参加单位伦理委员会审批后实施。研究方案、知情同意书及其他将提供给受试者的书面信息和 / 或材料，都必须获得伦理委员会的批准。如相关资料在临床试验实施过程中进行了修订，需再次申报伦理委员会批准后实施。当发生严重不良事件，负责单位或各参加单位伦理委员会根据需要决定是否召开会议进行再次审查，并及时将审查结论通报其他中心伦理委员会。

（2）受试者招募

受试者招募在各研究中心门诊或独立的受试者接待室。由各研究中心的主要研究者、协同研究者或主要研究者授权的其他有相关资质的人员进行。根据受试者负担和利益公平分配的准则，采用招募受试者布告的方式发布有关临床试验的信息，有意向的受试者阅读研究简介后签署知情同意书，研究者进行筛选，符合纳入标准的受试者进入临床试验。招募广告应递交伦理委员会审查，获伦理委员会批准后，方可在医疗机构内张贴。

（3）知情同意

研究者在受试者进入筛选期前，必须详细向受试者介绍有关临床试验的情况，包括试验目的、试验流程、可能的受益和风险、受试者的权利和义务等，使受试者充分理解并有充分的时间考虑，所提问题均得到满意答复后表示同意，并自愿签署知情同意书后方能开始临床试验。每位受试者签署知情同意书时研究者要将自己的联系方式留给受试者，以便受试者在出现病情变化/不良事件时能够随时联系研究者。

（4）受试者的医疗和保护

各试验单位研究者负责受试者的医疗，应保证受试者试验期间出现不良事件时得到及时、适当的治疗。申办者与研究者应对试验中所发生的严重不良事件，采取必要的措施以保证受试者的安全和权益，并及时向药品监督管理部门报告，同时向其他研究单位通报严重不良事件的详细信息。

受试者在临床试验期间将免费获得试验药物，获得相关检查项目医疗保险报销外相应的补贴，并对典型受试者进行免费的代谢组学检测，由北京中医药大学肾病专家和中日友好医院肾病专家长期对受试者进行病情评估与用药指导。如果发生与试验有关的不良事件，还将得到免费的医疗。试验中如病情变化，受试者或家属应及时与研究者联系，研究者可根据自己的判断，决定是否采用对症处理措施。

（5）受试者隐私的保护

只有参与临床试验的研究人员、监查员和相关管理部门人员才可能接触到受试者的个人医疗记录，他们将严格遵守药物临床试验相关法规和原则。受试者的临床试验资料将保存在临床研究中心相关部门。临床试验数据处理时将采用"数据匿名"的方式，省略可识别受试者个体身份的信息。

第五节　慢性肾脏病"肾阳虚证"辨识标准

辨证论治是中医诊断疾病的核心模式。建立证候的辨识规范及判定标准，不仅是证候研究中的重要内容之一，也是进行证候其他相关研究的前提和基础。但应以什么样的模式建立证候的诊断标准及采用何种方法来建立，则是需要探究的重要问题。创新性利用中医证候辨识、药物疗效评价与大数据分析等技术，基于融合后的"肾阳虚证"辨识大数据，建立示范研究肾阳虚证候的辨识标准，具有重要价值。

一、证候辨识标准研究

1."肾阳虚证"辨识大数据融合技术

"肾阳虚证"辨识大数据包括中医诊疗过程中有关病因、病机、诊断、辨证及演变规律等数据，这些数据都以文件形式保存，存在文件较大、处理困难的特点，本课题将研究场景化数据的采集、传输和自动处理的程序，实现场景化数据快速存储、高效传输和自动化处理，并自动与患者中医电子病历数据关联与融合。研究高维性（例如利用稀疏学习技术）、多模态融合（例如利用矩阵分解技术）、变量的混合类型（例如利用指数族分布理论）异构数据的高通量的整合分析。这能加速类似大数据的有效利用和挖掘。

2."肾阳虚证"辨识标准知识管理平台建设

在"肾阳虚证"辨识大数据融合基础上研究对大数据的检测和抽取、特征提取及面向多源异构数据融合，并实现证候标注及语义预处理的关键技术，综合运用中医知识图谱、专家标注等智能算法，建立大规模"肾阳虚证"病历资料库，实现中医病历标注及语义预处理；构建多尺度的中医观测指标库与实体之间的关系，并通过机器学习等算法自动构建多尺度的中医观测指标与实体之间的关系，研究"肾阳虚证"辨识大数据采集、管理、分析、共享及信息标准方法，最终建立 35 ～ 80 岁自然人群与"病证结合"人群全维度临床流行病学大数据共享及"肾阳虚证"辨证标准知识管理平台，制定"肾阳虚证"辨识系列标准。

3."肾阳虚证"辨识大数据的高维特征选择

35 ～ 80 岁自然人群与"病证结合"人群全维度临床流行病学大数据伴随着大量复杂高维数据，如诊疗信息、症状信息、医案文本和电子病历等信息。在高维空间，数据往往比较稀疏，会对低维算法产生不利的影响。由于包含了大量无关特征，学习的模型会过拟合，会对模型产生负面的影响。此外，高昂的计算代价和存储代价使我们不得不采用特征选择技术来解决这些问题。

4."肾阳虚证"辨识诊断模型研究

以证候要素、诊断辨识标准、辨证规范化研究为前提，其大量的诊疗信息、症状信息、医案文本和电子病历等数据是可观察到的，但相同证候疾病发生机制及辨证分型的过程是比较复杂的，且受到很多其他因素的影响。研究中将此复杂性作为潜变量，而潜变量可反映到观察到的信息（数据）中，通过构建潜变量与它们之间的关系发现规则，且根据规则预测潜变量变化趋势，结合地理、环境、医生特征、主观评价和中医流派等因素，构建潜变量对疾病及辨证分型的预测模型（如图6-4），最终建立慢性肾脏病"肾阳虚证"诊断预测，研发可量化表示的中医意象思维的多尺度类人认知规则，建立基于病证结合个性化"肾阳虚证"辨证论治模型，并实现病证分类决策的验证。

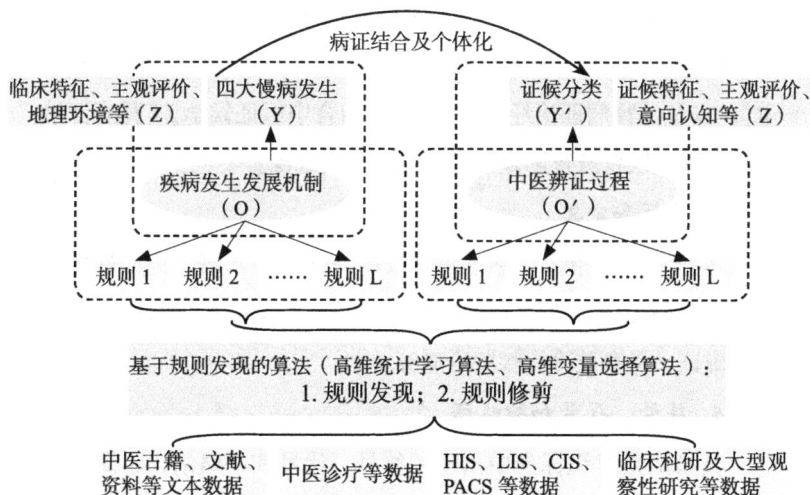

图6-4 "肾阳虚证"辨识诊断模型原理图

二、形成证候辨识标准

1. 范围

范围的界定对标准规定的具体内容及其适用范围界定的原则和方法等进行了具体解释说明，也应根据标准内容对不适用方面做具体解释说明。例如，慢性肾脏病"肾阳虚证"辨识标准规定了慢性肾脏病肾阳虚证候的辨识要点、自评问卷等，适用于慢性肾脏病肾阳虚证候的中医辨识，中医或中西医结合专业人员进行证候诊断及非专业人员对慢性肾脏病肾阳虚证候的自我评估。

2. 规范性引用文件

应依据现行的国家标准、行业标准、地方标准、企业标准及国际标准制定本标准，应写出参照哪个标准，本标准的哪些内容严于或等同于国家、行业标准。例如，慢性肾脏病"肾阳虚证"辨识标准参照了《中药新药临床研究指导原则》《中国中医药学主题词表》《中医临床诊疗术语·证候部分》《中医症状鉴别诊断学》，以及《肾病证治经验录》《病证结合中医证候学》《肾病证治概要》等中医权威肾阳虚证候诊断的典籍来源。

3. 术语和定义

术语和定义指辨识标准中涉及的一些关键术语，例如慢性肾脏病"肾阳虚证"辨识中涉及的一些关键术语包括：慢性肾脏病、肾阳虚证、畏寒肢冷、腰膝冷痛等。

4. 符号、代号和缩略语

其指的是辨识标准中出现的符号、代号和缩略语，不属于辨识标准的必备要素。

5. 概述

（1）定义

要明确指出辨识标准中的定义是自定义还是引用。

（2）历史沿革

系统梳理慢性肾脏病肾阳虚证候标准相关内容的古今文献，综述发展脉络。

6. 编写的基本原则

编写的基本原则是对于辨识遵循的原则、程序、辨识核心内容的设定原则和依据，以及辨识结果如何形成等的概括。标准内容应符合国家法律法规的相关强制性规定和要求，应与已经发布的相关标准协调一致，应力求具体化，可度量，可检验，便于实施。

7. 关键要素

辨识标准的关键要素包括：

（1）症状，包括主症和次症。

（2）客观指标或评分。

（3）体征。

（4）辅助检查（根据具体标准内容删减）。①一般实验室检查。②基因、蛋白等课题增加的检测指标。③B超、X线、核磁等影像学检查。

（5）影响因素。易感因素；诱发因素；关联因素；指标权重。例如，慢性肾脏病"肾阳虚证"辨识标准症状的主症是畏寒肢冷、腰膝冷痛、水肿、面色㿠白、夜尿频多，次症是腰膝酸软、小便清长、便溏、精神萎靡、性欲减退。

8. 诊断标准

采用主症、次症、舌象或脉象相结合的诊断模式，权重分值作为证候诊断的参考依据。

9. 鉴别诊断

根据具体标准确定是否添加此项，例如"肾阳虚证"鉴别诊断包括心阳虚证、脾阳虚证，以及心肾阳虚证、脾肾阳虚证等兼夹证。

10．自评量表

①主要内容。量表主要调查自评者与肾阳虚证候相关的主要症状，受主观影响较大，仅供参考。②使用注意。③影响因素。

参考文献

[1] 张萌萌，焦婷婷，张新雪，等．慢性肾脏病肾阳虚证的研究与思考 [J]．世界科学技术 – 中医药现代化，2020，22（1）：58-62．

[2] 陈可冀．病证结合治疗观与临床实践 [J]．中国中西医结合杂志，2011，31（8）：1016–1017．

[3] 邓跃毅，杨洪涛，孙伟，等．慢性肾脏病主要证型的中医辨证与治疗 [J]．中华肾病研究电子杂志，2013，2（5）：228–231．

[4] 刘占民．肾病证治经验录 [M]．北京：中国医药科技出版社，2003．

[5] 卞庆来，刘娇萍，邹小娟，等．病证结合模式下的中医证候研究探析 [J]．中华中医药杂志，2015，30（9）：3199–3201．

[6] 王阶，何庆勇．病证结合中医证候学 [M]．北京：中国医药科技出版社，2011．

[7] 程昭寰．肾病证治概要 [M]．北京：中医古籍出版社，1987．

[8] 于春泉，马寰，宫涛，等．中医证候临床流行病学研究的思路与方法 [J]．中国中医药信息杂志，2006（12）：3–5．

[9] 吴琪，张新雪，焦婷婷，等．慢性肾脏病肾阳虚证证候特征与临床生物学指标相关性及危险因素 [J]．中国实验方剂学杂志，2022，28（19）204–213．

第七章　慢性肾脏病中医证候研究展望

第一节　慢性肾脏病中医证候研究的
思路与方法

　　证候是中医学理论体系的重要组成部分，是中医基础理论连接临床的桥梁。因此，长期以来中医证候研究一直居于中医学研究的核心地位，是中医学研究的一个重要问题，亦是中医药理论现代化取得突破的关键点。在过去的半个多世纪，CKD中医证候研究内容主要包括CKD中医证候学相关概念研究、证候规范化与标准化研究、证候基础研究与临床研究等诸多方面。为进一步促进中西医结合发展，使中医、西医优势互补、融和贯通，将中医证候研究的内容不断深化与外延，并赋予其创新、发展、科学的研究理念，无疑将是中西医结合界认真思考的科学问题。现将CKD中医证候研究思路与方法总结如下，以期为后续研究提供理论指导和参考依据。

一、"病证结合"证候的研究思路

（一）"病证结合"诊疗方式是中医证候学研究的主流

病证结合，即在对疾病做出确切的现代医学诊断后，按照中医辨证论治原则确定较为符合临床实际的某个证型，并在此基础上遣方用药。例如，《素问·热论》记载："夫热病者，皆伤寒之类也"，即首先确定是由寒邪引起的热病，然后辨别三阴三阳经中何者受病。后世的六经辨证、卫气营血辨证等皆是如此。简言之，辨别病证就是在整体观念的指导下，运用四诊方法与辨证理论，对人体在致病因素影响下所出现的一系列症状进行细致的观察与分析，从错综复杂的现象中找出矛盾所在，确定其所患疾病与所属证候。因此，将中医"辨证论治"理念与西医学的疾病诊断模式优势互补、相互结合是目前 CKD 研究取得突破性进展、提高 CKD 临床疗效的关键。当前，病证结合已逐渐成为 CKD 诊疗和研究的主流诊疗模式之一。

（二）宏观研究与微观研究相结合模式是证候研究的必要手段

宏观研究的一项重要内容是进一步规范疾病证候分型和宏观诊断标准，而微观研究的目的是阐述证候发生的机制、明确可用于辅助临床辨证论治的微观诊断标准及疗效评价依据。对于 CKD 中医证候研究，笔者认为首先可从宏观层面对疾病进行系统研究，通过对古今相关文献进行挖掘，分析其病因、症状、体征、舌脉等内容的构成情况。其次，在此基础上开展与之相关的证候演变规律研究、方证相关性研究等，进一步了解证候诊断标准中的病因、危险因素、症状、体征、舌脉间的相关性，以确定疾病证候分型及宏观诊断标准。最后，将宏观研究结果与基础研究等结果相结合进行深入探索，以从多个角度、多个学科解析 CKD 中医证候研究的核心内容。

二、"病证结合"证候的研究方法

（一）基于数据挖掘的慢性肾脏病中医证候学研究

数据挖掘是人工智能和数据库领域研究的热点问题，亦是目前网络医学研究的热点。所谓数据挖掘是指从数据库中揭示出隐含的、未知的并有潜在价值信息的过程。数据挖掘是一种决策支持过程，它主要基于人工智能、机器学习、模式识别、统计学、数据库、可视化技术等，所获取的信息和知识可以广泛应用于基础与临床。

1. 慢性肾小球肾炎证候研究

慢性肾小球肾炎（简称慢性肾炎）是一种常见而难治的慢性肾脏疾患，临床以水肿、蛋白尿、血尿、高血压为特征，本病以中青年最为多见，男性发病率高于女性。近年来，中医对其临床证候进行了不同层次的研究。中华中医药学会肾病分会从 1998 年起就提出了关于慢性肾小球肾炎的证候分型指导思想，即"本虚为纲，标实为目，以本为主，标本结合"。本研究以中国知网、中国生物医学文献数据库、万方数据知识服务平台、维普中文期刊服务平台为数据源，借助 Excel、IBM SPSS Modeler、IBM SPSS Statistics 软件，通过文献挖掘将本病的辨证分为了辨本证和辨标证两部分，其中本证包括肺肾气虚证、脾肾气虚证、气阴两虚证、肝肾阴虚证、脾肾阳虚证等，标证分为湿热、血瘀、湿浊等。杨建明等通过对 700 余篇 IgA 肾病病例文献报道，基于统计特征的关键词提取方法（该方法是先抽取出候选词，对各个候选词进行打分，然后输出 topK 个分值最高的候选词作为关键词。根据打分的策略不同，有不同的算法，例如 TF-IDF，TextRank，LDA 等算法），结果表明，本病中医证候辨证分型共涵盖 20 种，急性活动期的证候类型有热毒扰肾证、下焦湿热证（膀胱湿热证、肠道湿热证）、心火炽盛证、肺肾风热证（风热扰络证、风热上扰证、热伤血络证）、咽喉证；慢性进展期的证候类型包括阴虚内热证（阴虚火旺证）、气虚不摄证、气阴两虚证、气滞水停证、气滞血瘀证、三焦气滞证、气虚夹瘀证、阴虚夹瘀证、湿热内蕴证（湿热互结证）、肾虚证、肾阴不足证、肾气阴两虚证、肝肾两虚证、脾气虚证（脾虚证）、脾肾两虚证。同时，该研究发现 IgA 肾病临床表现具有多样化的特点，多数呈隐匿性肾炎的表现，亦有呈慢性肾炎综合征、肾病综合征及急进性肾炎者。孙伟等归纳了近 10 年 IgA 肾病临床文献，基于证素辨证法，进行中医证素、证型分布特征研究，其研究认为本病辨证具有一定规律性，肾病综合征的患者辨证以脾肾气虚为主；诊断为慢性肾炎者以肝肾阴虚为多；以急性肾炎表现者常见脾肾气虚及湿热；隐匿性肾炎者以肝肾阴虚及肺、脾、肾气虚为主；以血尿症状为主伴高血压及肾功能损害者以阴虚及气阴两虚证多见。

2. 慢性肾衰竭证候研究

慢性肾衰竭是指由于各种原因引起的肾单位的严重损毁致体内代谢产物潴留、水电解质及酸碱平衡失调、内分泌功能紊乱的一种综合征。目前，西医尚无特效疗法。近年来，大量数据挖掘研究表明中医药在防治慢性肾衰竭方面具有独特优势。聂峰等对全国六家医院收治的慢性肾衰竭病例进行随机抽样调查研究，用回顾性调查方法，将各例中医证候按权威标准辨证分型，在此基础上将不同证型间患者的实验室检查指标依次进行单因素方差分析和判别分析，建立各证型的判别函数，然后将需要观察的病例资料中各检验指标的值代入各证型判别函数式，根据证型函数式数值高低对其进行中医证型的判定。312例中医临床证候及体征的描述性资料结果显示，本病主因素体亏虚、感受外邪，或饮食、情志失调等，致脾肾阳气或肝肾阴血亏损，正虚水液代谢失调，痰饮、湿浊等邪实的产生，致气机逆乱、络脉阻滞，呈虚实夹杂的局面。

3. 糖尿病肾病证候研究

糖尿病肾病是指由糖尿病所致的CKD，病变可累及全肾，我国20%～40%的糖尿病患者合并糖尿病肾病，现已成为CKD和终末期肾病的主要原因。中医药在防治糖尿病肾病的发生和发展、延缓肾功能进行性恶化等方面具有一定的优势。辨证论治是中医临证之精华，中医证候是联系理论和实践的重要环节。刘倩等运用Spearman相关系数法对中医症状与理化指标进行相关性研究，运用《证素辨证学》进行证素分析，根据《糖尿病肾病中医防治指南》辨证分型进行中医辨证。研究发现，2型糖尿病肾病病位以肝、肾、脾为主，且随CKD进展病位受累加重；本虚证气虚、血虚随着病情的进展逐渐加重，阳虚在CKD 3期尤其突出。标实证以湿证贯穿始终。同时，本研究显示2型糖尿病肾病患者CKD 1期、CKD 2期均以气阴两虚、肝肾阴虚为主，CKD 3期以脾肾阳虚为主，CKD 4期以肝肾阴虚、气阴两虚、脾肾阳虚为主要证型，CKD 5期以脾肾阳虚、气血两虚为主。气阴两虚、肝肾阴虚随CKD进展呈下降趋势，气血两虚、脾肾阳虚在CKD 3期以后症状逐渐突出。兼证中肝阳上亢贯穿始终且在CKD 3期尤为突出。变证以溺毒入脑为主在 CKD 4 期尤为明显。

（二）开展与之相关的证候演变规律研究

传统的"证候"定义，是患者在特定时间内所表现出来的能反映疾病病位、病性、程度或发展趋势的一个或一组症状和体征。《伤寒论》载有"观其脉证，知犯何逆，随证治之"的描述，《金匮要略》亦以"病脉证治"为主线。随着病情的变化，疾病病机会发生变化，证候也会发生变化，且疾病过程往往是复杂的，证候表现也是纷繁多样，其演变也是瞬息万变的，因此把握关键证候演变规律可以对疾病不同阶段进行针对性的辨证论治。

邓扬等采用聚类分析、概率转移矩阵等统计研究方法，并结合医学理论，对每个阶段不同症状群、舌脉进行辨证分析，本研究发现慢性肾衰竭的病机演变与肺脾肾功能失调、三焦气化失司有关，其中脾肾不足是其病机之关键，脾肾两虚贯穿始终。王俊等对 346 例糖皮质激素治疗前后原发性肾病综合征患者的主症进行观察，制定并使用统一的观察表，对原发性肾病综合征患者激素治疗前后中医证候演变的客观规律进行探索。研究发现，在本虚证方面，激素使用前原发性肾病综合征患者以脾肾气虚及脾肾阳虚为主；在初始阶段的 1～4 周，以气阴两虚和脾肾气虚为主；在初始阶段的 5～8 周，以肝肾阴虚和气阴两虚为主；在撤减阶段，以气阴两虚为主；在维持阶段，以阴阳俱虚和脾肾阳虚为主。标实证的演变，在激素使用前，兼夹水湿、湿浊为主；使用激素1～4 周后，以兼夹湿热、瘀血、湿浊为主；5～8 周后，以兼夹湿热、瘀血、风动证为主；在撤减阶段，除水湿证外，其余各兼夹症均较明显；在维持阶段，以兼夹瘀血、湿热证为主。湿热、瘀血证在整个激素治疗过程中均较突出。由此发现激素在中医中被认为属纯阳之药，机体在纯阳药物作用下容易出现阴虚症状，则表明患者对药物的敏感性越高，治疗的临床缓解率也越高。另外，可在临床运用激素的同时观察患者证候的变化，以期尽早判断患者对激素的敏感性。曾妙玲等研究发现生物节律紊乱会导致糖尿病肾病患者的中医证候变化，证候先向阳虚证转变，最后形成阴阳两虚证。王莹等研究发现，糖尿病肾脏疾病不同分期的中医证候分布及特点不同，在疾病不同分期和不同阶段，糖尿病肾脏疾病的本虚证由气阴两虚证向阴阳两虚证发展，兼夹湿热、浊毒、气郁及血瘀证的动态演变。

（三）开展与之相关的方证相关性研究

辨证论治是中医学一大特色，居于中医学核心地位，辨证是论治的前提和条件，论治是辨证的结果和目的，因此证候研究的最终目标是为临床治疗提供相对科学合理的依据，使得治疗更加"有的放矢"，从而提高临床疗效。而方证相关研究则在开展与证相关研究的同时为临床治疗找到有效方剂，进一步完善中医证候研究内容，使得整个研究更加具有应用价值。高霞等基于伏邪理论及方证相关思想，选用麻黄附子细辛汤合真武汤治疗 CKD 3～4 期患者，观察该方法对 CKD 3～4 期患者的中医证候及实验室指标的影响。该研究发现，在伏邪理论与方证辨证的指导下选用麻黄附子细辛汤合真武汤治疗 CKD 3～4 期中医证型属表里虚寒证的患者，能够保护肾功能，改善炎症状态，提高临床疗效，并且未见不良反应，值得临床应用和推广。史兴飞等基于方证辨证理论，应用荆防肾炎汤加减内服治疗 CKD 3～4 期的太阳阳明合病兼系太阴证，研究结果表明荆防肾炎汤加减治疗 CKD 太阳阳明合病兼系太阴证疗效显著。

方从法出、法随证立是中医辨证施治的原则之一，方证相关是辨证论治思想的必然要求。以方测证是对方证相关理论的应用，是一种从方证到理法的逆向辨证方式。将以方测证的逆向思维应用于 CKD "病证结合" 动物实验研究，这一突出中医学思维特征与现代科学设计融合的研究思路，是病证结合研究的发展方向之一。特别是通过经典名方方证的研究和分析，以疗效为判定标准，研究其显效方剂作用的疾病病态基础，分析疾病与其方证之间的关系，可以进一步验证已知疾病的中医证候病机，且结果更符合中医学的特色和优势，更能反映中医学理、法、方、药的方剂辨证体系的关键，它比单纯研究证候更具可行性。姚涛基于 "心肾相关" 理论研究高血压心衰导致肾纤维化的病理机制，并运用以方测证方法明确高血压心衰肾纤维化模型大鼠的证候本质。本研究证实了心肾双向交互损害是高血压心衰肾纤维化发生发展的主要原因，模型大鼠肾组织 TGF-β/Smad 信号转导通路活化，并参与肾小管上皮 - 间质细胞转分化过程是高血压心衰肾纤维化的重要病理机制。参麦注射液能够调控 TGF-β/Smad 信号转导通路而抑制肾纤维化状态，其机制可能与阻止 TGF-β_1/Smad 信号转导通路活化及肾小管上皮 - 间质细胞转分化过程有关。本研究从 "以方测证" 角度，以参麦注射液为主，参附注射液参照对比，证实了高血压心衰肾纤维化大鼠的证候本质为心肾气阴两虚证。

（四）开展与之相关的基础研究

证候动物模型研制思路主要有病因造模、药物造模、病理造模、病因病理结合模型、病证结合模型。其中，病证结合动物模型既有西医疾病的病理特点，又有中医证候特征，较西医疾病模型和单纯中医证候模型更具说服力，能够更全面、客观地认识疾病的病理生理变化与中医证候特征之间的关系。因而，开展与之相关的基础研究，模型可靠，干预因素少，能够更好地反映中医证的本质，是中医药动物实验研究的有效帮手。

谭微等为观察马兜铃酸和缺血再灌注所致急性肾损伤（AKI）后 CKD 动物模型的差异。将 BALB/c 小鼠分为马兜铃酸损伤（AAI）组、AAI 对照组、缺血再灌注损伤（IRI）组、IRI 对照组。AAI 组以 5mg/kg 剂量腹腔内注射马兜铃酸，AAI 对照组腹腔注射等量生理盐水；IRI 组予 37℃双侧肾动脉夹闭缺血 32min，IRI 对照组予假手术；于给药或再灌注后 1、3、7、14、28、42d 收集标本。观察不同时间点各组小鼠的死亡情况及体重，自动分析法检测各小鼠血清肌酐、血清尿素氮水平，肾组织 PAS 染色评估肾损伤程度，Masson 染色评估肾脏纤维化情况。结果显示，IRI 组死亡率显著高于 AAI 组；AAI 组小鼠体重下降更显著；IRI 和 AAI 组小鼠血肌酐、尿素水平均高于对照组；IRI 组术后第 1 天肾损伤最重，AAI 组第 7 天肾损伤最重，至造模后 42d 部分肾小管仍无完整结构；与对照组比较，造模后 14d IRI 和 AAI 组均开始出现纤维化，AAI 组纤维化阳性面积多于 IRI 组。本研究表明 AAI 和 IRI 均可成功构建小鼠 AKI-CKD 模型，但 AAI 模型更简单、稳定。本课题组前期发现"肾阳虚证"是 CKD 的主要中医证候，并在此方面做了大量基础研究。本课题组通过动物实验，在诱导大鼠 CKD 基础上分别施加不同复合因素，比较研究不同"病证结合"模型特点，筛选、构建、评价了最优的 CKD 肾阳虚证"病证结合"大鼠模型。实验通过尾静脉注射阿霉素建立 CKD 动物模型，然后将成模大鼠分为了 5 组，分别为阿霉素组、羟基脲组（300mg/kg 灌胃）、氢化可的松组（10mg/kg 肌内注射）、雌二醇组（4mg/kg

腹腔注射）、甲巯咪唑组（2mL/kg 灌胃）、氨鲁米特组（20g/L 灌胃）。本研究发现这 5 种 CKD 肾阳虚证大鼠均出现了下丘脑 – 垂体 – 靶腺轴的紊乱，但在 "性腺轴" "甲状腺轴" "肾上腺轴" 上各有特点，其中氢化可的松组大鼠模型符合人类 CKD "肾阳虚证" 证候特点和 "肾阳虚三轴" 改变，其为最理想的 CKD 肾阳虚证 "病证结合" 模型，是中西医结合范式研究的有益尝试。

（五）开展与之相关的系统生物学研究

由于证候是一个非线性的 "内实外虚" "动态时空" 和 "多维界面" 的复杂系统，只有采用与证候相适应的复杂性科学理论及思维方法对其进行研究才能揭示其科学内涵。系统生物学是研究一个生物系统中所有组成成分（基因、mRNA、蛋白质、代谢物等）的构成，以及在特定条件下，如遗传、环境因素变化时，分析这些组分间相互关系的学科，它以系统生物学理论为指导，以整合性、复杂性、信息化为特点，以整合多种组学信息为手段，力图实现从基因到细胞、组织、个体的多方向、多层次的研究，最终揭示生命活动的本质规律。中医证候研究引入系统生物学可以更好地阐明证候的实质，使证候得到客观、定量的描述，从而促进中医学现代化研究的进程。

伦龙威等利用代谢组学的技术和系统生物学的方法，全谱分析 CKD 3～5 期患者血液标本的代谢组学指纹图谱，比较 CKD 3～5 期脾肾气虚证、脾肾阳虚证 2 种证型患者的血液代谢组学的差异，探寻中医证型潜在的生物标志物（群）和中医证候的内在物质基础。结果显示，CKD 患者脾肾阳虚证及脾肾气虚证患者在 24 小时尿蛋白定量、肾功、肝功、血脂及空腹血糖等传统实验室检查结果的差异并无统计学意义。CKD 脾肾阳虚证、脾肾气虚证潜在的生物标志物（群）为十八烷酸、辛酰基胆碱、9-癸烯酰胆碱、4-羟双氢神经鞘氨醇、12,13-朵酸、十四烷醇、γ-谷氨酰基-左旋-丁二胺、N-烟酰甘氨酸、聚酰亚胺左旋肉碱、3,4-二羟苯甘氨酸、神经酰胺、萜烯基酸异戊酯、十八烯酸、岩芹酸等。代谢组学分析表明，CKD脾肾气虚证及脾肾阳虚证的代谢差异主要存在于氨基酸、脂肪酸、鞘脂类等化合物中，其主要涉及脂肪酸代谢、氨基酸代谢、鞘脂类代谢及亚油酸代谢。本研究发现，利用代谢组学技术能很好地区分 CKD 脾肾气虚证患者及脾肾阳虚证患者之间血清代谢组学差异，证明代谢组学能满足未来中医证候研究的需求。严石林等对 9 例肾阳虚证患者进行表达谱芯片实验，找出了 332 条共同差异表达基因，进一步分析发现与肾阳虚证相关的信号通路有 39 个。陈明运用代谢组学技术方法分析 CKD 3 期脾肾两虚证患者与健康人的尿液，该结果发现 CKD 3 期脾肾两虚证患者尿液中 α-羟基马尿酸、苯乙酸、N-乙酰-α-神经氨酸等 12 种差异代谢物水平与健康人有差异，表明这些代谢差异物有望作为区分 CKD 3 期脾肾两虚证患者与健康人的潜在代谢标记物。

（六）开展多学科交叉研究

随着国际化进程不断加快，中医学也要与时俱进，与自然科学接轨，以科学精准的量化标准得到世界的认可。黄璐琦院士曾经在一个医学论坛上指出：科学研究实际上是一个复杂性的研究。我们对于复杂性研究，做过关键词检索，这里边大家可以看到跨学科、系统、统一性等，显示出科学研究的复杂性，而这种复杂性研究需要的就是多学科的交叉，那么中医药的传承创新也需要多学科的交叉。多学科交叉的提出，是源于科学整体性特征的认识。马克思认为科学是内在的整体，它被分解为单独的部门，不是取决于事物的本质，而是取决于人类认识能力的局限性，这是一个任何一处都不能被打断的链条。辨证施治、方证相应是中医用药的主要特点，针对中医临床证候特征，以及中药复方多成分、多靶点、多效应的复杂性等问题，从不同角度和方向尝试应用更科学、更合理的研究模式，综合运用数据挖掘技术、药物基因组学、生物信息学、系统生物学、系统药理学和网络药理学等方法，建立了面向临床和实验研究的一系列中医证候及中药复方疗效预测、评价方法，采用更为客观的量化手段对 CKD 进行研究是未来的研究趋势。

下面举一个例子，某研究拟分析社区自然人群中慢性肾脏病人群的管理模式研究。首先，要通过健康大数据筛查手段获取社区管辖人口的基本信息和临床四诊信息，并统一进行规范化数据预处理；然后，还要利用互联网技术建立慢性肾脏病社区中医药综合防治管理平台，开发"社区－医院－家庭"联动的慢性肾脏病中医智能管理小程序。为进一步分析慢性肾脏病人群的特点，还要运用机器学习等技术构建人群相似性网络与慢性肾脏病合并病网络，并对其进行社团划分，通过亚型富集分析对社区自然人群中慢性肾脏病人群中医临床表型特异性进行综合评估。若要进一步探究不同表型人群的差异代谢物，还需要借助多组学分析等系统生物学手段。由此看来，多学科交叉对当下中医药现代化的深入发展至关重要。

第二节　慢性肾脏病中医证候研究的
问题与挑战

CKD中医证候研究是中西医结合的必然产物和中医药现代化的必经之路。CKD的中医证候研究，无论是基础研究还是临床研究、宏观研究抑或微观研究，均已取得了一定的研究成果，为中医临床诊疗提供了一定的参考与依据。但随着CKD发病率的逐年上升、病种比重的不断演变，在基础与临床实践中，逐渐显现出一些亟待解决的问题与挑战。

一、证候规范化问题是证候研究的关键

证候是疾病发展过程中某一阶段的病理概括，它包含了疾病的病因、病位、病性及正邪双方力量的对比，是疾病本质的具体体现。中医辨证论治经过数千年的发展，现已形成了一个庞大的辨证系统，诸如八纲、气血津液、脏腑、卫气营血等辨证体系，但同时也存在诸多问题，其中最为关键的就是证候规范化。证候规范化是一项艰巨的任务，包含证候分类规范、证候名称规范、证候诊断标准化多方面内容。以证候诊断标准化为例，证的诊断标准研究是证规范化的主体工作，在何种情况下可以辨为此证，何种情况则当辨为彼证，是辨证的关键问题，也是证规范化工作者研究的重点和难点。目前，证诊断标准的基本模式是"主症＋次症"，或"必然症＋或然症"。这种思维和表述方式既不符合中

医学理论，又有悖于事物的发展规律。单一"主症＋次症"的证候诊断标准，无法概括所有疾病中证候的发展变化情况。诊断标准中主次症的划分有着明显局限性和随意性，不能准确反映疾病本质。

只有对疾病的证候进行正确的判断，才能施以合理的方药治疗。因此，证候在中医诊治体系中占有重要地位。证候的判断是医者通过整合望、闻、问、切四诊收集的临床资料综合分析得出的结论。但由于我国 CKD 患病人群基数庞大、个体差异性大，医务人员又相对短缺，以及医疗资源的限制，临床医生在通过四诊获得一些症状或体征等资料过程中常会掺杂较多主观因素，因而证候规范化研究显得尤为重要。规范化是科学的特征之一，只有证候研究完成规范化才有明确的标准，使理论的运用具有高度的可重复性，便于中医经典的传承和推广。由于中医发展的历史久远，年代的不断变迁，以及对中医学认识的不断深入，中医文献对证候的描述不尽相同，甚至差异很大，这无疑给诊断带来了极大的困难。因此，证候规范化是证候研究的关键，具体可从以下方面改善：进一步完善证的规范化研究，将病证结合引入证规范化研究，以弥补证规范化欠缺灵活性的不足，使规范后的证标准更符合中医辨证特色；放弃单纯追求高、新指标的思路，从中医理论基础出发，设计能寻找证的特异性指标，可以切实反映证内在变化的研究方案；引入循证医学方法，加强证实质的临床研究，提倡病证结合、临床与实验并重的研究方法。只有将证候规范后问题研究清楚，才能使辨证论治有据可循。

二、廓清"病"和"证"的关系是证候研究的前提

"病"和"证"是中医学的两个重要的范畴。从文献记载来看，中医学对"病"的认识更早。现存最古老的医方书《五十二病方》中载有疣、蛊、痎病等52种病名，且以病名作为篇目标题。《黄帝内经》也以辨病论治为主要治疗形式，其中载有十二方，如《素问·腹中论》以鸡矢醴治鼓胀，《素问·病能论》以生铁洛饮治怒狂、以泽泻饮治酒风等。《黄帝内经》中涉及的病名达100余种，并有许多对病的专题论述。从学术思想的当代历史发展来看，强调"病证结合"是对单一注重"辨证论治"思想的反思，它恰当地平衡了在中医中"唯病论治"和"唯证论治"的观点。因此，进一步廓清"病"和"证"的关系，是提炼"证"的现代科学研究的核心命题。

关于"病"与"证"的关系问题，笔者认为如下两种观点存在争议。一种观点认为，"病"和"证"只是从不同角度认识疾病，故是同一个事物的不同名称。例如，一张桌子中文叫"桌子"，英文称"table"。"病"和"证"如果是这样的关系，则"病"和"证"实际指称的内部的东西应是同一的，只是因不同的认识途径给了不同的名称而已。如确这样，那么在科学的意义上就完全没有必要"病证结合"，而这与我国长期进行的"病证结合"实践不相符合。另一种观点认为"病"与"证"的关系如同西医中某个疾病同其亚型之间的关系，"病证结合"只是使对疾病的判断更为准确。至少有两个理由反对该观点：首先，西医疾病的亚型具有该疾病的特异性，如白血病某个亚型的特异性在白血病中是存在的，但在其他疾病中不存在，而"证"没有类似的疾

病特异性，同一个"证"在不同的疾病中均可以出现。其次，一个特定的命名就其所指称的物质基础而言是和时间相关的，也即具有历史性。一个特定的病名在当前可能指称了某些特定的内部机制，而随着认识的深入，一些新的特定机制将被加入这同一个病名的内涵之中。换言之，同一个病名在今天和明天所指称的物质基础方面的内涵可能是不一样的。

随着病证结合模式研究的不断深入，也有学者提出质疑：由于中西医诊疗体系不同，中医辨证和西医辨病在思维上存在着显著差异。吴智兵认为西医辨病是一种排他性的考虑，也就是说西医在诊断时要强调同一性，尽量排除一切干扰因素才能确诊；而中医辨证则是包容性的，即辨证时要将各种影响因素充分考虑，才能得到一个完整正确的证的认识。所以将中医的证放在西医的病下进行研究，必然使中医灵活的证变得机械，为了求得病的同一性，必须排除与本病无关的影响因素，而这些因素却能改变证型，故将证从属于病进行分型论治，中医就被沦为西医的辅助疗法。对于微观辨证，吴氏认为若患者果真属于无证可辨，即使查出异常指标仍难以辨证。对此，笔者认为由于现代医学作为主流医学，明确诊断是必须的，也利于解释患者的病情，加之目前就诊患者多由西医专科检查或治疗不佳之后才求助于中医，就诊时常持相关检查结果前来，医者可借此了解病情的轻重，却又不干扰中医的辨证，在处方用药时亦可兼顾异常结果，针对性地选用一些现代药理证实对该病或相关指标有用的中药加入方中，以解决"无证可辨"的难题。因此，尝试挖掘出哪些辅助检查结果对中医辨证施治有参考价值是极为必要的，比如类风湿关节炎的风湿因子、C反应蛋白等指标对于疾病诊断有意义。杨宏志等指出慢性乙型肝炎患者血清谷丙转氨酶升高的病理基础与"血瘀"存在密切联系，宜早用活血化瘀药。现代药理研究表明，慢性肝炎患者其血液黏稠度明显升高；另外，病毒性肝炎的发病，主要是免疫变态反应而致肝细胞变性坏死及肝脏炎症反应（渗出、浸润、增生、纤维化等），这些变化与中医之"血瘀"实质极为相似，同时肝内炎症改变会造成肝内微循环障碍，这亦是形成"血瘀"的原因。通过中医药活血化瘀，散结消癥，可以改变血液流变性，清除免疫复合物，抑制炎症介质的释放，改善肝内微循环，使肝细胞得到修复，从而达到降低谷丙转氨酶的作用。对于不典型的消渴病患者，是应该按照中医消渴病的常规思路去诊疗还是当另辟蹊径？中药药理明确的药物，若性味不符辨证，是否会影响治疗效果？诸如此类的实际问题都值得思考。尽管辨证论治普适于各类疾病且疗效确切，但缺乏对疾病的研究和对微观的认识亦属事实。疾病谱随着时代在改变，而"病证结合"可以避免"古方今病，不相能也"。

三、深入探讨"证"的本质是证候研究的基础

关于"证"本质的实验研究，研究者本着以下两点理论依据探寻"证"在人体内的特异性变化。其一，中医辨证着眼于功能的变化，而功能的变化必伴有物质的改变。其二，异病既然同证，必有共同的物质基础。如今对"证"本质的实验研究已有几十年，其中最具代表性的为沈自尹教授于 1959 年率先开展的肾实质研究。该课题组经过 40 多年多中心、大样本临床研究后发现，肾阳虚证患者具有下丘脑－垂体及其所属 3 个靶腺轴不同程度的功能紊乱，而用补肾药后得到了明显改善，故该研究认为补肾能延缓

衰老是因为它对神经内分泌有广泛的调节作用。申维玺就结核病、肺癌、自身免疫性疾病等常出现阴虚症候群的问题进行了系统回顾，比较分析近几十年阴虚证本质研究的相关资料，发现细胞因子网络紊乱是它们共同的发病机理和环节，从而得出阴虚证的本质是白细胞介素 –1 和肿瘤坏死因子等细胞因子的生物学活性相对升高引起细胞因子网络紊乱。张明等指出由于证候与基因表达差异、基因多态性之间存在着密切的内在联系，故证候很可能是基因多态性和多功能基因异常表达的表型。另有学者认为"证"的本质是环磷酸腺苷、环磷酸鸟苷，这对环核苷酸对细胞功能的相反作用提出了生物控制的阴阳学说。

在肯定以上研究成果的同时，我们发现所谓证的"本质"多是各方学者观察到的机体某一微观层面的变化进而提出的研究假设，即以内部现象去解释外部表现的变化，然而内部的改变不等于就是因，也许两者变化是同步的，都属于继发性变化。证的研究指标大多非特异性，如在肾阳虚证中，24 h 尿 17– 羟类固醇值有高低不同的表现，但此指标在心阳虚证、脾阳虚证出现了低下的结果；又如脾气虚证、肾气虚证、心气虚证均有免疫功能低下。这些都只能表明虚证的共性，"证"的特性又体现在哪里？少数的特异性指标也只能反映"证"的局部，如 D– 木糖排泄率是从 70多种指标中筛选出来的，能够较特异性地反映脾虚证，其排泄率的低下提示小肠吸收功能的障碍，但脾虚证不等同于吸收不良综合征，至少还包括各种消化酶的功能障碍等。同时该研究发现，选取的观察指标结果与传统中医理论相悖，如提到血瘀证人们首先会想到观察血液流变学的改变，但典型的血瘀证如肝硬化、上消化道出血，其血液流变学的高凝状态并不明显，而不典型的血瘀证，如慢性肾小球肾炎、大多数感染性炎症却呈现出明显的血液高凝状态。由此所得到的矛盾结果，导致出现了"几乎无病不血瘀""无药不活血"的混乱状况。

　　目前，"证"本质的实验研究多采用现代医学还原分析的研究思路，即从解剖形态至分子生物学层面去研究，现代医学也确实借此攻克了较多医学难题。但到了代谢组学时代，发现微观物质的联系是相当广泛的，某一物质的改变会导致全盘的变动，这符合现代系统论原理，即任何一种生命现象都是整体层面的复杂生理活动的有机整合。而"证"很好地体现了该理论。由于某一疾病或某一脏腑的不同证型之间、各脏或各病的相同证型间均有关联，故在这样一个广泛关联性的前提下研究得来的客观指标，其专一性和排他性相对较差。以脾虚证为例，它是以消化系统功能障碍为主，同时涉及免疫、内分泌、能量代谢等功能紊乱的病变。这也说明任何一个"证"综合了多系统的病理变化，故任何单一微观层面的改变均难以作为特异性指标。有学者指出，如果从物质层面上确认证与证间的差异，这些差异很可能是物质在时空分布状态的不同所致。此外，针对证候的差异是否由基因改变所致，有学者发现当人大喜大惊时，心跳、血压、激素类物质等均会改变，由此可推及，除先天遗传外，各种过度、突发或长期致病因素，如环境、心理、起居等，也可能影响到基因层面的复制和表达，从而导致疾病的发生。反过来当通过不同方法消除这些不良刺激后使证候消失，基因可能也会逐渐恢复正常的调控，阻断疾病的发生发展，故证和基因谁是因，谁是果，难以定论。

四、中医证候研究中的哲学问题

如同整个中医学的继承与发展需要正确的发展观一样，证的研究亦需要辩证唯物主义和历史唯物主义的启发和引导。当前证的研究不是干的问题，而是为什么干和怎么干的问题，具体来说是思路方法问题，解决这方面的问题需借助现代科学哲学的指导。

中医学在运用现代科学哲学开启研究思路、选择研究方法和确定研究方向诸方面显得不太合适，有的则故弄玄虚，所述观点颇有迷惑之嫌。在中医基础理论和证的研究问题中，通常反映出来的是具体技术操作问题和方法问题，而从根本上看，则是隐藏其中影响研究者行为方式的哲学问题，当然也涉及部分逻辑问题。中医基础理论和证研究中的哲学问题包括中医哲学的哲学定位及其与现代科学哲学的关系，中医学的观察研究方式是整体的还是局部的，证的内涵与外延问题，症状（现象）与证（本质）的吻合程度问题，证的动静观问题，证的证实与证伪问题，等等。

这些问题的一部分学术界已进行了探讨，但仍需重新讨论并加以明确。因此，这些哲学和理论问题的廓清，将进一步深化我们对中医学、中医学基础理论和证的认识，并有可能促成基本观点的大致统一，为证的研究取得突破性进展创造良好的学术氛围。总之，哲学水平的提高和哲学观念的转变，已成为我们共同的必修课程。理智的、可预见的哲学思考将营造出一个真正属于中医界自己的科学共同体，这个科学共同体必将成为推动中医学创新和变革的中坚力量。

五、慢性肾脏病的治疗尚缺乏循证医学证据

尽管中西医结合治疗 CKD 报道很多，但很大部分都停留在专家个人的经验和各自单位的临床观察，较少有多中心、大样本、随机、双盲的临床试验，其疗效的客观性很难确定。中药的成分复杂，经过炮制、配伍、煎煮、体内代谢后，成分的变化更是不得而知。因此，中药很难用单一指标去考察其疗效，作用机制不明。临床上多用中药联合西药治疗，其疗效机制更是不清楚。因此，中西医结合治疗 CKD 的疗效机制只能用"黑箱理论"去解释。目前，中医临床是以整体观念为主导思想，以辨证论治为特色的系统论思想指导实践；西医是以还原论为主导思想，以逻辑思维为特征，以实验手段为主要研究方法，借助物理学、化学、生物学等手段来指导实践。中医、西医都是在各自的理论指导下诊治疾病，尚未形成系统地中西医结合医学理论，新理论的形成还有待漫长的研究。

六、中医证候动物模型研制尚不规范

纵观已经研制出的中医证候动物模型，大部分对中医研究尚缺乏有效的指导作用，存在探索多而实用少的局面。笔者认为其中存在的问题大致可以归纳为三方面。其一，有的中医证候动物模型，貌似在中医病因、病机、藏象等基本理论的指导下研究复制，但很难经得起推敲。如冷水浸猫模拟太阴阴虚证和少阴阳虚证的证候动物模型，给新西兰兔灌服寒凉药后再结扎冠状动脉逐渐缩小升主动脉口径方法模拟阳虚内停证候动物模型等。其二，模拟中医证候动物模型，不是在中医理论的指导下，而是采用化

学药物造成动物的毒性反应或机械损伤，比较典型的如采用注射大剂量外源性醋酸氢化可的松制作阳虚动物模型、四氯化碳肝毒性制作肝阴虚动物模型、以利血平毒性制作脾虚动物模型、肾皮质电灼伤诱发肾阳虚动物模型。其三，现代医学强调微观变化，通过疾病的外在表现及特征性的病理改变来探求更深层次的发病机理。而中医学讲究宏观辨证，对于疾病的机制探讨主要是从病因病机及证候表征而来。同一疾病在不同的发展阶段可能出现不同的中医证候，相同的中医证候又会出现在不同的疾病中。因此决不可将现代医学现成的动物模型不加改造地借鉴过来便用。如将现代医学的实验性微循环障碍法、血栓法等同于中医的"血瘀证"动物模型，嘌呤性肾损伤等同于中医的"肾阳虚证"动物模型，难免牵强附会。

证候研究选用了不合适的动物模型。寻找特异性指标往往要借助动物模型，但中医证候动物造模却存在诸多问题：第一，中医证候动物造模忽视了动物与人的本质差异。"证"是以患者主观症状为主，参以舌象、脉象等体征，而动物无法用语言表达，也无法进行相应的四诊。同时，各种动物与人的生活习性不同，彼此之间的致病因素和疾病种类均有相对专一性。如鼠类、兔类等所食必生冷不洁，喜食苦寒（如蒲公英等草木类），且老鼠又是夜行性动物，加之动物缺乏丰富的情感，所以一些涉及人的心理、生理及病理特点的证型，诸如失眠的胆郁痰扰证、肝肾阴虚证导致崩漏下血等难以复制。第二，中医证候动物造模忽视了动物造模与自然致病的差别。例如，虚证多为因禀赋不足，后天失养（劳倦、饮食、情志等），多种非特异性因素综合作用下的以某一脏腑为主的，多系统、多层次、整体性的虚弱状态，而且病程较长，虚中夹实，一般不经治疗自愈性较差。而动物"证"的模型，是严格按照单病因造模（如大黄苦寒泻下致脾虚证模型，应用外源性激素致肾虚证模型等），多为急性致虚，且不需治疗可恢复的概率也较大，这与临床实际情况不吻合。

中医证候动物模型是中医人体证候的具体体现，应该在中医理论的指导下，遵循辨证论治的思想，根据病因、病机及藏象理论，利用能引起与人体证候相同的致病因素进行研制。笔者认为中医证候动物模型的研制应分三步走，即在中医人体证候规范化基础之上，阐明中医证候的物质基础，在中医病因、病机、藏象理论的指导下，在动物身上复制出符合人体证候的动物模型。建立符合人体证候动物模型是一个极其复杂和庞大的工程，对中医药现代化并走向世界具有重要的现实意义。现行的实验动物没有思维、语言和情感的表达，因此不能对实验动物进行望、闻、问、切四诊的观察，舌质舌苔的变化也不能像人体那样反映脏腑寒、热、虚、实的变化，体态的变化也不能与人体的寒、热、虚、实相提并论，因此无法对实验动物进行证候的辨析。

七、系统生物学尚缺乏整体性研究

系统生物学以其整体性、时效性的特点与中医学整体观念、辨证论治思想较为吻合，信息技术和系统生物学技术的发展为复杂生命现象的研究提供了可行条件，系统生物学的引入为中医证候研究提供了新的方向，但也存在一定的问题。首先，由于系统生物学研究具有高度的复杂性，知识结构跨度较广，涉及生物科学、系统科学、数学、计算机科学、生物信息学等多方面，研究难度大，而现有的方法学知识难以真正满足系统生物学研究的需要，因此目前对中医证候系统生物学的研究仍局限于理论探讨，以务虚的理论研究较多，而务实的实验研究较少。其次，生物机体是一个整体化的网络化复杂系统，在基因－蛋白－代谢终产物这样一个生物信息传递链中，机体需通过不断调整复杂的代谢网络来维持自身与外界的互动平衡，绝大多数研究仅采用单一的组学技术，并非完整的系统生物学研究。由于各组学在研究目的、内容及手段上有所不同，单一的组学技术研究难以深度反映系统生物学的整合性研究思想。此外，目前关于中医证候的网络模型构建研究仍处于初期阶段，重复可靠的证候网络模型尚需深入研究，组学本身并不等同于系统生物学，如果不以系统模型为指向，单纯的组学只能被认为是大规模的还原分析，需要生物信息学、统计学、系统控制等方法，针对中医证的"内涵"和"外候"进行计算建模，通过计算模型获得规律性认识，产生与实验结果一致的系统模型。其他，如样本量较少，代谢产物种类较多以至于较难筛选到真正意义的代谢产物，实验设计欠严谨，临床实用性欠缺等，尚值得进一步探讨。

利用系统生物学的方法探索中医肾本质的研究仍是当前的核心问题。中医理论的核心是辨证论治，"证"本质的研究是中医现代化的突破口。自20世纪80年代以来，人们对肾阴虚证、肾阳虚证进行了环磷酸腺苷、环磷酸鸟苷、内分泌、免疫和基因等深入的研究取得了很大成绩，但还没有找到中医肾虚证的特异指标。系统生物学是由基因组学、蛋白质组学、代谢组学、相互作用组学、表型组学及生物信息学等组成，通过生物信息学把基因、蛋白质、代谢产物及表型等横向的研究结果整合起来，采用系统综合的思路和手段从整体水平上动态地对一个集合体的存在特征、活动规律和相互联系加以描述。中医传统理论最具特色的就是"整体观"和"辨证观"，其与现代的系统生物学思路不谋而合。对此，若以系统模型为基础，有效利用以功能基因组学和蛋白质组学为核心的系统生物学方法，将为中医肾虚证本质的研究提供科学的手段。

八、中医证候研究的突破口不明确

侧重讨论证候研究突破口的选定问题，是因为这个突破口的选定带有全局性。学术界普遍把整体观念和辨证论治作为中医学的两大基本特色，而整体观念主要通过辨证论治体现出来。在辨证论治中，证无疑是核心问题，证的相关问题不解决，辨证论治便无法研究与提高。因而，把中医学发展与创新的突破口选在证的研究方面，是合乎道理的。鉴于证的整体状况，进一步重新选定证的研究的突破口，是势在必行的。而具体如何选定，大致选在何处，是时下人们普遍关注的问题。现已明确，与辨证论治并存的诊治方法还有辨病论治和辨主症论治，即临床上普遍存在的不考虑诊断而进行治疗的情况。可以看到，无论在外科还是内科、儿科等通常也是如此，这主要表现在经验方的使用方面。比如，同样是阳虚水泛的真武汤证，但是不同患者阳虚的程度会有不同，《伤寒论》不可能将不同的阳虚程度条文和方证均罗列出来。同时，患者出现的症状也不会一一对用条文中的全部症状，实际应用中，医家往往会临证加减。

九、在学术争鸣的焦点问题上选定

中医界的学术争鸣分为公开和非公开对垒两种方式，以非公开对垒的学术争鸣居多。客观地说，中医学术争鸣的焦点问题不是限定在一个方面，与证相关研究中的焦点问题也是如此。我们所需要做的，就是要从与证相关的每一个焦点问题中明确现存的各种学术观点，分析它们的异同和优劣，并学会从中选定引申研究和理论创新的突破口。例如，利用代谢组学技术是否能从微观上解读中医药证候的异同。有学者认为，代谢组学的整体性、动态性研究体系与中医药"整体观"的研究思想不谋而合，与中医药多靶点、多途径的作用特点相匹配，能精准分析生物体系功能水平和代谢物的变化。通过分析同病异证、异病同证、同病异治和异病同治的差异代谢物和代谢途径，可以揭示中医证候的科学内涵。亦有学者认为，中医和系统生物学是两门不同的学科，理论基础不同，将两者进行结合实属无科学依据，略显牵强。各家学者众说纷纭，仍无定论。因此，为了进一步深入慢性肾脏病中医证候学研究，应借鉴以往的研究成果，守正创新，并尝试将中医证候学研究赋予创新、发展、科学、规范的思维方法，使慢性肾脏病中医学研究更加详尽、真实、可信，具有较好的临床指导性和可操作性，从而达到中西医相结合，使两者优势互补，融会贯通，充分发挥慢性肾脏病中医证候学研究的理论指导作用和临床应用价值。

第三节　慢性肾脏病中医证候研究的
改进与优化方法

CKD 已经成为全球性公共健康问题，其发病率和致死率高，给患者和社会造成了巨大的危害。目前，CKD 中医证候研究虽显现一定成效，但尚存在一些问题，仍需进一步改进与优化，以提高中西医结合防治 CKD 的诊疗水平。

一、CKD 中医证候研究的改进措施

（一）加强中西医结合治疗慢性肾脏病单病种优化方案的研究

中西医结合治疗肾脏病的报道很多，疗效也较好，但仍应加强中西医结合治疗 CKD 单病种优化方案的出台。自国家"十一五"科技支撑计划伊始，就已有资助中医肾病临床优化方案的研究，如杭州市中医院王永钧教授牵头的 11 家医院肾病科参与的"CKD 3 期中医证治优化方案的示范研究"和上海中医药大学附属龙华医院陈以平教授牵头的"中医综合治疗膜性肾病多中心前瞻性临床研究"。他们的研究方法和结果将为中西医结合治疗 CKD 优化方案的研究提供借鉴。另外，建议政府卫生行政部门、科技部门及企业以各种形式支持中西医结合肾病优化方案的研究，为编写中西医结合防治肾病指南提供证据，为政府和卫生行政部门的决策提供依据，为行业诊治 CKD 提供最有效的方法。

笔者认为在研究优化方案时，可注意以下问题：其一，为了

使临床试验信息透明化，提高研究的社会公信度，请在临床试验开始前，在世界卫生组织认证的临床试验注册平台注册。其二，在做优化方案时，建议先将专家的经验在协作组内讨论，同时在协作组外征求中医肾病专家、西医肾病专家、肾脏病理专家、免疫学专家、药理专家、统计学专家、医学经济学专家、伦理委员会及护理专家的意见。在优化方案制定后，建议进行多中心、大样本、随机对照盲法的临床试验，客观评价其方案的疗效和安全性。第一次临床试验结果出来后，针对临床试验存在的问题，将方案不断试验、改进直至优化出满意的方案。其三，慢性肾衰竭应按原发病进行单病种优化研究。慢性肾衰竭是多种病因引起的临床综合征，病因不同，其进展的机制和速度不一样，临床疗效和预后也存在差异。因此，慢性肾衰竭应按其原发病分类进行优化研究。另外，原发性肾病综合征和慢性肾小球肾炎也可按病理类型进行单病种优化方案的研究。

（二）利用系统生物学的方法探索肾本质的研究

中医证候本质的研究是一项长期而艰巨的任务，系统生物学整合的思想与中医整体观念、辨证论治等思想存在趋同性，尽管目前运用系统生物学进行证候本质的研究尚处于探索和发展阶段，存在众多不足，但可以肯定的是，系统生物学的特点及其研究思路、方法为中医证候本质的研究带来了新的机遇，研究文献呈逐年上升趋势，对该学科的认识正在不断提高。因此，运用系统生物学技术结合中医证候研究的特点，建立多方向、多层次的组学技术平台，研究和鉴别生物体内的复杂分子，研究其功能和相互作用，并通过计算生物学来用数学语言定量描述和预测生物学功能和生物体的表型和行为，对揭示中医证候本质具有十分重要的意义。

1.中医病证数据的挖掘和整合

成指数增长的现代生物数据和日益进步的信息技术给中医病证数据库的整合带来了新的思路和解决方案，然而大量数据的收集来自实验室、公共数据资源和临床实践，存在不利于处理分析的因素。系统生物学需对中医病证研究中不同性质的数据进行整合，从基因到细胞、再到组织、再到机体的各个层次，利用数据挖掘技术进行病证数据的挖掘，建立现代系统生物学的数据库，不仅具有查询、管理等基本职能，而且能对这些数据进行分析，甚至提供病证的预测信息模型。中医病证数据的整合随着病证系统生物学的深入研究，也将更趋向数据资源广、异质程度高、多种数据格式、多途径验证、多种挖掘技术、高度智能化等。

2.中医病证模型的构建和优化

系统生物学的重要研究内容就是如何在整合后的生物数据基础上建立合适的生物模型。中医病证模型的建立是系统了解和解析证候本质的基础，同时也是对传统中医理论和现代实验生物学研究的补充，它不仅可以用来预测中医证候的基因型到临床表型的过程，预测证候的形成过程，了解病变脏腑细胞的反应网络、细胞的通信、脏腑病机方药的治疗机制，甚至可预测病证的演变。系统生物学建模的基本策略可考虑从以下步骤开展：①考虑所研究的病证系统组分的数据整合，整合的数据来自实验室及其他模型细胞中的各系统组分，如基因、蛋白质、酶、代谢物等。②在部分了解病证各组分特点的基础上，重点研究主要组分之间的关系。③从组分复杂的相互作用中阐释病证系统的行为。

3. 中医病证模型的模拟和应用

模型建立、优化之后的模拟分析是系统生物学进行系统行为分析的重要一步，也是检验病证网络模型实用性和有效性的手段。国外研究报道的若干个比较优秀的代谢网络建模工具，如 Gepasi、Dbsolve 和 DynaFit 大都基于代谢控制分析原理，具有模拟分析的工具。国内研究如 Luo R Y 等报道的 FluxExplorer 代谢网络建模软件中，不仅介绍了流平衡分析基本功能，还整合了影子价格分析、奇异值分解、端途径分析、曲线分析和代谢调整的最小化分析等方法，对于中医病证模拟分析有较大的实际意义。

（三）建立符合中医证候研究的动物模型

中医证候动物模型是中医人体证候的具体体现，应该在中医理论的指导下，遵循辨证论治的思想，根据病因、病机及藏象理论，利用能引起与人体证候相同的致病因素进行研制。建立符合人体证候的动物模型是一个极其复杂和庞大的工程，对中医药现代化具有重要的现实意义。现行的实验动物没有思维、语言和情感的表达，因此不能对实验动物进行望、闻、问、切四诊的观察，舌质、舌苔的变化也不能像人体那样反映脏腑寒、热、虚、实的变化，体态的变化也与人体的寒、热、虚、实并不等同，因此无法对实验动物进行证候的辨析。笔者认为中医证候动物模型的研制可从以下两方面入手：

首先，中医证候动物模型所要揭示的是中医学的基本内涵，所以复制时应以中医病因、病机、藏象理论为依据，反映中医学的实质。在中医基础理论的指导下，从病因、病机入手，如利用风、寒、湿复制的痹证动物模型，慢性疲劳复制的虚证动物模型，苦寒泻下复制的脾虚证动物模型，助阳伤阴复制的阴虚证动物模型，寒盛伤阳复制的阳虚证动物模型，膏粱厚味伤脾加大肠杆菌感染复制的温病湿热证动物模型等都是成功的范例。

其次，在正确理论方法指导下建立符合中医基础理论、符合人体证候的动物模型还远远不够，还应当找到检验模型成功与否的依据。比如动物所特有的与人类基本相似的有关症状（如体征的变化、舌诊的变化等）是否出现了与人类证候相应的一系列实验数据，即证候实质－物质基础，如果与人类基本吻合，才可认为寻找到了符合人体的中医证候动物模型。只有这样的动物模型才能真正揭示中医证候的实质，才能实现真正意义上的中医现代化。

（四）加强中医药治疗慢性肾脏病作用机制的研究

中医药治疗肾脏病的作用机制是目前的研究热点，许多肾病工作者研究中药的复方或单味药对肾脏病理和功能的改善作用，对细胞因子和基因的调节作用，为临床寻找有效的药物做了大量有意义的工作。鉴于中药具有多成分、多靶点、多途径、多效应等特点，很难判断是有效或无效成分，也很难用单一指标考察其疗效，对它的代谢途径不清楚，半衰期不明，其疗效机制还要用"黑箱理论"去解释。鉴于目前的技术和方法所限，这种研究要延续很长一段时间。因此，建议有条件的单位用系统生物学的方法探讨中医药治疗肾病的疗效机制，为肾脏病领域予以借鉴。

（五）加强确有疗效的新药开发研究

目前已开发上市治疗肾病的中成药有雷公藤多苷片、肾炎康复片、尿毒清、肾炎四味片、黄葵胶囊等。值得注意的是，在中医药发挥治疗作用的同时，其毒性作用也不容忽视。自20世纪60年代，中药马兜铃酸肾毒性作用的发现，相继出现亦有含生物碱类的乌头（乌头碱、次乌头碱、新乌头碱等）、马钱子（马钱子碱、士的宁）、益母草（益母草总生物碱）等，含黄酮类的半枝莲（总黄酮）等，含蒽醌类的大黄（大黄素、芦荟大黄素等）等，含苷类成分的栀子（栀子苷）、商陆（商陆皂苷乙和商陆皂苷丙）等，含萜类与内酯类的甘遂、大戟、雷公藤（雷公藤甲素）等，含毒蛋白类的蓖麻子、苍耳子、巴豆、相思子、蜈蚣等，含金属离子成分的朱砂（HgS）、轻粉（Hg_2C_{12}）、铅丹（Pb_3O_4）、汞（Hg）等，含有机酸类的关木通、广防己、夹竹桃、细辛等，使中药肾毒性逐渐引起人们的重视。为了丰富临床医生治疗肾病的手段，满足临床患者的需要，扩大中西医结合治疗肾病在国际肾病界的影响，应加强确有疗效、安全的中药新药开发研究。

谌晶晶等研究发现马兜铃酸在 6.8μg/mL 的浓度下处理 24h，斑马鱼均死亡，明确了马兜铃酸具有肾毒性。王雪等采用分子定量方法检测斑马鱼幼鱼组织中肾损伤因子 KIM-1（肾损伤分子 1）蛋白含量和基因表达水平，研究发现马兜铃酸可引起斑马鱼幼鱼 KIM-1 蛋白含量和基因表达水平增加，说明马兜铃具有一定的肾毒性。雷公藤为卫矛科植物雷公藤的干燥根或根的木质部，有研究证实雷公藤导致肾损伤的主要表现为少尿、水肿，严重者甚至造成急性肾功能不全和肾衰竭等。组织病理结果显示雷公藤提取物致肾脏组织发生血栓、坏死、炎性细胞浸润等病变，这在一定程度上限制了雷公藤的广泛应用。

因此，加强确有疗效的新药开发研究迫在眉睫，笔者认为中药新药开发应注意以下问题：其一，临床疗效是新药的生命，只有疗效好、安全，才会在医疗市场周期长，经久不衰。其二，组方药味不要太多，最好在 8 味以下，4～6 味最好。因为药味太多，工艺复杂，服药量大，不便于控制成本和患者长期服用。其三，掌握新药的最新分类，新药分类不同在药学和毒理研究的要求也不一样，应及时到国家食品药品监督管理部门的网站上去查询。其四，组方的药物如果是没有质量标准的地方药材，要先制定该药的质量标准。其五，中药新药临床适应证应先确定西医病名下的中医证型，不能只有西医的病名，没有中医的证型。其六，药效学研究如果没有公认的动物模型，自创的动物模型要有相关专家论证。其七，临床试验方案要参照《中药新药临床试验的指导原则》，若是该原则没有的病种，临床试验方案要请相关专家论证。其八，对照药的选择，最好是同类最有效的中药，没有同类的中药要选择公认有效的西药，对照药是不同的剂型要做双模拟。

二、慢性肾脏病中医证候研究的优化方法

（一）重视中医经典文献的研究和应用

中医学理论是在数千年人类与疾病做斗争的过程中逐渐形成和发展起来的，它集中反映中国几千年来的中医学理论、经验、方剂和配伍。这些古籍文献是宝贵精神财富，其中所包含的方剂配伍或医疗经验总结等，有着较高的临床应用价值和研究参考价值。部分理论和方法直到现在仍然发挥着重要作用。例如，在肾脏病或其他内科疾病出现水肿症状时，不论是基于《黄帝内经》"开鬼门，洁净府"的治则，还是运用《伤寒论》的"治水八法"等都取得了显著疗效。因此，在进行 CKD 证候研究过程之中，必须重视经典中医文献和著作的研究，结合现代临床的需要寻找新的研究思路和科研方法。从科研工作中不但能够进一步理解和学习先贤的治疗思路和经验，而且还可以结合当今社会疾病发病和

传变的具体情况，使中医理论得到进一步的发展和提高。

提及文献研究，寻找一款合适的文献管理软件是科研人员必不可少的，下面笔者为大家介绍几款常用的文献管理工具。

EndNote 作为文献管理的老牌软件，使用者对它的评价也是褒贬不一。其优点：在线检索快捷，在线数据库丰富；输出格式丰富，可自定义输出格式、滤件和链接文件；文献检索库保存稳定，不易丢失；翻译功能专业，可同步进行文献翻译阅读；支持正文与相关信息文件合并，方便查阅；具有测量工具，辅助文献阅读；可切换背景模式，有白天、夜晚两种模式。缺点：分组仅限二级目录，不支持标签管理；商业软件，收费较高；不具备检索历史保存功能，不支持 PDFA 文件内搜索；不支持浏览器插件。

Mendeley 是一款来自德国的文献管理软件，免费且具有强大的图书馆资源。其功能就好像个人的图书馆，可自动管理 PDF 文献中的参考文献，功能全面。优点：提供 2GB 文献管理存储空间（约 1000 千篇文献）和 100MB 共享空间；支持多平台（网页版，Windows 版，Mac 版，Linux 版等）；支持 Microsoft Word、Libre Office、LaTeX 等软件；支持 PDF 全局搜索，支持 PDF 标记；多种数据导入导出格式；强大社区功能：网站注册后可以关注和被关注，互相分享文献。缺点：多平台同步有滞后的情况，iPad 版许多功能还不完善；与 Word 适配程序缓慢；无法自定义文献类型，不支持 Zotero 多附件插入和树状目录，给文献管理与参考文献插入带来不便。

NoteExpress 可以说是国内最专业的文献检索与管理系统，对比 EndNote，它最大的优点是对中文文献管理更完善。优点：已经做好许多国内杂志的格式，不用自己再去建立新样式；支持笔记功能，可以随时对感兴趣的参考文献做笔记，并可进行分类管理；提供相关检索历史保存功能。缺点：收费软件；不具有内置的PDF 阅读器；不具备网络同步功能。

Zotero 是一个免费、易上手、相对小众的个人研究助手，同时作为一个开源软件，Zotero 具有丰富的插件，功能强大。优点：完全免费并且开源，可高度自定义；支持无限级分类目录，具有文件夹与标签两个分类系统，可自定义标签；支持 CNKI 文献检索导入，可一次性导入多篇文献，文件导入自动补全信息；支持浏览器插件，支持 Word 一键生成引用及参考文献列表，自动调整格式。缺点：Zotero 用户只能免费使用 300M 的空间；没有内置的PDF 阅读工具；支持的输出格式有限；引文格式与参考文献有限，无法编辑引文格式；对中文文献与数据库支持有限。

文献管理的软件还有很多，例如 Papers、ReadCube、CNKI E-study 等，在此不一一列举，相信大家在不断地尝试中，总能找到一款用起来得心应手的软件。

（二）开展中医复杂系统的相关研究

中医证候是指患者症状及体征在疾病发生过程中的动态变化特征，反映了机体在某一阶段的病因、病机及病位等整体状态的表现。有诸内必形诸外，证候是疾病内在变化的外在表现，反映了机体的整体状态，具有整体性。由于反映在外的症状和体征随疾病的发生发展不断变化，使得证候具有"不确定性"或"人为因素"的复杂性特征，其中整体性、非线性和动态性是其复杂性的主要表现。为此，制定中医复杂系统的研究目标、任务、研究途径、方法论和研究方法，并就其系统的"关系""演化""涌现""不确定性"及"复杂网络"五个中医复杂性研究热点问题进行研究是极为必要的，主要研究思路可归纳为以下三个方面。

1. 基于整体论、系统论与控制论的研究思路

面对复杂系统，人脑可以通过有限的理性认知和一些不确定信息"自上而下"地做出相对合理的决策。这种研究思路和方法被称为"控制"或"专家系统"。随着大数据、人工智能和现代工程技术的快速发展和普及，尤其是高灵敏传感器、穿戴技术，以及释药、介入等干预系统的不断完善，集知识获取、模型构建和机制推理于一体的新一代中医智能诊疗"中医专家系统"也指日可期。

2. 基于还原论与系统整合的研究思路

运用还原论认识事物的思维分析方法，阐明系统各个部分的基础，"自下而上"进行系统整合和集成。例如，通过高通量生物检测、信息分析与整合、模型构建、系统仿真及系统动力学研究等，进行包括表观组、基因组、转录组、蛋白组及代谢组等多组学的数据挖掘及生物机制研究，设计系统生物学研究方案，最终实现对系统的控制，而基于中医证候和生物大数据的"复杂网络"研究已经成为中医复杂系统研究的一个热点。

3. 基于还原论与整体论、系统论相结合的研究思路

探讨系统集成及其动态演变对系统整体性质的影响，研究系统各部分之间的关系对整体性质的影响，寻找复杂系统中敏感的靶点特征，进而探索复杂系统所具备的关键特征，用最简捷的方式揭示或改变系统的状态。在中医复杂性研究中，既要把握好整体性，又要处理好细节，即在整体观的指导下，结合并贯通"向上"和"向下"的两条路径。同时，在病证结合和生物大数据与中医药信息相结合的基础上，进一步结合人工智能和现代工程技术，为发展中医药精准诊疗提供思路与方法。中医是一个复杂系统，其临床实践和研究发展仍面临着诸多复杂性问题，亟待我们共同努力拓展思路和创新方法，大力促进中医药的继承和发展。

（三）加强统计学知识的学习和应用

中医治疗肾病的有效性是显而易见的，但部分学者因缺乏客观的研究数据对这一问题存在怀疑。因此，借助统计学的研究思路与方法应用大样本的、长时间的追踪调查，对说明中医治疗肾病的有效性是非常必要的。肾脏病流行病学调查是进行相关疾病研究的一种重要研究方法，通过对数据的统计分析来认识或证实某种现象及其规律，从而为科研奠定基础。对特定人群如慢性肾小球肾炎、慢性肾衰竭等疾病人群进行横向或纵向研究，收集特定时间内所研究疾病的中医证候及其脉证的描述性资料，用结合医理进行分析，用关联规则、聚类分析、贝叶斯网络、决策树模型、Logistic 回归分析、人工神经网络、马尔科夫模型等方法对疾病的病因学、证候诊断标准、证候量化研究提供依据。

以 Logistic 分析为例，这是一种广义的线性回归分析模型，常用于数据挖掘、疾病自动诊断、经济预测等领域。例如，探讨引发疾病的危险因素，并根据危险因素预测疾病发生的概率等。以慢性肾脏病危险因素分析为例，陈似俊为探讨上海杨浦区 40 岁及以上中老年人群慢性肾脏病的患病率及其发病相关危险因素，采用横断面调查研究、多阶段随机抽样方法抽取 40 岁及以上常住人群 3348 例，采用多因素 Logistic 回归方法分析 CKD 相关危险因素。本研究结果显示，CKD 的独立危险因素为男性、糖尿病、高血压、高甘油三酯、高尿酸血症。白蛋白尿的独立危险因素为男性、糖尿病、高血压、高甘油三酯、肥胖。血尿的独立危险因素为女性、高胆固醇。肾功能下降的独立危险因素为年龄、高血压、高尿酸血症。

总之，肾脏病流行病学调查方法是针对具体"问题"开始研究的基础方法，相关疾病大样本的调查数据是基础，结合多种数理模型的建立和探索性分析更能够使研究客观合理并体现科学价值。

（四）强调实验室相关检测技术对临床疗效与科学性的评价

强调中医科研要坚持自身的主体研究方法，但也不应完全排斥包括西医研究方法在内的所有现代科学研究方法。相反我们应该以更加积极的态度吸收、引进对发展中医学术有帮助的研究方法。比如在肾脏内科经常可以遇到水肿患者，这些患者的水肿可能是由于肾脏病变引起，也可能是心脏或者肝脏等其他病变引起，有时必须结合现代科学检测综合判断，不能仅通过利小便、退水肿等方法治疗，而放弃对于其根本病因的寻找。同时，实验室检查更能从客观上证明中医药治疗的疗效且易被大多数人接受，借助实验检测技术客观性、科学性的方法和先进设备可为中医科研更好地服务。

膜性肾病（Membranous Nephropathy，MN）是常见的原发性肾小球疾病，以肾小球脏层上皮细胞下免疫复合物弥漫性沉积、基底膜增厚伴钉突形成为其病理学特征，肾穿刺活检是确诊膜性肾病的金标准。但除了肾穿刺这种有创的手段外，随着医学的进步，相关实验室检测技术为膜性肾病的诊断提供了新的思路。M型抗磷脂酶 A2 受体抗体（PLA2R）被认为是引发原发性膜性肾病的主要抗原。当膜性肾病患者循环中的抗体穿过肾小球基底膜，攻击表达在足细胞上的抗原，在足细胞膜上形成免疫复合物，继而激活补体，可导致足细胞损伤和蛋白尿。因此，结合临床表现及血清中检测到 PLA2R 阳性，可以比较明确地诊断为原发性膜性肾病。除此之外，周雪等采用 Meta 分析方法探讨 1 型血小板反应蛋白 7A 域（THSD7A）在特发性膜性肾病（IMN）诊断中的价值。该研究发现 THSD7A 在 IMN 患者中阳性率为 4%，并且在 PLA2R 阴性患者中显著升高。THSD7A 对诊断 PLA2R 阴性的 IMN 患者具有重要的临床价值。

（五）推广新技术特别是分子生物学技术的应用

优秀的研究思路和高精尖的研究技术是研究方法的两个最重要的部分。由于中医长期传统思维方式的局限，经验性和模糊的理论及认识使我们对许多具体问题有实践、有感悟，但缺乏分析，没有上升到能为广大科学研究者认同的现代科学意义的表达方式。现在微量检测技术非常先进，但这些微观的信息对习惯了宏观辨证的我们来说，究竟具有什么意义，还有待进一步探索。近年来，随着人类基因组计划的完成，蛋白芯片技术的成熟和氨基酸三维空间结构和成分的进一步明确，对基础科研工作有了非常明显的帮助。如何将这些技术应用到与中医药科研相关的肾脏病领域中非常重要。笔者希望能够将这些先进的技术运用至中医药领域的科研工作之中，能够使得这些技术进一步阐明中药的作用部位、作用机制，以及从分子或基因水平阐明中医药对肾脏疾病治疗的理论基础，这对中医学的理论发展和创新都是重大贡献。

（六）加强开展中医药防治慢性肾脏病的真实世界研究

真实世界研究（Real-World Study，RWS），即在真实世界医疗环境中收集患者病历资料，通过相关分析手段获得医疗产品的使用价值及潜在获益或风险的临床证据的研究方法。自 20 世纪末

Kaplan 等首次在论文中提出 RWS 概念以来，这一基于实际医疗环境开展医学问题研究的方法愈加受到人们关注。美国食品药品监督管理局曾颁布一系列文件肯定了 RWE 在医药和生物制品审批及监管过程中的有利作用。基于真实世界数据探讨中医药防治肾脏疾病研究是现代中医学发展之大趋势。

由于中医证候的复杂性、非线性的特点，近年来有大量 RWS 研究在中医学领域中逐渐兴起。张权等基于真实世界研究方法，选取 2010 年 1 月～ 2020 年 6 月陈以平全国名老中医工作室门诊资料库及上海中医药大学附属龙华医院信息管理系统（HIS）数据库中连续服用中药 ≥ 6 个月的 IgA 肾病患者 175 例，均处于 CKD 2 ～ 5 期。按实际用药情况分为中医组（纯中药组＋首诊前已停激素和免疫抑制剂）和中西医结合组（携激素免疫抑制剂方案来诊＋随访时增加）。定义终点事件（进入肾脏替代疗法或死亡），记录终点事件发生率。比较首诊前后患者每月估算肾小球滤过率（eGFR）减退速率、开始中医治疗后不同疗程临床疗效。分析 CKD 4 ～ 5 期患者肾病存活率，并通过 Kaplan–Meier 生存分析和多因素 Cox 回归分析影响其生存率的危险因素。该研究发现单纯中药或中西药联用均可改善 IgA 肾病患者肾功能，扭转 eGFR 减退速率。对于中重度病理类型患者，中西药联用较单纯中药治疗更有优势。

陈宏等基于真实世界研究方法分析特发性膜性肾病（IMN）的中医、西医和中西医结合治疗的临床疗效。该研究通过回顾性分析接受 IMN 治疗的患者，基于真实意愿与病情的非随机选择治疗方式，患者自愿使用中医治疗方案（补阳还五汤加减）、西医治疗方案（激素加环磷酰胺）、中西医结合方案（补阳还五汤加减结合激素加环磷酰胺），在这些患者中选取符合纳入标准的 IMN 患者 93 例。该研究发现，治疗 6 个月后，在改善患者临床症状、24h 蛋白尿、血清白蛋白、胆固醇、甘油三酯、凝血功能、血抗磷脂酶 A2 受体抗体滴度方面，中西医结合治疗的效果更佳。

吕健等基于全国 15 家大型三级甲等医院信息系统（HIS）数据库，选取诊断为肾病且用脉血康胶囊治疗的住院患者电子医疗数据，分析其一般情况、诊断信息、西药联合用药频数分布特点，应用 Apriori 算法分析联合用药关联性，对记录的西药联合用药特征进行回顾分析，以进一步解析脉血康胶囊治疗肾病患者的性别、年龄、合并诊断、疗程及联合用药等临床特征，以期为后续提高临床用药合理性提供参考借鉴。该研究发现，真实世界中服用脉血康胶囊的肾病人群常合并有高血压病、贫血、冠心病等，临床主要与抗凝血药、血管活性药、钙拮抗药、抗病毒药、抗贫血药类西药联合使用，且常用联合用药关联规则组合呈特定规律。

（七）开展慢性肾脏病的"精准医学"研究

"精准医学"是指以个体化医疗为基础将个体疾病的遗传学信息用于指导疾病的诊断或治疗的医学，具有个体化、预测性、防治性及参与性等特点。中医是一种典型的个体化医学，其可基于四诊合参、辨证论治为患者提供"精准"的个体化诊疗方案，与西医提倡的"精准医学"概念不谋而合。辨证论治是中医学理论的一大特点，"精准医学"与中医学两者都十分重视对患者的个体化诊疗。其不同之处在于前者注重从人体基因序列等微观层面认识问题，后者则是从宏观视角分析，更加关注患者所表现出的症状和体征。将两者进行有机结合既可以弥补中医学在诊疗中的不足，又可互为补充、共同发展。相关研究表明，通过整合并分析患者临床表型特征、生物标志物、基因组、代谢组学、蛋白质组学及转录组学等大量数据，针对个体在基因、环境和生活方式上的差异性进行探讨和研究，有助于重新认识疾病的分型，可进一步提高疾病治疗的精确性和科学性。

李戎等利用基因芯片技术对不同个体"中医证型"状态基因组进行扫描，该研究发现不同中医"证型"的基因表达谱存在较大差异。在此基础上，该研究又通过复杂网络建立了"证型"相关谱，其有望从基因水平为证候的规范化、标准化和现代化研究提供依据。刘姬艳等研究发现载脂蛋白 C– Ⅲ 在肺结核肺阴虚证、阴虚火旺证、气阴两虚证 3 个证候中有表达差异，其可能是肺结核中医分型的血清潜在标志物。从微观层面来看，以疾病发展阶段、临床症状体征对疾病进行的分期分型与中医的证候分布存在较大差异。肖诚等运用基因芯片检测技术分析了类风湿关节炎患者活动期和非活动期寒热证候的差异基因表达，该研究发现本病西医分期的差异基因表达与寒热证候的差异基因表达不一致，由此说明现代医学的疾病分期与中医辨证分型有不同的基因组学基础。孙松娴研究发现，DUB3（去泛素化酶 3）具有明显的癌基因特性，其在肝郁气滞证乳腺癌中分布比例最高，该结果提示对于 DUB3 高表达的患者建议重用疏肝解郁行气类中药，如柴胡、白芍、郁金等。相关研究表明，通过对慢性乙型肝炎后肝硬化患者 IL–10 基因单核苷酸多肽性检测发现脾虚湿盛证与 IL–10 上的 819 位点的 C 等位基因相关，而肝气郁结证与该位点的 TT 基因型相关。由此看来，临床表型与分子基因之间联系密切，基因型的不同可体现中医证型的差异性，亦可体现疾病宏观信息与微观信息之间的紧密联系。

鉴于人类细胞中分子成分之间的功能依赖性，疾病很少是由于单个基因异常引起，多与人体组织中细胞内或者细胞间的复杂分子网受到干扰相关。Lu 等整合 55 例子宫癌患者的 4 个基因组数据平台数据，运用共识聚类框架相似网络融合技术，根据分子特征和临床病理将子宫癌分为 3 个不同的亚型。同时，通过功能富集、基因突变和临床特征分析，该研究发现子宫癌的不同亚型对广谱抗癌药物紫杉醇有不同的敏感性，这为疾病不同亚型的特异性给药提供了参考。Fereshtehneja 等基于聚类分析方法对 421 名早期帕金森病患者的临床特征、神经成像、生物特征和遗传信息进行亚型分型，结果表明早期帕金森病可分为 3 个亚型，"轻度型""中度型"及"弥漫性恶性型"，该研究发现"弥漫性恶性型"患者多巴胺能缺陷、帕金森病脑网络萎缩更为严重，更符合阿尔茨海默病的脑脊液特征，因此该亚型患者的运动和认知缺陷进展更快。Li 等基于 mRNA 和 miRNA 数据运用无监督的聚类分析方法将膀胱移行细胞癌分为了 3 种分子亚型，不同亚型具有不同的临床表型特点和分子特征。其中，C2 与 C1、C3 相比，患者年龄更年轻、预后更好；C1 中的高表达基因参与细胞外信号转导和细胞间相互作用，C2 中的高表达基因与氧转运、能量和类固醇代谢有关；C3 中的高表达基因与炎症、免疫、细胞因子和信号转导有关。研究收集并分析了 11210 名 2 型糖尿病患者的电子病历资料和基因型数据，通过构建"患者－患者相似性拓扑网络"将 2 型糖尿病分为了 3 个亚型。亚型 1 的患者更容易并发糖尿病性肾病和糖尿病性视网膜病变；亚型 2 的患者更容易并发恶性肿瘤和心血管疾病；亚型 3 的患者与心血管疾病关系最为密切。CKD 的经典分类通常是基于肾小球滤过率的损伤程度，但其中的分类方法不能反映疾病表型的特异性。而"精准医学"定义中的分型是根据某一种或某几种特征，将患有某种疾病的患者分为若干亚组，这些亚组对某些药物的反应更为敏感，或在某种治疗下副作用风险降低，由此可提高治疗的针对性及科学性。一种根据疾病表型和分子特征的疾病分类法显然可将具有高分子多样性的疾病划分为多种疾病类别，这表明疾病存在更多的亚型，而这种分类很可能有助于精确地进行临床诊断和改善患者的预后。

参考文献

[1] 余王琴，郑小伟.基于代谢组学的中医证候研究 [J].中医学报，2014，29（5）：673–677.

[2] 刘运华，张新雪，郑鹏飞，等.慢性肾脏病肾阳虚证"病证结合"大鼠模型的对比研究 [J].世界科学技术 – 中医药现代化，2021，23（11）：3897–3906.

[3] 田海刚.慢性肾脏病中医证候学研究 [D].北京：北京中医药大学，2009.

[4] 卞庆来，刘娇萍，邹小娟，等.病证结合模式下的中医证候研究探析 [J].中华中医药杂志，2015，30（9）：3199–3201.

[5] 周小航，王喜军.关于中医证候动物模型的思考与展望 [J].中医药信息，2014，31（4）：78–80.

[6] 赵宗江，张新雪，牛建昭.中医证候动物模型存在的问题与对策 [J].中国中医药信息杂志，2002（6）：5–6.

[7] 孙喜灵，郑秋生，林霞，等.中医证候结构表征研究及其前景展望 [J].世界中医药，2015，10（2）：272–275,279.

[8] 杨勇. 中医证候模型建立的若干关键问题思考 [J]. 中华中医药杂志，2016，31（10）：3869-3871.

[9] 孙安会，袁肇凯，夏世靖，等. 中医证候系统生物学研究的现状和展望 [J]. 中华中医药杂志，2016，31（1）：200-204.

[10] 黄建华. 中医证候研究的两个深层次问题 [J]. 上海医药，2014，35（3）：19-21.

[11] 王平. 中医证候研究几个问题的思考 [J]. 湖北中医学院学报，2004（4）：70-72.

[12] 顾思臻，窦丹波. 中医证候研究现状与思考 [J]. 广州中医药大学学报，2015，32（4）：583-588.